Rehabilitation und Prävention 18

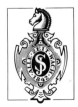

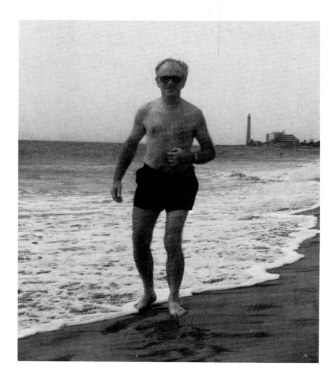

Unabhängigkeit läßt auch die Wahl, ganz allein zu sein
(Kapitel 10)

Patricia M. Davies

Hemiplegie

Anleitung zu einer umfassenden Behandlung
von Patienten mit Hemiplegie

Basierend auf dem Konzept
von K. und B. Bobath

Mit einem Geleitwort von W. M. Zinn

Mit 326 Abbildungen in 492 Einzeldarstellungen

Springer-Verlag
Berlin Heidelberg New York Tokyo

Patricia M. Davies, MCSP Dip. Phys. Ed.
Fortbildungszentrum Hermitage
Medizinische Abteilung
CH-7310 Bad Ragaz

Übersetzer:

Sybille von Mülmann, Diplom-Dolmetscherin
Häusserstraße 39, 6900 Heidelberg

Bettina Schäfer, Diplom-Dolmetscherin
Zähringerstraße 51, 6900 Heidelberg

Professor Dr. Manfred Reinecke
Anatomisches Institut 3 der Universität
Im Neuenheimer Feld 307, 6900 Heidelberg

Fotos:

David J. Brühwiller
CH-7310 Bad Ragaz

Titel der englischen Originalausgabe: Steps To Follow. Erschienen 1985 mit der
ISBN 3-540-13436-0   Springer-Verlag Berlin Heidelberg New York Tokyo
ISBN 0-387-13436-0   Springer-Verlag New York Heidelberg Berlin Tokyo

---

Erschienen 1986, 6. Nachdruck 1992

ISBN 3-540-12230-3 Springer-Verlag Berlin Heidelberg New York

CIP-Titelaufnahme der Deutschen Bibliothek
Davies, Patricia M.: Hemiplegie: Anleitung zu e. umfassenden Behandlung von Patienten mit
Hemiplegie: basierend auf d. Konzept von K. u. B. Bobath / Patricia M. Davies. Mit e. Ge-
leitw. von W. M. Zinn. [Übers.: Sybille von Mülmann . . .]. – Berlin; Heidelberg; New York;
Tokyo: Springer, 1986 (Rehabilitation und Prävention; 18) Engl. Ausg. u. d. T.: Davies, Patricia
M.: Steps to follow
ISBN 3-540-12230-3
NE: GT

Dieses Werk ist urheberrechtlich geschützt. Die dadurch begründeten Rechte, insbesondere die
der Übersetzung, des Nachdrucks, des Vortrags, der Entnahme von Abbildungen und Tabellen,
der Funksendung, der Mikroverfilmung oder der Vervielfältigung auf anderen Wegen und der
Speicherung in Datenverarbeitungsanlagen, bleiben, auch bei nur auszugsweiser Verwertung,
vorbehalten. Eine Vervielfältigung dieses Werkes oder von Teilen dieses Werkes ist auch im
Einzelfall nur in den Grenzen der gesetzlichen Bestimmungen des Urheberrechtsgesetzes der
Bundesrepublik Deutschland vom 9. September 1965 in der jeweils geltenden Fassung zulässig.
Sie ist grundsätzlich vergütungspflichtig. Zuwiderhandlungen unterliegen den Strafbestimmun-
gen des Urheberrechtsgesetzes.

© Springer-Verlag Berlin Heidelberg 1986
Printed in Germany

Die Wiedergabe von Gebrauchsnamen, Handelsnamen, Warenbezeichnungen usw. in diesem
Werk berechtigt auch ohne besondere Kennzeichnung nicht zu der Annahme, daß solche Namen im Sinne der Warenzeichen- und Markenschutz-Gesetzgebung als frei zu betrachten
wären und daher von jedermann benutzt werden dürften.

Satz-, Druck- und Bindearbeiten: Appl, Wemding
21/3145-10 9 8 7 6 – Gedruckt auf säurefreiem Papier

Geleitwort

Die Behandlung und Wiedereingliederung erwachsener Mitmenschen mit als Krankheits- oder Unfallfolge erworbenen Hirnschäden gehören zu den wichtigsten Aufgaben der Rehabilitationsmedizin. Dies liegt nicht nur an der Komplexität der Funktionsausfälle. Nur schon die infolge von Hirngefäßerkrankungen Halbseitengelähmten machen bereits mehr als 25% unserer Schwerbehinderten aus (Nichols 1976). Die vaskulären, also durch Gefäßkrankheiten verursachten Hirnschäden sind ein enormes Problem für jede Bevölkerungsgruppe und für jede Zivilisation. Ursache und Wirkung mit der resultierenden Symptomatologie sind so vielfältig, daß sich die Problematik auch dem engagierten Forscher, Arzt und Therapeuten nur langsam und unvollständig erschließt. Die Funktionsstörungen, die sich in der Folge von Apoplexien, das heißt Schlaganfällen jüngerer und älterer Menschen ergeben, unterscheiden sich nicht grundsätzlich bei den verschiedenen Altersklassen. Behandlung und Rehabilitation werden aber mit zunehmendem Alter vor allem durch Mehrfacherkrankungen, mehrere Lokalisationen oder diffuse Ausbreitung des Gefäßleidens und des Hirnschadens, abnehmende Plastizität des Zentralnervensystems und häufiges Fehlen von unmittelbaren Bezugspersonen immer schwieriger. In seinem Innersten weiß jedermann, daß es sich bei der Apoplexie um einen schwersten Insult der ganzen Persönlichkeit, einen Schlag im wahrsten Sinne des Wortes für den Betroffenen und seine Angehörigen handelt. Erst in den allerletzten Jahren ist die Häufigkeit des Schlaganfalls etwas rückläufig, da die Ursachen besser bekannt sind und besser erfaßt werden können. Dadurch sind gewisse Präventivmaßnahmen möglich geworden. Ihre in den Medizinalstatistiken verschiedener Länder nachgewiesene Wirksamkeit spricht dafür, daß der praktizierende Arzt seine Aufgabe auf diesem Gebiet in zunehmendem Maße begreift und ernst nimmt.

Größe des Problems

Wir müssen heute nach holländischen (Herman et al. 1980), amerikanischen (Robins und Baum), finnischen (Kallio 1980) und schweizerischen (Zinn 1978) Untersuchungen mit durchschnittlich etwa 320 bis 400 Menschen mit Erstapoplexie pro Jahr auf 100000 Einwohner unserer westlichen Länder rechnen, also in der Schweiz mit über 20 000 frisch vom Schlaganfall betroffenen Menschen pro Jahr (Zinn 1981). Dabei steigt die Häufigkeit von 5 pro 100 000 Einwohner bei den unter 20jährigen bis auf 1800 bei den 85jährigen ziemlich linear an. Rund 25% dieser Patienten sind unter 50, knapp 70% über 60 Jahre alt, und der Mann erkrankt relativ häufiger als die Frau. Dieses Verhältnis beträgt 144 Männer zu 100 Frauen innerhalb der gleichen Altersgruppe (Robins und Baum 1981). Da viele der frisch erkrankten Apoplektiker sterben, andererseits auch viele nur leicht erkranken, müssen wir in der Schweiz jährlich eine Zahl von mindestens 4000 neuen Halbseitengelähmten postulieren, die von gezielten Therapie- und Rehabilitationsmaßnahmen in sehr wesentlichem Ausmaß profitieren können.

Neurophysiologisches

Nach Bobath ist das Zentralnervensystem nicht ein Organ der Aktion, sondern ein Organ der Re-Aktion auf von außerhalb und innerhalb des Körpers auf es einströmende Reize und Stimuli. Sicher ist nur ein winziger Bruchteil unserer Aktionen das Resultat einer völlig freien Entscheidung, die im Prinzip neurophysiologisch auch nur in engem Rahmen vorstellbar ist. Wir haben immer nur die Wahl der Entscheidung zwischen verschiedenen Möglichkeiten der Verknüpfung bereits vorgebahnter, vor-entwickelter Stromkreise der Aktion oder Funktion, alles andere läuft automatisch ab. Auch die Intuition, der Geistesblitz, wird so erklärbar. Die sogenannte Wahl oder Entscheidung zwischen zwei Funktionen oder Verhaltensweisen dürfte mehr oder weniger reflektorisch gesteuert, d. h. durch die Menge und Art des sich der Reizschwelle nähernden und sie schließlich überschreitenden Potential-Materials bestimmt sein. Wir erinnern uns gewöhnlich nicht, wie wir am Morgen den Wecker abgestellt haben, aufgestanden sind, uns gewaschen, angezogen und gefrühstückt haben, wie und warum wir mit dem Auto gefahren und mehr oder weniger pünktlich zur Arbeit erschienen sind, ganz zu schweigen von den vielen Fehlern, die wir auch in entscheidenden Situationen machen. Die Macht der Gewohnheit ist das Resultat erlernter, durch Wiederholung gebahnter und damit gespeicherter oder verinnerlichter Regelkreise im Zentralnervensystem, die wir automatisieren und in die wir immer wieder hineinrutschen.
   Das Zentralnervensystem ist also ein Organ der Wahrnehmung mit prompter serialer und intermodaler Integration und praktisch augenblicklicher Programmierung und Koordination der entsprechenden Reaktionen auf die sensorische Gesamtstimulation oder Gesamtinformation. Dabei ist die Kapazität der Perzeption viel größer als diejenige der Produktion. Wir sind also auf einen Überfluß an perzeptiver beziehungsweise sensorischer Stimulation angewiesen, und diskrete Perzeptionsausfälle haben bereits erhebliche Leistungseinbußen zur Folge. Nichterfassung perzeptiver Ausfälle führt daher schnell zu Überforde-

rung und Frustration, zur Chronifizierung eines Neglekts, bei Depression oder Neurose. Damit entfallen viele Möglichkeiten weiterer Kommunikation und Entwicklung.

Die Lokalisierung des für die *Programmierung der Bewegung* verantwortlichen Hirnareals ist erst in letzter Zeit gelungen. Es liegt beiderseits im obersten medialen Teil des Gehirns praezentral und wird – nicht sehr glücklich – supplementäres motorisches Areal (SMA) genannt. Jede, auch jede einseitige Bewegung, wird hier in beiden Hemispheren gleichzeitig geplant, unmittelbar bevor das elektrophysiologische Kommando zu ihrer Ausführung erfolgt. Die im Gehirn beidseitige Programmierung einer Bewegung nur einer Körperseite ist möglicherweise ein Grund dafür, daß eine Bewegungsübung durch gleichzeitige Ausführung auf der gegenüberliegenden Körperseite fazilitiert wird. Sollte dies der Fall sein, so müßte ein einseitiger Ausfall der Programmierungsfähigkeit störende Wirkung auch auf die Programmierung und den Ablauf der entsprechenden Bewegung auf der ipsilateralen Körperhälfte haben. Damit könnten verschiedene Beobachtungen bei der Untersuchung und Physiotherapie der entsprechenden Patienten in ihrem neurophysiologischen Mechanismus erklärbar werden. Es ist auch bereits bekannt, daß die normale Aktivität des SMA L-Dopa-abhängig ist, d. h. daß sie bei L-Dopa-Mangel, z. B. beim Parkinson-Syndrom oder bei Blockierung oder Ausfall der L-Dopa-Rezeptoren wie Putamen und Nucleus caudatus ausfällt. Bei dieser Art von Hypokinesie können die betreffenden Bewegungen durch Stimulation von außen trotzdem stimuliert, fazilitiert oder provoziert werden. Man könnte auch von einer Art Dysconnection sprechen.

Die Aktivität der Zellen unseres zentralen Nervensystems kann sich exzitatorisch oder stimulierend und inhibitorisch oder hemmend auswirken. Die wichtigsten Eigenschaften des Zentralnervensystems sind die Möglichkeiten der Hemmung unkoordinierter Aktivität und der Bahnung brauchbarer Funktionen und damit der Speicherung von Informationen, mit anderen Worten: unsere Fähigkeit zu lernen. Diese Fähigkeit zu lernen und uns anzupassen nennt man physiologisch auch Plastizität. Die Plastizität unseres zentralen Nervensystems ist die entscheidende Voraussetzung unserer Existenz und Entwicklung. Auf diesen Voraussetzungen der Stimulierbarkeit, Hemmung und Bahnung basiert jeder Lernvorgang und damit auch die praktische Arbeit in der Rehabilitation. Je größer die verbliebene Lernfähigkeit, je größer die verbliebene Plastizität des Zentralnervensystems, desto besser gelingt die Rehabilitation.

Die Rehabilitationsmedizin ist, wie jedes ärztliche Handeln, auf Kommunikation und gegenseitiges Lernen und Lehren gegründet. Es muß unser Ziel sein, alle für die soziale Re-Integration wichtigen Probleme des Patienten zu erfassen und die ihm gemäßen Kanäle der Kommunikation zu finden. Die Behandlung ist damit vor allem ein Führungs-, Lehr- und Lernvorgang. Arzt, Krankenschwester, Ergo- und Physiotherapeut, Sozialarbeiter und Neuropsychologe sollten über die zum Lehren und Lernen notwendigen Kenntnisse der modernen Erziehungswissenschaften und der modernen Entwicklungspsychologie verfügen.

Der Mensch entwickelt eine unvorstellbare Zahl von Nervenzellen und Nervenfasern mit einem Mehrfachen davon an Schaltstellen, mit Parallel- und Querverbindungen, Umwegsmöglichkeiten und normalerweise blockierten, primitiveren Ersatzfunktionen aus einer früheren Entwicklungsphase. Für jede Funktion des Zentralnervensystems, jedes Spüren, jedes Erkennen, jede Bewegung, jeden Denkvorgang, wird ein eigener Regel-Stromkreis benötigt, wobei die dafür notwendigen Aktionspotentiale unter Umständen eine Vielzahl von Schaltstellen – oder Synapsen – passieren, also x-mal umgeschaltet werden müssen. Bei der Wiederholung der gleichen Funktion sinkt der Widerstand an den Schaltstellen, die von den für diese Funktion benötigten elektrischen Potentialen durchlaufen werden. Das bedeutet, daß die für die Funktion nicht benötigten Nervenzellen allmählich immer sicherer blockiert und die Überleitung an der Schaltstelle von einer zur anderen für diese Funktion benötigten Nervenzellen erleichtert, fazilitiert oder gebahnt wird. Mit dieser Hemmung und Bahnung ist die erlernte Funktion gespeichert. Sie steht nun aufgrund eines reflektorischen oder gelegentlich auch willentlichen Auswahl- oder Entscheidungsprozesses auf Abruf zur Verfügung.

Nicht nur der Arzt, auch der Physiotherapeut muß sich bewußt sein, daß die Überleitung der elektrischen Entladungspotentiale an den Synapsen ebenso wie ihre Blockierung an biochemische Vorgänge gebunden sind. Dies bedeutet, daß nicht nur organisch-morphologische Defekte, sondern auch rein funktionelle Mechanismen als Ursache leichter und schwerwiegender Störungen in Frage kommen. Die Bahnung ebenso wie die zunehmende sichere Hemmung der Erregungsüberleitung von einer Nervenzelle auf die andere erfolgt durch allmählich quantitativ zunehmende Produktion und Sekretion der entsprechenden Transmitter, welche durch Wiederholung und Training ausgelöst wird. Das Einschleifen unerwünschter Automatismen und unphysiologischer Haltungspatterns dürfte in ähnlicher Weise seinen biochemischen Hintergrund haben. Die Beeinflussung von Bahnung und Hemmung der Transmission elektrischer Potentiale durch in therapeutischer Absicht verordnete natürliche Transmitter und die Rezeptoren stimulierende oder blockierende Medikamente steht sicher erst am Beginn ihrer Entwicklung. Ihre Kenntnis ist jedoch schon heute wichtig für die Planung und Entwicklung individueller Behandlungsprogramme. Auch auf diesem Gebiet können erfahrene Physiotherapeuten viel von der engen Zusammenarbeit mit erfahrenen Neurophysiologen und Klinikern profitieren.

Piaget und Morf, Piaget, Affolter und Affolter et al. haben gezeigt, daß zur normalen Entwicklung des Kindes unter den vielen sensorischen Sinnesqualitäten vor allem drei Hauptkanäle der Perzeption wichtig sind und intakt sein müssen: der taktilkinästhetische, der visuelle und der auditive, also das Spüren, das Sehen und das Hören. Wir benötigen zum normalen Lernen und zur normalen Entwicklung nicht nur eine qualitative sinnes- oder modalitätsspezifische Wahrnehmungsfähigkeit, sondern müssen in der Lage sein, rasch aufeinanderfolgende Eindrücke und Sequenzen der gleichen Sinnesmodalität zu verfolgen, zu integrieren und zu speichern. Wir meinen damit die seriale Integration von Reizen, die sich in der Zeit folgen, und zwar sehr rasch aufeinanderfolgen, dazu natürlich auch die Integration von Reihenfolgen von Tätigkeiten, Bewegungen, Denkabläufen usw. Zur intramodalen, also „kanalspezifischen" serialen Integrationsfähigkeit muß die Fähigkeit zur intermodalen Verknüpfung der Sinneseindrücke hinzutreten, die intermodale Integration, wenn eine normale Entwicklung gewährleistet sein soll. In der normalen Entwicklung des Kindes kann man daher verschiedene Stufen der Wahrnehmung und ihrer Integration und damit auch der Fähigkeit zur Auswahl, zur Entscheidung und zur Planung unterscheiden. Affolter spricht von Planungsstufen, die wir im Laufe unserer normalen Entwicklung ersteigen.

Affolter und Mitarbeiter haben in verschiedenen kontrollierten Studien bestätigt, daß beim Lernen der für unser tägliches Leben gebrauchten Funktionen der Integrität des taktil-kinästhetischen Perzeptionskanals und in zweiter Linie der serialen und intermodalen Integrationsfähigkeit die größte Bedeutung zukommen. Eine andere Studie, die Frau Affolter mit Kursteilnehmern unserer Fortbildungsschule Hermitage durchführte, zeigte, daß Informationen über dreidimensionale Gegenstände und dreidimensionale Körperfunktionen wesentlich besser aufgenommen und gespeichert werden, wenn sie über den taktil-kinästhetischen Kanal (bis 80%) vermittelt werden als bei rein visueller oder rein beschreibend verbal-auditiver Übermittlung (20–40%). Da es bei der Wiederherstellung der körperlichen Funktionen nach einer Hirnläsion vor allem um dreidimensionale Erkennungs- und Bewegungsmuster geht, ist es klar, daß in der ganzen Rehabilitation diesem faszinierenden gegenseitigen Lehr- und Lernprozeß zwischen Patient und Therapeut nicht der verbal-auditiven und visuellen Kommunikation, sondern der Informationsvermittlung über den taktil-kinästhetischen Kanal, also dem Spüren, die Hauptrolle zukommt.

Unsere Entwicklung hängt aber auch noch davon ab, wie intensiv und wie vielseitig wir stimuliert werden. Je intensiver und vielseitiger die Stimulation, umso dicker werden unsere Nervenfasern und umso mehr Schaltstellen und Verzweigungen werden von unseren Nervenzellen ausgebildet (Eccles, Rosenzweig). Wir müssen also unseren Kindern, Schülern und Mitmenschen Eindrücke verschaffen, sie fordern und fördern, charakterlich, ethisch, geistig und körperlich trainieren, wenn wir ihnen ein erfülltes Leben ermöglichen wollen. Das Maximum des Lerneffekts wird erreicht, wenn es uns gelingt, ihre volle Aufmerksamkeit zu wecken und sie beim Lernprozeß während einer gewissen Zeit an der Grenze ihrer Leistungsfähigkeit zu halten. Dies können wir nur durch ständige genaue Beobachtung kontrollieren. Durch reichhaltige, abwechslungsreiche Variation des Trainingsprogramms wird die Motivation gesteigert. Wenn wir dem Zentralnervensystem auch die ebenso dringend benötigten Pausen verschaffen, dann wird es allmählich ein Maximum verinnerlichter Stromkreise zum Vergleich und zum Abruf zur Verfügung haben.

Wie die moderne Entwicklungspsychologie und Gerontologie bestätigt haben, ist der Entwicklungsprozeß aber keineswegs in einem bestimmten Alter beendet, sondern geht das ganze Leben hindurch bis kurz vor dem Tode weiter (Agruso, Baltes). Die Lernfähigkeit geht zwar im späteren Leben etwas zurück (Zinn 1981), dies aber vor allem, weil der Erwachsene allmählich vergißt, sich der während der Ausbildungszeit benutzten Lern-Strategien zu bedienen, ganz zu schweigen von der Aneignung seither neu entwickelter Lerntechniken. Durch Erfahrung und bessere Beurteilung des Wertes des gespeicherten Materials kann der Erwachsene jedoch instandgesetzt werden, wesentlich rationeller und wirksamer zu lernen als Kinder und Jugendliche (Weinert). Die Funktion unseres Zentralnervensystems, unsere Lernfähigkeit und unsere ganze Entwicklung sind also abhängig von dem, was wir als genetische Gegebenheiten mitbekommen, und von dem, was wir aufgrund von außen auf uns einwirkender Reize und Stimulationen als Erfahrungsschatz gebahnt, gespeichert und damit gelernt haben. Das bedeutet, daß wir über die Sensorik, über das, was wir wahrnehmen, lernen und uns entwickeln.

Behandlungskonzept

Wie aber nun eine Therapie, eine Re-Edukation, die persönliche Beziehung, ein neues Lernen gestalten, wenn beim Erwachsenen durch einen Hirnschaden die Wahrnehmung gestört ist? Wie können wir mit diesen Menschen im täglichen Leben umgehen?

Die enge Zusammenarbeit mit einigen Forschungsgruppen und die rasch zunehmenden Kenntnisse der Neurophysiologie der Wiederherstellung verlorengegangener Funktionen nach einem Hirnschaden haben uns ermutigt, Patienten mit Hirnschäden mit mehr Energie und Enthusiasmus zu behandeln. Dabei ist es uns gelungen, das Potential der Patienten an Funktionsgewinnen im Rehabilitationsprozeß wesentlich besser zu erfassen und für die Wiederherstellung freizulegen als vorher (Zinn 1981). Das Hauptgewicht liegt dabei einerseits auf der gleichzeitigen Erfassung der Bewegungs- und Perzeptionsstörung und andererseits im beobachtenden Training der Wahrnehmungsleistungen (Affolter 1977).

Beim Hirngeschädigten werden die erlernten Regelkreise seines riesigen gebahnten und gespeicherten Gewohnheits- und Erfahrungsschatzes unterbrochen, entweder definitiv zerstört oder nur funktionell blockiert, auf jeden Fall nicht abrufbar. Bei der Behandlung, besonders der schwer betroffenen Patienten, geht es zuerst darum, zunächst nicht abrufbare, aber erhaltene gebahnte Funktionskreise zu finden und sie durch Konfrontation mit geeignetem Material zu deblockieren. Die Funktionen und Gegenstände werden aus der Realität des früheren Alltags des Patienten bezogen, weil hier die Chance des ersten Wiedererkennens im Stadium der postapoplektischen oder posttraumatischen Amnesie am größten und der Transfer in den neuen Alltag am leichtesten ist. Es werden dabei nicht Einzelstimuli verwendet, sondern immer ganze Ereignisse aus seiner Erfahrungswelt bezogen. Die wiedergewonnenen Regelkreise dienen natürlich auch als Stützfunktionen für die weitere Rehabilitation. Von Anfang an müssen der Patient beziehungsweise sein Rumpf und seine Extremitäten oft gestützt und im natürlichen Bewegungsmuster geführt werden, damit wir ihm die natürlichen Perzeptionsstimuli, die Widerstände unserer gegenständlichen Umwelt wieder vermitteln. Man spürt sofort, wenn der Patient den betreffenden Widerstand spürt, ihn mit der Wiederholung immer besser erkennt, dann auch die gewünschte Bewegung übernimmt oder neu erlernt und sie allmählich wieder integriert. Dabei haben Patienten mit Hirnschäden Schwierigkeiten mit für sie ungewohntem Übungsmaterial. Die Übungssituation muß aus der Wirklichkeit des Patienten bezogen werden und sich an den Problemen, die sich dem Patienten in seinem täglichen Leben stellen, orientieren. Wenn wir nur in natürlichen, physiologisch sinnvollen Bewegungsmustern arbeiten, wird der Patient durch die Wiederholung lernen und ständige Fortschritte machen.

Resultate

Schon Steinmann hat vor einigen Jahren nachgewiesen, daß durch frühzeitigen Einbezug des Bobath-Konzeptes in die Behandlung, Pflege, Physio- und Ergotherapie des Patienten mit vaskulär bedingten Hemiplegien im Akutspital oder durch rasche Verlegung in ein entsprechend arbeitendes Rehabilitationszentrum das Auftreten von Sekundärschäden stark reduziert und ein wesentlich größerer Teil der Patienten bis zur vollständigen oder fast vollständigen Unabhängigkeit von Hilfspersonen im Alltag gefördert werden können als dies früher der Fall war. Garraway et al. haben dies später eindeutig bestätigt. Wir selbst konnten in Valens mindestens die gleichen Resultate erzielen (Zinn 1981).

Durch Erweiterung und Vertiefung des Behandlungskonzepts und durch Einbezug der von den zitierten und zahlreichen anderen Autoren erarbeiteten Ideen und deren Evaluation können Behandlung und Rehabilitation hirngeschädigter Erwachsener zweifellos noch weiterentwickelt werden. Wir stehen noch am Anfang dieser Arbeit, und vergleichende, statistisch kontrollierte Therapiestudien konnten noch nicht ausgewertet werden. Es scheint uns aber aufgrund unserer mehrjährigen Erfahrung eindeutig zu sein, daß heute zahlreiche schwer betroffene Patienten mit vaskulären und traumatischen Hirnschäden gefördert und rehabilitiert werden können, zu denen vorher weder wir noch andere Kliniker und Therapeuten einen Zugang finden konnten. Wir dürfen dabei nicht vergessen, daß das Engagement der an der Behandlung Beteiligten sehr wesentlich zum Erfolg beiträgt. Wir wissen aus den Arbeiten von Joyce und Swallow, daß volles Engagement in der medizinischen Arbeit die Erfolgsquote therapeutischer Modelle bis um 40% verbessern kann.

Die Autorin

Patricia Davies, Verfasserin des vorliegenden Werkes, war aufgrund ihrer Begabung, ihrer pädagogischen und fachtechnischen Ausbildung in besonderer Weise geeignet für die physiotherapeutische Arbeit mit neurologischen Patienten. Ihr Werk ist die Frucht vieljähriger praktischer Erfahrung in mehreren Ländern.

Frau Davies ist sicher in außergewöhnlichem Maß befähigt, die rasch zunehmenden Ergebnisse empirischer, klinischer und experimentell neurophysiologischer Beobachtung und Forschung für die Physiotherapie erwachsener Patienten mit vaskulären Hirnschäden in ein ordnendes und umfassendes Behandlungssystem zu integrieren und in didaktisch beispielhafter Klarheit darzustellen. Wenn sie sich auch dankbar und bescheiden auf die Konzepte großer Kreatoren beruft, denen auch wir zu hoher Anerkennung und tiefer Dankbarkeit verpflichtet sind, so darf doch an dieser Stelle auch auf den großen eigenständigen Beitrag und zahlreiche interessante Vorschläge der Autorin hingewiesen werden. Dies bezieht sich besonders auf „die Probleme, die wir nicht sehen können", auf „die Konsequenz der Schaffung aus der Wirklichkeit des Patienten bezogener Therapiesituationen", auf „die Re-Edukation funktionellen Gehens", auf das Kapitel über die unseres Erachtens heute noch nicht voll verstandenen Schulterprobleme und die hier unseres Wissens erstmalig zur Diskussion vorgelegte Erfassung und Beschreibung des „Pusher-Syndroms".

Mit der Beschränkung auf die für die Physiotherapie unerläßlichen Aspekte hat Frau Davies einen Beweis ihrer kritisch wissenschaftlichen Einstellung und Leistung abgelegt. Andererseits bieten weite Teile ihres Werkes auch unentbehrliche Grundlagen für die Arbeit des Arztes, der Krankenpflege, der Ergo- und Sprachtherapie, der Neuropsychologen, der Sozialarbeiter und Berufsberater. Viele Jahre enger Zusammenarbeit mit B. und K. Bobath, Kay Coombes, Felicie Affolter und deren Mitarbeitern haben ihr und uns die Möglichkeiten einer ständigen Weiterentwicklung unserer Arbeit auf dem Gebiet der Rehabilitation der Hirngeschädigten ermöglicht. Dabei empfand ich es als ein weiteres großes Privileg, die Autorin des vorliegenden Buches bei der fortschreitenden Verknüpfung und Integration der Inhalte der verschiedenen Konzepte in der Physiotherapie beobachten und fördern zu dürfen.

Ihre Arbeit stieß auf ein großes und zunehmendes Interesse der Physio- und Ergotherapeuten (in Deutschland Krankengymnasten und Beschäftigungstherapeuten) für dieses Gebiet. Dies geht unter anderem aus den wachsenden Teilnehmerzahlen ihrer Kurse hervor. Besonders erfreulich ist es, daß sich allmählich auch die Ärzte, besonders an der Therapie interessierte Neurologen und Rehabilitationsärzte, informieren, welche durch die Lektüre des vorliegenden Werkes und durch permanente enge Zusammenarbeit das Wirken der Physiotherapeuten inspirieren und transformieren können. Aus solch enger Zusammenarbeit ergeben sich wichtige Anregungen für die neurophysiologische Forschung, die in den letzten Jahren einen Teil der in der Klinik beobachteten Restitutionsvorgänge bestätigen und in ihren Mechanismen klären konnte.

Bad Ragaz, Januar 1986   *Wilhelm M. Zinn*

Literatur zum Geleitwort

Affolter F (1976) Auditive Wahrnehmungsstörungen und Lernschwierigkeiten. Monatsschr Kinderheilkd 124: 612

Affolter F (1977) Neue Aspekte der Wahrnehmungsleistungen und ihrer Störungen. Merkblatt der Medizinischen Abteilung Bad Ragaz, No 126

Affolter F, Stricker E (ed) (1980) Perceptual processes as prerequisites for complex human behavior. Hans Huber, Bern

Affolter F, Brubaker R, Bischofberger W (1974a) Comparative studies between normal and language-disturbed children. Acta Otolaryngol [Suppl 323]

Affolter F, Brubaker R, Stockman IJ, Constam AG, Bischofberger W (1974b) Prerequisites for speech development: Visual, auditory and tactile patterns discrimination. Med Progr Technol 2: 93

Agruso VM, Jr (1977) Learning in the later years. Academic, New York

Baltes PB (ed) (1979) Entwicklungspsychologie der Lebensspanne. Klett-Cotta, Stuttgart

Bobath B (1970) Adult Hemiplegia: Evaluation and treatment. Heinemann Medical, London

Bobath K (1964–1978) Oral presentations during courses in the Medical Department Bad Ragaz and at the intercantonal hospital Valens

Eccles JC (1975) Wahrheit und Wirklichkeit. Springer, Berlin

Garraway WM, Akthar AJ, Prescott RJ, Hockey L (1980) Management of acute stroke in the elderly: Preliminary results of a controlled trial. Br Med J 1: 1040

Hermann B, Schulte BPM, Luijk JH, Leyten ACM, Frenken CWGM (1980) Epidemiology of stroke in Tilburg/NL. The population-based stroke incidence register. I. Introduction and preliminary results. Stroke 11: 162

Joyce CRB (1982) How to improve clinical judgment? Merkblatt der Medizinischen Abteilung Bad Ragaz, No 238

Joyce CRB, Swallow JN (1964) The controlled trial in dental surgery. Premedication of handicapped children with carisoprodol. Dent Pract 15: 44–47

Kallio V (1980) Ergebnisse der Mini-Finnland-Studie. (Vortrag) 1980

Nichols PJR (1976) Rehabilitation medicine. Butterworths, London

Piaget J (1961) Les mecanismes perceptifs: Modèles, probabilistes, analyse génétique, relations avec l'intelligence. Presses Universitaires de France, Paris

Piaget J, Morf A (1958) Les préinférences perceptives et leurs relations avec les schèmes sensorimoteurs et opératoires. In: Bruner J, Bresson F, Morf A, Piaget J (ed) Logique et perception. Bibliotheque scientifique internationale, études d'épistémologie génétique. Presses Universitaires de France, Paris

Robins M, Baum HM (1981) Incidence. In: Weinfeld FD (ed) The national survey of stroke. Stroke 12: [suppl 1, chap IV]

Rosenzweig MR (1980) Animal models for effects of brain lesions and for rehabilitation. In: Bach-y-Rita P (ed): Recovery of Function: Theoretical considerations for brain injury rehabilitation. Huber, Bern

Steinmann B (1977) Behandlung und Management von Patienten mit Hemiplegie. Vortrag an der gemeinsamen Fortbildungstagung der Schweizerischen Arbeitsgemeinschaft für Prothetik und Orthotik und der Schweizerischen Arbeitsgemeinschaft für Rehabilitation, Bern

Weinert FE (1981) Entwicklungspsychologie des Erwachsenenalters. Merkblatt der Medizinischen Abteilung Bad Ragaz No 231

Zinn WM (1978) Assessment, treatment and rehabilitation of adult patients with brain damage. Int Rehab Med 1: 3–9

Zinn WM (1981a) Vaskuläre Hirnschäden im Alter, Analyse und Lösung der Probleme. Bericht über die wissenschaftlichen Verhandlungen an der Jahrestagung der Schweizerischen Gesellschaft für Gerontologie, St. Gallen, 12.–14.11. 1981

Zinn WM (1981b) Möglichkeiten, Grenzen und Finanzierung der Rehabilitation von Apoplektikern (inkl. Hilfsmittel). Ther Umsch 38: 776–790

Vorwort

> People need hope,
> People need loving,
> People need trust from a fellow man,
> People need love to make a good living,
> People need faith in a helping hand.
>
> Abba

Seit 7 Jahren widme ich meine Arbeitszeit je etwa zur Hälfte der Behandlung von Patienten und der Abhaltung von Kursen über die Behandlung neurologischer Störungen, vornehmlich der Hemiplegie bei Erwachsenen für medizinisches und paramedizinisches Personal. Sowohl von Patienten als auch von Kursteilnehmern werde ich immer wieder gefragt, ob es denn nicht ein Buch gebe, in dem man all das Gelernte nachlesen und weiter vertiefen könne. Es war für mich immer sehr schwierig, ihnen entsprechende Empfehlungen zu geben und eine Auswahl aus der ungeheuren Anzahl theoretischer Veröffentlichungen zu treffen, denen es häufig an konkreten Hinweisen mangelt, wie die vielfältigen Probleme, die in der Praxis auftreten, bewältigt werden können.

Ich hoffe, daß dieses Buch dazu beitragen wird, die Lücke zu füllen. Ich habe versucht, es praxisnah und dennoch so wissenschaftlich wie möglich zu schreiben; im wesentlichen ist es jedoch ein Buch über Menschen - über Patienten und jene, die sich um sie kümmern -, und Menschen bestehen nun einmal nicht aus Fakten und Zahlen, wie es in der Fachliteratur häufig den Anschein hat. Dieses Werk soll auch all jenen Therapeuten, Krankenschwestern und Angehörigen von Patienten eine Hilfe sein, die nicht die Möglichkeit haben, an Fachkursen teilzunehmen. Wie es bei Sagan (1977) heißt, kann der Mensch seit der Erfindung der Schrift aus Büchern lernen und ist nicht mehr auf den „glücklichen Zufall" angewiesen, daß gerade jemand in der Nähe ist, der ihn persönlich unterrichten kann.

Über die Pflege und Behandlung eines Patienten im Krankenhaus oder Rehabilitationszentrum hinaus ist es von größter Bedeutung, wie er „draußen" im täglichen Leben mit all seiner Vielfalt und seinen Herausforderungen zurechtkommt. Es ist Teil der Rehabilitation, den Patienten in so vielen und so unterschiedlichen Situationen wie möglich zu beobachten. Viel zu oft wird der Erfolg eines Rehabilitationsprogramms einzig daran beurteilt, wie sich der Patient in einer von außen abgeschirmten Umgebung verhält. Durch den in der Schweiz üblichen netten Brauch, daß der Patient nach Abschluß der Behandlung seinen Therapeuten und seinen Arzt zu einem Essen einlädt, habe ich persönlich sehr viel gelernt, und ich mußte viele meiner Vorurteile revidieren. So bedeutet zum Beispiel die Feststellung: „Patient kann 45 Meter ohne Hilfe laufen" noch lange nicht, daß er in einem überfüllten Restaurant auch ohne weiteres bis zu seinem Tisch gehen kann. Ein solches Essen bietet auch eine ausgezeichnete Gelegenheit, dem Patienten in Ruhe zuzuhören; während der Therapiesitzungen fehlt oft die Zeit für ein so ausführliches Gespräch.

Den Therapeuten und allen anderen Lesern dieses Buches möchte ich einige Hinweise geben, die besonders für jene eine Hilfe sein sollen, die bisher wenig Erfahrung mit der Behandlung von Hemiplegiepatienten oder mit der Anwendung des beschriebenen Konzepts haben.

1. Da es sich eher um ein Konzept als um eine Technik handelt, gibt es auch keine allgemein gültigen Vorschriften, die für alle Patienten gleichermaßen anzuwenden sind. Alles, was dazu beiträgt, dem Patienten eine neue Fähigkeit zu vermitteln oder sich normaler zu bewegen, kann ohne weiteres in die Behandlung aufgenommen werden.

2. Die Behandlung der Hemiplegie besteht nicht aus einer Anzahl isolierter Übungen, die in einer vorgeschriebenen Reihenfolge durchgeführt werden, sondern aus einer Abfolge aufeinander aufbauender Aktivitäten mit dem Ziel, bestimmte Funktionen wiederherzustellen.

3. Die Rehabilitation beginnt am Tag des Schlaganfalls und nicht erst dann, wenn der Patient wieder so weit genesen ist, daß er in ein Rehabilitationszentrum aufgenommen werden kann.

4. All jene, die mit diesen Patienten zu tun haben, müssen wirklich von dem Wert der Körperhaltungen und Aktivitäten, die sie lehren, überzeugt sein, denn wenn sie davon nicht überzeugt sind, wird es der Patient auch nicht sein.

5. Nicht alle Hemiplegiepatienten sind alt und gebrechlich und viele von ihnen werden von der Rehabilitation weit mehr erwarten, als nur zu Hause selbständig und ohne fremde Hilfe zurechtzukommen oder 45 Meter ohne Hilfe langsam gehen zu können. Die Ziele sollten für alle Patienten sehr viel weiter gesteckt sein; und auch wenn ein Patient alt ist, sollte er deswegen noch lange nicht vom aktiven, umfassenden Behandlungsprogramm ausgeschlossen werden. Es ist erwiesen, daß Alter kein Hinderungsgrund für eine Rehabilitation oder Wiederherstellung der Funktionen ist (Andrews et al. 1982, Adler et al. 1980).

6. Mit dem Patienten sollte wie mit einem normalen Erwachsenen gesprochen werden ohne singenden Tonfall und ohne „Wir"-Form, wenn nur er gebeten wird etwas zu tun. Von dem Patienten kann viel verlangt werden solange die Dinge mit ihm ernsthaft besprochen und diskutiert werden. Die Hemiplegie ist schließlich ein wichtiges Faktum in seinem Leben, und er hat ein Recht darauf, bei allen Entscheidungen, die seine Zukunft betreffen, mitzureden. Aphasiepatienten bedürfen besonderer Aufmerksamkeit; sie sollten so angesprochen werden, daß sie das Gesicht ihres Gesprächspartners sehen können. Kurze Sätze und klare Formulierungen helfen ihnen, das Gesagte besser zu verstehen.

7. Wann immer möglich, sollte eine negative Rückmeldung vermieden werden, denn sonst besteht die Gefahr, daß der Patient von morgens bis abends nichts als „Nein" und „So nicht" hört. Durch eine geringfügige Veränderung der Wortwahl können solche Korrekturen auch positiv ausgedrückt werden.

Die Abbildungen in den folgenden Kapiteln zeigen Patienten aller Altersgruppen und in verschiedenen Rehabilitationsphasen. Damit soll dem Leser die große Vielfalt der Menschen verdeutlicht werden, die an den Folgen eines Schlaganfalls leidet. Die in diesem Buch abgebildeten Patienten sind zwischen 30 und 80 Jahre alt.

Im Text wurde die maskuline Form für den Patienten und für den Therapeuten gewählt. In den Legenden wurde die Geschlechtsform entsprechend der abgebildeten Personen benutzt.

Bad Ragaz, November 1984   *Pat Davies*

Danksagungen

Nachdem ich die Arbeit an diesem Buch beendet habe, möchte ich all jenen danken, die diese Veröffentlichung möglich gemacht haben und die mir, obwohl es ihnen vielleicht gar nicht bewußt war, vielerlei Anregungen gegeben und mich vieles gelehrt haben. Es würde an dieser Stelle zu weit führen, alle namentlich aufzuführen; daher möchte ich mich auf diejenigen beschränken, die unmittelbar mit der Materialsammlung und der Vorbereitung des Manuskripts befaßt waren. Alle nicht mit Namen erwähnten Freunde und Kollegen mögen Verständnis dafür haben, daß ich ihnen meinen Dank auf diese Weise ausdrücke.

Ganz besonders möchte ich Karel und Bertie Bobath für die Entwicklung ihres Konzeptes der Hemmung von Spastizität und Bahnung normaler Bewegungen danken, von dem Patienten und Therapeuten in der ganzen Welt gelernt haben. Ohne ihre Lehre hätte dieses Buch niemals geschrieben werden können.

Mein Dank gilt auch meinen Arbeitgebern, *Thermalbäder und Grand Hotels,* Medizinische Abteilung Bad Ragaz, die mir die Zeit zur Verfügung gestellt haben, dieses Buch zu schreiben. Ohne ihre Großzügigkeit hätte ich es nie fertigstellen können. Auch Herrn Dr. Wilhelm Zinn bin ich außerordentlich dankbar für die Unterstützung und den Zuspruch, den er mir während meiner Arbeit in der Schweiz zuteil werden ließ. Seine Aufgeschlossenheit und sein Vertrauen in meine Fähigkeiten sind mir ständiger Ansporn gewesen und haben mir den Freiraum geschaffen, der notwendig war, um meine Vorstellungen weiterzuentwickeln.

Viele Probleme, die nicht sofort ins Auge fallen, habe ich erst durch Dr. Felicie Affolter erkennen gelernt, und ich möchte ihr dafür danken, daß sie mir diese Einsicht ermöglicht hat.

Es war mir eine große Freude, von Kay Coombes lernen zu dürfen, wie die Probleme des Gesichts und des Mundes zu behandeln sind. Ich danke ihr dafür, daß sie mir ermöglicht hat, Kapitel 13 zu schreiben, und spreche ihr auch im Namen der unzähligen Patienten Dank aus, die unter diesen Beschwerden zu leiden haben. Mein Dank gilt auch Jennifer Todd, die viele der Ansätze für die Behandlung während der akuten Phase entwickelt hat und die mir zu Beginn dabei geholfen hat, andere Aktivitäten zu lehrgerechten Abfolgen zusammenzustellen.

Auch Dr. Eric Hamilton und Margaret Stewart möchte ich für ihren Zuspruch und ihre Hilfe danken, die sie mir während meiner Arbeit im

XIX

King's College Hospital in London zukommen ließen. Ebenso bin ich den vielen, vielen Kursteilnehmern dankbar, die mit ihrem Enthusiasmus und ihrem Interesse dazu beigetragen haben, daß ich mich zum Schreiben dieses Buches entschloß. Ihre Fragen und ihre Probleme bei der Behandlung von Patienten sind mir eine Orientierungshilfe bei der Planung dieser Arbeit gewesen.

Ein ganz großes Dankeschön auch an all die Patienten, die sich für dieses Buch fotografieren ließen und dadurch mithalfen, die Aussagen im Buch so zu verdeutlichen, wie es mit Worten allein nicht möglich gewesen wäre. Leider durften einige von ihnen die Fertigstellung dieses Buches nicht mehr miterleben.

Mein Dank gilt auch dem Team in Valens, das das vorliegende Konzept in der Praxis angewendet hat und beweisen konnte, daß es tatsächlich funktioniert. Es war mir auch eine große Freude, die Anwendung des Konzepts im Lucas-Stichting-Rehabilitationszentrum in Hoensbroek zu beobachten.

Bevor ich begann, das Manuskript für die Veröffentlichung fertigzustellen, hatte ich nie richtig verstanden, warum es Autoren immer so am Herzen liegt, denen zu danken, die für die Schreibarbeit verantwortlich sind. Jetzt weiß ich es, und ich möchte Gisela Jäger, Margit Bischofberger, Jeannette Bauder und Astrid Wälti ganz besonders herzlich dafür danken, daß sie es auf sich genommen haben, meine Handschrift zu entziffern, Ordnung in das Chaos zu bringen und das Manuskript mehr als einmal abzuschreiben. Mein aufrichtiger Dank gilt auch Karl und Jill Sprogis, die es trotz Zeitdruck geschafft haben, die einzelnen Kapitel sorgfältig zu lesen und zu korrigieren.

Auch Gisela Rolf bin ich zu tiefem Dank verpflichtet. Sie hat mir während der gesamten Zeit, in der ich an diesem Buch gearbeitet habe, beruflich und privat zur Seite gestanden, mir Mut gemacht, wenn ich fast schon aufgeben wollte, und mich mit ihrer praktischen Hilfe bei der Fertigstellung des Manuskripts unterstützt. Danken möchte ich ihr auch für ihre Toleranz, ihr Verständnis und ihren unermüdlichen Beistand.

Nicht zuletzt danke ich auch meiner Mutter und meinem Vater, die mir die Ausbildung zur Sportlehrerin und später die zur Therapeutin ermöglicht haben. Ihnen ein Dankeschön, weil damit alles begann.

Inhaltsverzeichnis

1	**Die Probleme, die wir nicht sehen können**	*1*
1.1	Wahrnehmung und Wahrnehmungsstörungen	*2*
1.2	Bedeutung für die Therapie	*4*
1.3	Anwendung in der Therapie	*5*
1.4	Das Führen des Patienten	*6*
1.5	Überlegungen	*7*
2	**Normale Bewegungsabläufe und Gleichgewichtsreaktionen** .	*9*
2.1	Analyse einiger alltäglicher Bewegungen	*10*
2.1.1	Rollen von der Rücken- in die Bauchlage	*11*
2.1.2	Vorlehnen im Sitzen zum Berühren der Füße	*11*
2.1.3	Vom Sitzen aufstehen	*13*
2.1.4	Aufstehen vom Boden	*13*
2.1.5	Treppensteigen	*14*
2.1.6	Gehen	*15*
2.2	Gleichgewicht, Stell- und Equilibriumreaktionen	*16*
2.2.1	Liegen auf einer sich seitlich neigenden Unterstützungsfläche	*17*
2.2.2	Sitzen auf einer sich seitlich neigenden Unterstützungsfläche	*18*
2.2.3	Im Sitzen von einer anderen Person seitlich bewegt werden	*18*
2.2.4	Sitzen mit angewinkelten Beinen	*18*
2.2.5	Im Sitzen nach einem Objekt greifen	*19*
2.2.6	Im Stehen den Schwerpunkt nach hinten verlagern	*20*
2.2.7	Im Stehen den Schwerpunkt nach vorn verlagern	*20*
2.2.8	Im Stehen den Schwerpunkt zur Seite verlagern	*21*
2.2.9	Stehen auf dem Schaukelbrett	*22*
2.2.10	Ausgleichsschritte	*22*
2.2.11	Gleichgewicht auf einem Bein	*24*
2.2.12	Schützende Extension der Arme	*25*
2.3	Überlegungen	*25*
3	**Abnormale Bewegungsmuster der Hemiplegie**	*27*
3.1	Persistenz primitiver Massensynergien	*27*
3.2	Die Synergien wie sie mit Hemiplegie auftreten	*29*
3.2.1	Obere Extremität	*29*

3.2.2	Untere Extremität	29
3.3	Abnormaler Muskeltonus	31
3.3.1	Die typischen spastischen Muster	32
3.4	Placieren	33
3.5	Relevante tonische Reflexe	40
3.5.1	Der tonische Labyrinthreflex	40
3.5.2	Der symmetrische tonische Halsreflex	41
3.5.3	Der asymmetrische tonische Halsreflex	42
3.5.4	Der positive Stützreflex	43
3.5.5	Der gekreuzte Extensorreflex	44
3.5.6	Der Greifreflex	44
3.6	Assoziierte Reaktionen und assoziierte Bewegungen	45
3.7	Gestörte Sensibilität	47
3.8	Überlegungen	48
4	**Befundaufnahme in der Praxis – ein fortwährender Prozeß**	49
4.1	Ziel der Befundaufnahme	49
4.2	Erster Gesamteindruck	50
4.3	Subjektive Anamnese	53
4.4	Angemessene Bekleidung des Patienten für die Befundaufnahme und Behandlung	54
4.5	Muskeltonus	54
4.6	Beweglichkeit der Gelenke	55
4.7	Muskeltest-Tabellen	55
4.8	Befundaufzeichnungen	56
4.8.1	Kopf	57
4.8.2	Rumpf	58
4.8.3	Obere Extremitäten	58
4.8.4	Untere Extremitäten	59
4.8.5	Sitzen	59
4.8.6	Stehen	60
4.8.7	Gewichtsverlagerung und Gleichgewichtsreaktionen	60
4.8.8	Gehen	61
4.8.9	Treppensteigen	61
4.8.10	Aufstehen vom Fußboden	61
4.8.11	Verständnis des Patienten	61
4.8.12	Gesicht, Sprechen, Essen	62
4.8.13	Sensibilität	63
4.8.14	Funktionelle Fähigkeiten	64
4.8.15	Überlegungen	64
5	**Die akute Phase – Lagerung und Bewegung des Patienten im Bett und im Rollstuhl**	66
5.1	Gestaltung des Krankenzimmers	66
5.2	Lagerung im Bett	68
5.2.1	Lagerung auf der hemiplegischen Seite	68

5.2.2	Lagerung auf der gesunden Seite	69
5.2.3	Rückenlage	70
5.2.4	Allgemeine Hinweise zur Lagerung des Patienten	72
5.2.5	Sitzen im Bett	73
5.3	Sitzen auf dem Stuhl oder im Rollstuhl	74
5.4	Armübung mit gefalteten Händen zur selbständigen Durchführung	77
5.5	Im Bett bewegen	79
5.5.1	Seitlich bewegen	80
5.5.2	Zur hemiplegischen Seite rollen	80
5.5.3	Zur gesunden Seite rollen	81
5.5.4	Sich im Sitzen vor- und rückwärts bewegen	82
5.5.5	Sich über die Bettkante aufsetzen	83
5.6	Transfer vom Bett auf den Stuhl und zurück	84
5.6.1	Der passive Transfer	84
5.6.2	Der etwas aktivere Transfer	85
5.6.3	Der aktive Transfer	86
5.7	Inkontinenz	86
5.8	Konstipation	87
5.9	Überlegungen	87

6	**Normalisierung des Haltungstonus und den Patienten lehren, sich selektiv und ohne übermäßigen Kraftaufwand zu bewegen**	88
6.1	Aktivitäten im Liegen	89
6.1.1	Inhibition der Extensorspastizität im Bein	89
6.1.2	Aktive Kontrolle des Beines durch das volle Bewegungsmaß hindurch	90
6.1.3	Placieren des Beines in verschiedene Stellungen	91
6.1.4	Inhibieren der Knieextension bei gestreckter Hüfte	91
6.1.5	Aktive Kontrolle der Hüftbewegungen	91
6.1.6	Brücke (selektive Hüftextension)	91
6.1.7	Isolierte Knieextension	93
6.1.8	Stimulierung der aktiven Dorsalflektion von Fuß und Zehen	94
6.2	Aktivitäten im Sitzen	95
6.2.1	Isolierte Extension und Flektion des Beckens	95
6.2.2	Placieren des hemiplegischen Beines und Facilitation beim Übereinanderschlagen der Beine	96
6.2.3	Aufstampfen mit der Ferse	97
6.2.4	Belastung durch Körpergewicht bei selektiver Extension	98
6.3	Aktivitäten im Stehen zur Schulung der Belastung des hemiplegischen Beines	101
6.3.1	Verbesserung der Hüftextension mit Außenrotation	101
6.3.2	Stehen auf gerollter Bandage unter den Zehen zur Erhaltung der Dorsalflektion	101

6.3.3	Aufstehen von einer hohen Behandlungsbank unter Belastung des hemiplegischen Beines	104
6.3.4	Stufensteigen unter Belastung des hemiplegischen Beines	105
6.4	Aktivitäten im Stehen zur Schulung selektiver Bewegung des hemiplegischen Beines	105
6.4.1	Loslassen von Hüfte und Knie	105
6.4.2	Rückwärtsschritte mit dem hemiplegischen Bein	108
6.4.3	Placieren des hemiplegischen Beines	108
6.4.4	Loslassen des Beines während es passiv vorgezogen wird	110
6.4.5	Gehen auf einer Linie mit auswärts rotierten Beinen	111
6.5	Auf die Seite rollen	111
6.6	Überlegungen	111

7	**Wiederlernen von Gleichgewichtsreaktionen im Sitzen und Stehen**	**112**
7.1	Aktivitäten im Sitzen	112
7.1.1	Seitliche Verlagerung zum Stütz auf den Unterarm	113
7.1.2	Gewichtsverlagerung zur Seite	114
7.1.3	Sitzen mit übereinandergeschlagenen Beinen – Gewichtsverlagerung auf die Seite des unteren Beines	115
7.1.4	Stimulation von Kopf- und Rumpfreaktionen durch Seitwärtsdrehen der gebeugten Knie	116
7.1.5	Vorbeugen und Berühren des Bodens mit den Fingern	117
7.1.6	Vorbeugen mit gefalteten Händen	117
7.2	Aktivitäten im Stehen mit Belastung beider Beine	117
7.2.1	Beide Knie gebeugt, Verlagerung des Gewichtes zur Seite	117
7.2.2	Mit gefalteten Händen einen Ball wegstoßen	117
7.2.3	Spielen mit einem Ballon	118
7.2.4	Verlagerung des Schwerpunktes nach hinten	118
7.3	Aktivitäten im Stehen mit Belastung des hemiplegischen Beines	119
7.4	Aktivitäten mit wechselnder Belastung beider Beine	123
7.4.1	Treppensteigen	123
7.4.2	Bewegungen auf dem Schaukelbrett	127
7.4.3	Seitwärtsschritte die Beine überkreuzend	130
7.5	Aktivitäten im Stehen mit Belastung des gesunden Beines	131
7.5.1	Mit dem hemiplegischen Fuß einen Fußball wegstoßen	132
7.5.2	Vorwärtsschieben eines Handtuchs oder eines Papierstückes mit dem hemiplegischen Fuß	133
7.6	Überlegungen	133

8	**Aktivitäten zur Förderung der wiederkehrenden Funktionen in Arm und Hand bei gleichzeitiger Minimierung assoziierter Reaktionen**	**135**
8.1	Aktivitäten in Rückenlage	135
8.2	Aktivitäten im Sitzen	139

8.3	Aktivitäten im Stehen	144
8.4	Stimulation aktiver und funktionsgerechter Bewegung	150
8.4.1	Durch Anwendung exzitatorischer Stimuli	150
8.4.2	Durch Einsatz der Extensionsschutzreaktion	154
8.4.3	Durch Einsatz der Hand zur Verrichtung einfacher Aufgaben	155
8.5	Überlegungen	162

9	**Schulung des funktionellen Gehens**	163
9.1	Wichtige Erwägungen für die Facilitation des Gehens	165
9.2	Arten der Facilitation	172
9.2.1	Das Aufstehen und Hinsetzen	172
9.2.2	Das Gehen	172
9.3	Ausgleichsschritte zur Wiedererlangung des Gleichgewichts	180
9.3.1	Rückwärtsgehen	181
9.3.2	Seitwärtsgehen	181
9.3.3	Automatische Schritte in jede geführte Bewegungsrichtung	182
9.4	Unterstützung des hemiplegischen Fußes	183
9.4.1	Verwendung einer Bandage	183
9.4.2	Verwendung einer Fußschiene	185
9.5	Stufen hinauf- und heruntersteigen	188
9.6	Benutzen eines Stockes	189
9.7	Überlegungen	190

10	**Einige Aktivitäten des täglichen Lebens**	191
10.1	Therapeutische Erwägungen	191
10.2	Körperpflege	192
10.2.1	Waschen	192
10.2.2	Zähneputzen	193
10.2.3	Baden	194
10.2.4	Duschen	199
10.3	Anziehen	199
10.4	Ausziehen	206
10.5	Essen	207
10.6	Autofahren	209
10.7	Überlegungen	210

11	**Aktivitäten auf der Matte**	211
11.1	Auf die Matte niederlassen	212
11.2	Bewegung in den Seitsitz	214
11.3	Bewegungen im Langsitz	216
11.4	Das Rollen	218
11.4.1	Rollen zur hemiplegischen Seite	219

11.4.2 Rollen zur gesunden Seite 220
11.4.3 Rollen in die Bauchlage 221
11.5 Die Bauchlage 222
11.6 Bewegung in den Vierfüßlerstand 222
11.7 Aktivitäten im Vierfüßlerstand 223
11.8 Aktivitäten im Kniestand 225
11.9 Aktivitäten im Einbeinkniestand 226
11.10 Aufstehen aus dem Einbeinkniestand 226
11.11 Überlegungen 227

12 Hemiplegiebedingte Schulterprobleme 228
12.1 Die subluxierte oder verschobene Schulter 229
12.1.1 Ursächliche Faktoren bei Hemiplegie 230
12.1.2 Behandlung 234
12.1.3 Schlußfolgerung 238
12.2 Die schmerzhafte Schulter 239
12.2.1 Die ursächlichen Faktoren 240
12.2.2 Bewegungen, die häufig schmerzhafte Traumata
verursachen 245
12.2.3 Vorbeugung und Behandlung 247
12.3 Das „Schulter-Hand"-Syndrom 254
12.3.1 Symptome in der Hand 256
12.3.2 Ursächliche Faktoren bei Hemiplegie 259
12.3.3 Vorbeugung und Behandlung 263
12.4 Überlegungen 270

13 Das vernachlässigte Gesicht 271
13.1 Wichtige Betrachtungen für die Facilitation von Gesichts-
und Mundbewegungen 273
13.1.1 Bewegungen zur Kommunikation 273
13.1.2 Bewegungen beim Essen und Trinken 276
13.2 Zahnprothesen 279
13.3 Behandlung häufig auftretender Schwierigkeiten 279
13.3.1 Schwierigkeiten bei der nonverbalen Kommunikation . . . 281
13.3.2 Schwierigkeiten beim Sprechen 286
13.3.3 Schwierigkeiten beim Essen 291
13.4 Mundhygiene 292
13.5 Überlegungen 293

14 Das „Pusher-Syndrom" 294
14.1 Die typischen Symptome 295
14.2 Spezifische Behandlung 303
14.2.1 Wiederherstellung der Beweglichkeit des Kopfes 304

14.2.2 Stimulation der Aktivität in den hypotonen Seitenflexoren
des Rumpfes *304*
14.2.3 Wiedererlernen des Stehens mit vertikaler Mittellinie . . . *306*
14.2.4 Treppensteigen *311*
14.3 Überlegungen *312*

15 Das Heimprogramm *314*

16 Literatur *321*

17 Sachverzeichnis *325*

1 Die Probleme, die wir nicht sehen können

Bei der Rehabilitation von Patienten, die einen Schlaganfall erlitten haben, besteht die Neigung, sich auf die Probleme zu konzentrieren, die sofort ins Auge fallen. Wenn der Therapeut den Patienten beobachtet, bemerkt er gleich die Haltung des spastischen Arms, die Unfähigkeit des Patienten, seine Finger zu bewegen oder seine Hand zu benutzen. Der Therapeut sieht sofort, daß der Patient beim Gehen das Bein gestreckt hält und unfähig ist, den Fuß durch Dorsalflexion vom Boden zu heben. Heutzutage konzentriert sich die Behandlung meistens darauf, die spastische Lähmung zu mindern und die Aktivität der paralysierten Muskeln anzuregen. Die Verwendung des Terminus „Hemiplegie" - halbseitige Lähmung - vermittelt einen Eindruck von diesem Konzept.

Leider ist aber für viele Hemiplegiepatienten die Situation sehr viel komplexer. Werden die Probleme, die nicht sofort ins Auge fallen, übersehen, so erleben Therapeut und Patient Enttäuschungen und Frustrationen während des Rehabilitationsprogramms. Erfolgreich kann die Behandlung nur sein, wenn diese Probleme erkannt und die Therapien so angelegt werden, daß die aus ihnen resultierenden Schwierigkeiten überwunden werden. In einer Studie über den langfristigen Therapieerfolg für Patient und Familie kamen Coughlan und Humphrey (1982) zu dem Ergebnis, daß zwei Drittel von 170 überlebenden Schlaganfallpatienten nach einer Behandlungszeit von 8 Jahren weiterhin Schwierigkeiten hatten, sich selbst zu versorgen.

Nach Jimenez und Morgan (1979) waren nur 59% der Schlaganfallpatienten nach ihrer Entlassung aus dem Krankenhaus zu einer solchen Selbstversorgung fähig. Satterfield (1982) zeigt in einer Studie auf, daß nur 46% von über 2000 Patienten lernten, sich ohne Hilfe anzukleiden. Nach Lehmann et al. (1975) waren dazu etwa 78% der Patienten bei Entlassung aus dem Krankenhaus fähig.

Für die Beendigung der aktiven Behandlung vor Erreichen einer völligen Unabhängigkeit werden unterschiedliche Gründe angegeben. So heißt es bei Adams und Hurwitz (1963):

Einige Patienten werden als verwirrt und unkooperativ, andere als interessenlos und ohne Initiative beschrieben; wieder anderen wurde geistige Bereitschaft und Motivation abgesprochen. So ausdrucksvoll und elegant diese Termini auch sein mögen, sie besagen nur eines: Der Patient hat keine Fortschritte gemacht. Es werden keine Gründe angegeben und manchmal werden die Patienten als einer Dementia nahe abgestempelt, wenn sie in Wirklichkeit an einer fokalen zerebralen Läsion leiden mit einer Beeinträchtigung der Auffassungsgabe, einem Gedächtnisschwund in bezug auf die unmittelbare Vergangenheit, Gleichgewichtsschwierigkeiten, Apraxie, einem Verlust des Körperbewußtseins und einer Vernachlässigung des Körpers, Anosognosie oder der Ablehnung der eigenen betroffenen Körperteile.

Alle diese Probleme können auf Wahrnehmungsstörungen zurückgeführt werden, die nicht direkt sichtbar sind. Sie können nur indirekt erkannt werden, indem man viele verschiedene Einzelleistungen beobachtet, Rückschlüsse auf die ihnen zugrunde liegenden Wahrnehmungsprozesse zieht und sie dann miteinander vergleicht (Affolter und Stricker 1980).

Ein konkretes Beispiel führt zum besseren Verständnis der Natur und der Auswirkungen dieser Probleme. Hemiplegiepatienten lernen oft nur unter großen Schwierigkeiten, sich selbständig anzukleiden. Wird ein Patient beobachtet, der sich erfolglos abmüht, sich anzukleiden, kann die Komplexität der Probleme besser verstanden werden. Der Bewegungsablauf ist gestört, der Patient ist nicht in der Lage, die Kleidungsstücke in der richtigen Reihenfolge anzuziehen, manchmal findet er das Armloch nicht und hat schließlich die Kleidungsstücke falsch herum an. Seine Bewegungen sind langsam und mühsam und sehr häufig ist er nicht in der Lage, seine Aufgabe überhaupt zu bewältigen und gibt nach einigen erfolglosen Versuchen auf.

Im Vergleich dazu kann sich eine gesunde Versuchsperson, die eine vollständige einseitige Lähmung simuliert, ohne weiteres mit einer Hand in weniger als 5 Minuten anziehen. Dieser Vorgang bereitet einer solchen Person keine Mühe, und sie stellt sich schnell auf die veränderten Gegebenheiten ein. Nach kurzer Übungszeit hat sie keinerlei Schwierigkeiten, diese Aufgabe zu bewältigen. Das gleiche gilt für Patienten, deren Behinderung vor allem motorischer Natur ist. Wie sich in der Praxis gezeigt hat werden solche Patienten auch ohne besonderes Training lernen, sich in kürzester Zeit mit einer Hand anzukleiden.

1.1 Wahrnehmung und Wahrnehmungsstörungen

Die Fähigkeit, zu lernen und sich ständig an veränderte Umweltbedingungen anzupassen, setzt intakte Wahrnehmungsprozesse voraus. Das Konzept der Wahrnehmung ist äußerst komplex. So heißt es bei Affolter und Stricker (1980): „Die Wahrnehmung umfaßt alle Mechanismen, die an der Verarbeitung der Reize einer gegebenen Situation beteiligt sind, einschließlich der verschiedenen Sinnesmodalitäten, der höheren Organisationsebenen, der entsprechenden Speichersysteme und der Wiedererkennungsleistungen." Carterette und Friedman (1973) definieren die Wahrnehmung ähnlich, wenn sie sagen, Wahrnehmung sei „das Verstehen der Art, wie der Organismus Umweltinformationen in Sinnesdaten oder Gedächtnis umwandelt, sie organisiert und strukturiert."

Im täglichen Leben müssen wir von morgens bis abends ständig Probleme lösen und Entscheidungen treffen, um uns an Veränderungen, Ereignisse und die Menschen in unserer Umwelt anzupassen. Diese Anpassung setzt eine intakte Verarbeitung der Wahrnehmungen voraus, so daß der Hemiplegiepatient, dessen Wahrnehmungsprozesse aufgrund seiner Läsion gestört sind, im täglichen Leben Fehlverhalten und mangelnde Anpassung aufweist. Wenn, wie Pitt (1976) aufgezeigt hat, die Problemlösung bei normalen Erwachsenen bis zu 24 Subroutinen umfaßt, die ihrerseits aus heuristischen Unterprozessen und Strategien bestehen, dann liegt es auf der Hand, daß schon eine geringfügige Läsion diesen komplexen Prozeß stören und die Fähigkeit des Patienten beeinträchtigen kann, mit Problemen fertigzuwerden.

Das taktil-kinästhetische Sinnessystem ermöglicht den für die Anpassung und die Entwicklung komplexerer Leistungen notwendigen Wahrnehmungsprozeß. Visuelle und auditive Informationen sind dabei zweitrangig. Man kann daher behaupten, daß Patienten, die komplexe menschliche Verhaltensweisen nicht bewältigen, nicht adäquate oder verzerrte taktil-kinästhetische Informationen von ihrer Umwelt erhalten (Affolter und Stricker 1980).

Viele Termini, wie z. B. „Apraxie", „Agnosie" oder „psychoorganisches Syndrom", sind Wahrnehmungsproblemen bei Hemiplegiepatienten zugeordnet worden, obwohl sie nur eine Symptomgruppe beschreiben. Sie sagen nichts aus über die Ursachen des Problems, die der Therapeut kennen muß, um den Patienten entsprechend zu behandeln.

Es ist wichtig, sich immer vor Augen zu halten, daß ein Patient, der eine Aufgabe nicht bewältigen kann, bei anderen Aufgaben von vergleichbarer Komplexität ähnliche Schwierigkeiten haben wird. So wird die Unfähigkeit eines Patienten, sich anzukleiden, kein isoliertes Versagen darstellen, sondern nur ein sichtbares Symptom eines Gesamtproblems sein. Kein Bereich des Gehirns ist so spezialisiert, daß er nur eine Funktion steuert. Wie es bei Mountcastle (1978) heißt, „. . . kann man eine Läsion lokalisieren, nicht jedoch eine Funktion". Ruskin (1982) legt dar, wie „die einfachste Tätigkeit, wie z. B. das Herausnehmen eines Apfels aus einer Schüssel die Aktivierung fast des gesamten zentralen Nervensystems sowie der gesamten Skelettmuskulatur erfordert." Er beschreibt die Bedeutung der dynamischen Interaktion des Gehirns in seiner Gesamtheit sehr klar und führt aus:

Der größte Teil der weißen Substanz des zentralen Nervensystems wird nicht, wie früher angenommen, über direkte Bahnen aktiviert, sondern durch Zwischenneuronen, die an der Rückkoppelungskommunikation und der Direktkommunikation beteiligt sind. Hierbei kommt es zu einem Zusammenspiel aller Zellen in einem hochintegrierten Ganzen und zu einer Vereinigung beider Seiten des zentralen Nervensystems auf allen seinen Ebenen.

Wenn in irgendeiner Region des Hirns eine Schädigung auftritt, werden nicht nur die Funktionen dieser Region beeinträchtigt, darüber hinaus wird auch das gesamte Gehirn durch den Verlust der Kommunikation mit der geschädigten Region in Mitleidenschaft gezogen. Die übrigen gesunden Teile des Gehirns empfangen keine Informationen mehr aus dem geschädigten Bereich, und aufgrund der Läsion werden zudem abnorme Nachrichten und Fehlinformationen vermittelt.

Ausgehend von diesem Grundverständnis des Neurons wird deutlich, daß es einen einfachen Schlaganfall mit Hemiplegie als einziger Folge nicht gibt. Der Schlaganfallpatient wird große Schwierigkeiten mit beiden Körperseiten haben, und diese Schwierigkeiten wirken sich in gewisser Weise auf alle Hirnfunktionen aus. Die motorischen Funktionen werden auf beiden Seiten beeinträchtigt. Das Gleichgewichtsgefühl und die Koordinationsfähigkeit verändern sich. Die sinnliche Wahrnehmung und die räumliche Orientierung werden beeinträchtigt. Dies hat weitreichende und oft katastrophale Folgen. Gedächtnis, Erkenntnisvermögen und Verhalten verändern sich; dadurch wird die Rehabilitation erheblich erschwert.

Bach-y-Rita (1981) weist auf die dynamischen Charakteristika des Gehirns hin:

Die traditionelle Neurologie hebt die Korrelation zwischen der Lokalisation der Läsion und dem Funktionsdefizit hervor. Wenngleich dieser Ansatz zweifelsohne für das Verständnis neurologischer Symptome und Syndrome unabdingbar ist, so geht er doch häufig einher mit therapeutischem Nihilismus. Eine größere Berücksichtigung der Plastizität des Gehirns (insbesondere der Fähigkeit, eine Wiederherstellung der Funktionen zu vermitteln) sollte zu verstärkten Bemühungen führen, die weitestgehende Wiederherstellung und Reorganisation von Funktionen zu erzielen, derer das verletzte Nervensystem fähig ist.

1.2 Bedeutung für die Therapie

Die Therapie zielt auf einen maximalen Lernerfolg des Patienten ab, und Lernen vollzieht sich durch wiederholte Erfahrungen mit der Umwelt. Affolter und Stricker (1980) sagen: „Die Interaktion zwischen der Umwelt und dem Individuum erfordert Kontakt. Kontakt bedeutet ‚in Berührung sein'. In Berührung oder in Kontakt sein ist nur durch das taktil-kinästhetische Sinnessystem möglich."
Bei Moore (1980) heißt es:

Das Nervensystem lernt durch Handeln. Es hat sich wiederholt erwiesen, daß das Nervensystem eher durch aktive als durch passive Beteiligung lernt, reift und funktionsfähig bleibt. Man kann zwar auch durch Beobachtung lernen, doch ist das aktive Lernen bedeutend effektiver. Der Organismus muß sozusagen eine aktive Rolle spielen und einen Aktionsprozeß durchlaufen, bevor bleibende Erinnerungsbilder entstehen.

Patienten lernen leichter in Situationen des wirklichen Lebens, in denen sie auf frühere Erfahrungen zurückgreifen können. „Und es darf natürlich nicht übersehen werden, daß der Mechanismus, mit dem eine neue Erinnerung geschaffen wird, in sich sehr viel komplexer sein muß als der, mit dem eine alte Erinnerung abgerufen wird..." (Russel und Dewar, 1975). „Lernen kann nur das Ergebnis erfolgreicher Leistung sein. Führt ein Versuch nicht zu der gewünschten oder zu einer unzureichenden Leistung, lernt das sensomotorische System nicht, die gestellte Aufgabe zu erfüllen. Wiederholte Fehlreaktionen führen nur dazu, daß die fehlerhafte Leistung eingeübt wird" (Kottke 1978). Kottke ist außerdem der Auffassung, daß optimale Lernerfolge dann erzielt werden, wenn der Patient knapp unterhalb seiner Leistungshöchstgrenze übt. „Nur wenn er knapp unterhalb seiner Leistungshöchstgrenze übt, kann er sein Leistungsniveau verbessern."
Es kann nun für den Therapeuten schwierig sein festzustellen, wo die Leistungshöchstgrenze seines Patienten liegt. Patienten mit einer Gehirnläsion operieren häufig auf einer viel niedrigeren Planungsebene, so Affolter (1981), als vor ihrem Schlaganfall. Da bei einigen Patienten das Niveau der Sprechleistung so hoch ist, wird die tatsächliche Planungs- und Leistungsebene oft überschätzt. So kann ein Patient in der Lage sein, ausführlich über Beethoven und Picasso zu sprechen und dabei ausschließlich auf früher gespeicherte Informationen zurückgreifen. Der Abruf solcher verbaler Informationen aus dem Gedächtnis erfordert weder neue Planung noch Entscheidungen und ist vergleichbar mit einem Computerprogramm. Der Patient kann dabei jedoch unfähig sein, in sein eigenes Zimmer zurückzufinden. Der Therapeut kann das tatsächliche Leistungsniveau des Patienten an der Aufmerksamkeit messen, mit der dieser die während der Therapie gestellten Aufgaben erfüllt.

Die Aufmerksamkeit wird nach folgenden Kriterien bewertet:

- Das Schweigen des Patienten während der Arbeit.
- Sein aufmerksam-gespannter Gesichtsausdruck.
- Der der Aufgabe angemessene Blickkontakt: er sieht nicht in der Gegend herum, sondern blickt auf das, womit er beschäftigt ist, oder die Muskeln seiner Augenpartie sind stark angespannt, so daß die Augen fast geschlossen sind, wie es bei intensivem Nachdenken oft der Fall ist.

Die Reaktion der Patienten auf zu komplexe oder zu einfache Aufgaben ist wie bei jedem Menschen charakteristisch, nur daß ein Patient mit einer Hirnläsion stärker reagiert.

Der Patient ist überfordert:

- Der Patient reagiert mit Panik oder Angst. Er schreit oder klammert sich verzweifelt an Personen oder Gegenstände.
- Möglicherweise spricht er übertrieben lange über Nebensächlichkeiten, z. B. alte Familiengeschichten, oder er erzählt immer wieder dieselben Witze.
- Er will ständig auf die Toilette gehen.
- Er klagt über andere Symptome, auf die sein mangelnder Erfolg zurückzuführen sein könnte, z. B. Rückenschmerzen, alte Kriegsverletzungen oder Schlafmangel.
- Unter Umständen zeigt er sich sogar aggressiv gegen Therapeut oder Krankenschwester.

Der Patient ist unterfordert:

- Er wirkt gelangweilt und enttäuscht.
- Er redet über Belanglosigkeiten und wiederholt ständig dieselben Witze.
- Er ist unaufmerksam und läßt sich durch andere Reize ablenken; er blickt auf andere Patienten oder sieht aus dem Fenster.

Wenn der Patient auf seiner Höchstleistungsebene arbeitet, erkennt er den Erfolg des Geleisteten und wird motiviert, weiter an der Aufgabe zu arbeiten. „Es nützt dem Patienten nichts, wenn man ihm sagt, daß ein bestimmter Schritt (gut oder weniger gut) vollzogen worden ist, solange er den Erfolg dieses Schrittes nicht selber erfahren kann" (Affolter 1981). „Wenn wir intensiv an einer Sache arbeiten, werden wir vom Fortschritt dieser Arbeit unmittelbar beeinflußt; wir sind glücklich, wenn wir gute Fortschritte machen, und deprimiert, wenn es nur langsam vorangeht" (Polya 1973). „Eine typische Folge anhaltender oder häufiger Mißerfolge ist ein allgemeines Gefühl der Apathie. Bei Kindern äußert sich dies in einer Ich-spiele-nicht-mehr-mit-Haltung. Das Spiel ist zu schwierig. Die Belohnung ist zwar attraktiv, aber zu schwer erreichbar, um eine starke Motivation darzustellen" (Jeffrey 1981).

1.3 Anwendung in der Therapie

„Tierversuche haben gezeigt, daß eine Erfahrungserweiterung die umfassende Wiederherstellung der Funktionen fördert. Selbst ein geschädigtes Hirn kann aus der Erfahrung Nutzen ziehen und seine volle Kapazität kann ohne Training und/oder Erfahrungserweiterung nicht bestimmt werden" (Rosenzweig 1980).

Bach-y-Rita (1981) führt aus, daß „nunmehr feststeht, daß ein Auswachsen der Dendriten der Nervenzellen auf funktionelle Anforderungen zurückzuführen ist. Ein extensives Wachstum der dendritischen Verzweigungen kann darüber hinaus sogar bei alten Menschen auftreten. Dieses Wachstum geht erwiesenermaßen einher mit der Ausbildung neuer Synapsen."

Es liegt daher auf der Hand, daß bei der Behandlung von Hemiplegiepatienten das maximale Potential nur durch Sinnesstimulation erreicht werden kann. So heißt es bei Affolter (1981) ganz richtig:

Es gibt nur eine Sinnesmodalität, die direkt aktiviert werden kann, nämlich das taktil-kinästhetische System. Ein gewisser Input kann dadurch gewährleistet werden, daß die Hände oder der Körper des Patienten zur Aufnahme von Reizen einer Situation geführt werden. Das taktil-kinästhetische System ermöglicht nicht nur einen Input, sondern es ist auch insofern einzigartig, als es das einzige System ist, das eine direkte Beziehung zur Realität herstellt. Sehen wir die Welt nur an, verändert sie sich dadurch gar nicht. Hören wir ihr zu, dann verändert sie sich genauso wenig. Berühren wir sie jedoch, ergeben sich zwangsläufig Veränderungen. Das taktil-kinästhetische System vereint rezeptorische und exploratorische Funktionen, wahrnehmende und motorische Prozesse. Aus der Sicht der Entwicklung kann die Verarbeitung taktil-kinästhetischer Informationen über Ursache und Wirkung als Grundlage für die Schaffung kognitiver und emotionaler Erfahrung angesehen werden.

1.4 Das Führen des Patienten

Der Therapeut hält die Hände des Patienten und führt sie bei der Manipulation von Gegenständen entsprechend einer gestellten Aufgabe. Dabei sind nur die Hände des Patienten, nicht die des Therapeuten, in Kontakt mit den Objekten, so daß der Patient aus dieser Bewegung den normalen Input oder die normale Erfahrung erhält. Durch geschicktes Führen sorgt der Therapeut dafür, daß die Aufgabe mit normaler Geschwindigkeit und in einem normalen Rhythmus abläuft. Wenn der Therapeut merkt, daß der Patient von sich aus die Bewegung stärker steuert, verringert er unmerklich seine Unterstützung und bietet nur noch die absolut notwendige Hilfe. Sobald der Therapeut feststellt, daß der Patient nicht alleine weitermachen kann, verstärkt er sofort wieder seine Hilfe, um einen reibungslosen Bewegungsablauf nach normalem Muster zu gewährleisten.

Nach demselben Prinzip kann der Therapeut dem Patienten helfen, wenn dieser vom Stuhl aufsteht, um stehend eine entsprechende Tätigkeit durchzuführen; hierbei kann der Therapeut auch andere Körperteile führen, wie z. B. die Crista iliaca, wenn der Patient gehen muß, um etwa ein Tablett in ein anderes Zimmer zu tragen oder sich die Zähne zu putzen. Auf diese Art kann der Therapeut den richtigen Gang des Patienten sicherstellen.

Durch das Führen kann der Therapeut den Patienten in die Lage versetzen, unabhängig von seiner motorischen Fähigkeit auf der korrekten Planungsebene zu operieren. Er kann außerdem dafür sorgen, daß der Patient seine Aufgabe erfolgreich erfüllt und nicht, wie es sonst der Fall sein könnte, wiederholt Fehlschläge erleidet. Um den Patienten führen zu können, muß der Therapeut genau wissen, wie die Aufgabe im Normalfall ausgeführt würde. Während der Therapeut den Patienten führt, gibt er ihm weder mündliche Anweisungen noch Feedback, denn seine Stimme würde den Patienten nur von seiner Tätigkeit ablenken oder ihm einen Hinweis auf den nächsten Schritt geben, den er dann immer wieder benötigen würde, wenn er eine ähnliche Aufgabe selbständig zu lösen versuchte.

Das folgende Beispiel zeigt, wie diese Prinzipien in Situationen des täglichen Lebens im Rehabilitationszentrum angewendet werden können. Häufig stößt ein Patient mit seinem Rollstuhl gegen ein festes Hindernis und kommt nicht weiter.

Dreht der Therapeut nun den Rollstuhl des Patienten um und bewegt ihn von dem Hindernis weg, so daß der Patient allein weiterfahren kann, übernimmt der Therapeut damit das Kommando und die notwendige Planung für den Patienten. Der Patient lernt daraus nur, daß er Hilfe braucht, wenn er mit seinem Rollstuhl steckenbleibt. Beim nächsten Mal wird er um Hilfe rufen oder darauf warten, daß ihm jemand zu Hilfe kommt. Sagt der Therapeut dem Patienten immer, was dieser als nächstes zu tun hat, ist die Situation ähnlich: Er übernimmt die Planung für den Patienten. Der Patient wird die mündliche Anweisung des Therapeuten brauchen, bevor er die Aufgabe weiterführen kann.

Findet der Therapeut den Patienten in einer solchen Situation vor, sollte er statt dessen die Hand des Patienten zum Rad des Rollstuhls nehmen und durch weiteres Führen der Hand auf dem Rad den Rollstuhl umdrehen. So lernt der Patient durch Fühlen und Speichern den notwendigen Bewegungsablauf. Später wird er dann fähig sein, diese Schritte selbständig durchzuführen, wenn er mit seinem Rollstuhl stecken bleibt. Welche Aufgabe der Patient auch immer zu erfüllen hat, sei es Anziehen, Waschen oder Aufstehen: dieses Prinzip sollte immer Anwendung finden.

1.5 Überlegungen

Die erfolgreiche Rehabilitation von Patienten mit Wahrnehmungsstörungen kann langwierig und mühsam sein, aber die Vergrößerung der Unabhängigkeit und die Verbesserung der Lebensqualität rechtfertigen Zeit und Mühe.

In der Literatur über Neurologie und Rehabilitation heißt es oft, ... daß die nach einem Schlaganfall mögliche Genesung praktisch vollständig in den ersten 6 Monaten stattfindet. In vielen Laborstudien und in einigen klinischen Studien werden andere Auffassungen dargelegt, und möglicherweise ist die Beendigung des Genesungsprozesses nach 6 Monaten das Ergebnis einer sich selbst erfüllenden Vorhersage: die Haltung des Klinikers beeinflußt das Ergebnis.
Laborstudien haben gezeigt, daß eine Wiederherstellung von Funktionen noch mehr als 5 Jahre nach einer stationären Läsion auftreten kann (Bach-y-Rita 1981).

Bach-y-Rita und andere Autoren berichten von verschiedenen Fällen, in denen eine Funktionswiederherstellung noch bis zu 7 Jahren nach einem Schlaganfall zu verzeichnen war.

Viele Patienten mit einer vergleichsweise leichten Hemiplegie leiden auch unter Wahrnehmungsstörungen, die bei klinischen Routineuntersuchungen oft nicht erkannt werden. So schreibt Sagan (1977): „So können z. B. Läsionen in der rechten Hemisphäre des Cortex das Denken und Handeln beeinträchtigen, allerdings im non-verbalen Bereich, der für Patient und Arzt per definitionem schwierig zu beschreiben ist".

Brodal (1973) berichtet über seine eigene Erfahrung nach einer akuten linksseitigen Parese:

... der Patient macht die Erfahrung, daß selbst die Zerstörung eines kleinen Teils des Gehirns Veränderungen bei einer Reihe von Funktionen hervorrufen kann, die nur schwer objektiv zu untersuchen sind. Er selbst spürt diese Veränderungen jedoch sehr stark. Man könnte sie als allgemeine Störungen der Hirnfunktionen bezeichnen: Rückgang der Konzentrationsfähigkeit, Schwächung des Kurzzeitgedächtnisses, verstärkte Müdigkeit, Verringerung der Initiative, Inkontinenz der emotionalen Ausdrucksformen sowie andere Phänomene.

Es ist erstaunlich, wie lange es dauert, bis diese Symptome sichtbar zurückgehen. Selbst wenn der Patient nach zehn Monaten abgesehen von einer leichten verbliebenen Parese scheinbar wiederhergestellt ist, ist er sich schmerzhaft der Tatsache bewußt, daß das in Wirklichkeit nicht zutrifft.

Selbst wenn es nicht möglich ist, alle Schwierigkeiten des Patienten zu beseitigen, muß dafür Sorge getragen werden, daß er seine Selbstachtung behält. Die Probleme sind durch seine Läsion bedingt, und dem Patienten sollten auf keinen Fall Vorwürfe gemacht werden, wenn es ihm nicht gelingt, das gewünschte Rehabilitationsziel zu erreichen. Da zur Anpassung an Situationen des täglichen Lebens ständig Problemlösungs- und Entscheidungsprozesse notwendig sind, bereiten Modelle zur Verhaltensmodifikation den Hemiplegiepatienten nicht auf das Leben außerhalb des Rehabilitationszentrums vor. Solche Modelle haben nur die Einübung von Gewohnheiten zur Folge, die der Patient dann nicht mehr abändern oder in anderen Situationen anwenden kann.

Die in diesem Kapitel beschriebenen Lernprinzipien sind für das gesamte Buch gültig. In den folgenden Kapiteln wird beschrieben, wie der Therapeut die sensorisch/motorischen Fähigkeiten des Patienten verbessert und ihm dadurch ermöglicht, den Anforderungen des täglichen Lebens besser gewachsen zu sein und seine Freizeit besser genießen zu können.

2 Normale Bewegungsabläufe und Gleichgewichtsreaktionen

Die Behandlung von Hemiplegiepatienten vollzieht sich als Prozeß des Lehrens und Lernens. Der Therapeut lehrt, der Patient lernt. Dabei muß der Therapeut sein Fach sehr gut beherrschen. Er muß also, wenn es darum geht, daß der Patient Bewegungen und Reaktionen wiedererlernen soll, genau wissen, welches Ziel angestrebt wird, d.h. welche Bewegungsabläufe und Reaktionen normal sind. Es gibt allgemeine Bewegungsmuster, die bei allen Menschen gleich sind, auch wenn sie vom einzelnen leicht abgewandelt werden. Diese Muster entwickeln sich schon in der frühesten Kindheit und werden beim Erwachsenen zu Automatismen - sie laufen ab, ohne daß man sich ihrer bewußt wird. Wie wir morgens aus dem Bett steigen, wie wir stehen, gehen, sitzen, eine Tasse Kaffee trinken, ja sogar wie wir sprechen - all dies vollzieht sich nach einem allgemeinen Bewegungsmuster. Jede dieser Tätigkeiten wurde erlernt, und es fällt sofort auf, wenn jemand sie anders verrichtet, als wir gewohnt sind. Automatisches Bewegen bedeutet, daß wir nicht bewußt darüber nachdenken, wie wir uns zu bewegen haben - es geschieht ganz spontan. Beim Schreiben zum Beispiel überlegen wir nicht, wie jeder einzelne Buchstabe aussehen muß, sondern wir konzentrieren uns auf den Inhalt. Genauso ist es, wenn wir mit

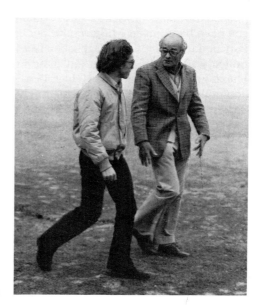

Abb. 2.1. Unterhaltung beim Gehen

jemandem sprechen. Wenn wir gehen, müssen wir nicht ganz bewußt einen Fuß vor den anderen setzen, sondern haben durchaus Muße, unsere Umgebung zu betrachten, uns auf ein Ziel zu konzentrieren oder uns sogar dabei zu unterhalten (Abb. 2.1).

Nehmen wir nun das Gehen als Beispiel, sehen wir, daß dies bei allen Menschen ähnlich abläuft: Erst wird ein Fuß nach vorn bewegt, dann der andere; dabei schwingen die Arme, und der Körper ist aufrecht. Da es bei diesem Vorgang jedoch kleine, persönliche Unterschiede gibt, können wir einen Menschen schon von weitem an seinem Gang erkennen; manchmal reicht es schon, seine Schritte zu hören. Diese persönlichen Unterschiede treten bei jeder Bewegung auf und hängen im allgemeinen von den folgenden Faktoren ab:

Vom Körperbau: Ob ein Mensch klein oder groß, dick oder dünn, lang- oder kurzbeinig ist;
von Bewegungsmustern, die seit frühester Kindheit durch Nachahmung von Gewohnheiten und Eigenarten der Mitmenschen erworben wurden;
von der eigenen Persönlichkeit mit ihrem Übermaß oder ihrem Mangel an Hemmungen und von der Situation, in der wir uns gerade befinden;
von Schmerzen oder Steifigkeit, die dazu führen, daß wir uns anders bewegen als sonst. Schon ein Hühnerauge am kleinen Zeh kann den Gang eines Menschen genauso stark verändern wie ein steifer Nacken oder eine steife Schulter;
vom intensiven Training einer bestimmten Sportart, einer Tanzform oder der Ausübung eines bestimmten Berufes.

Trotz dieser Unterschiede sind sich die Bewegungsmuster der Menschen so ähnlich, daß es möglich ist, eine Diagnose zu stellen, wenn jemand von diesen Bewegungsmustern erheblich abweicht. Bei Erwachsenen ist das Repertoire an Bewegungsmöglichkeiten ungeheuer groß, doch wurden hier nur einige wenige Beispiele aus dem täglichen Leben berücksichtigt, die bei der Behandlung von Hemiplegiepatienten besonders wichtig sind. Gesunde Menschen vollziehen diese Bewegungen nach bestimmten Mustern und mit einem Minimum an Aufwand. Ist nun ein Patient dazu nicht in der Lage, dann ist es die Aufgabe des Therapeuten, herauszufinden warum. Die Antwort auf diese Frage bestimmt dann später die Therapie. Durch sie wird der Patient befähigt, Bewegungen wieder normal und kräftesparend auszuführen. Dazu muß sorgfältig analysiert werden, welche Bewegungskomponente den Patienten daran hindert, die gewünschte Tätigkeit zu verrichten. Erst durch eine derartige Analyse wird eine angemessene, auf den Einzelfall zugeschnittene Behandlung ermöglicht.

2.1 Analyse einiger alltäglicher Bewegungen

Eine solche Analyse geht nicht sehr ins Detail. In jedem Einzelfall muß zunächst einmal festgestellt werden, aufgrund welcher Beobachtungen wir den Bewegungsablauf eines Menschen als normal ansehen. Der Therapeut beobachtet also, wie bestimmte Tätigkeiten im allgemeinen verrichtet werden und leitet dann den Patienten dementsprechend an, um ihm ein Wiedererlernen der Bewegung durch Erfühlen zu ermöglichen.

2.1.1 Rollen von der Rücken- in die Bauchlage (Abb. 2.2)

Der Kopf wird von der Unterlage gehoben und das Gesicht dann in die Richtung gewendet, in die wir rollen wollen. Der Kopf schlägt dabei nicht auf den Boden; er wird von der Flektionshaltung in die entsprechende Extensionshaltung gebracht, so daß zunächst der Hinterkopf und dann das Gesicht geschützt sind. Wenn die Bewegung abgeschlossen ist, wird der Kopf wieder sanft auf die Unterlage aufgelegt.

Die Arme werden so gehalten, daß sie die Bewegung nicht behindern. Dabei gibt es verschiedene Möglichkeiten: Entweder werden sie über den Kopf gestreckt oder vor den Körper gehalten; nie aber behindern sie die Bewegung noch werden sie unter dem Körper eingeklemmt. Manchmal schwingen die Arme, um die Bewegung zu unterstützen. Beim normalen Rollvorgang benutzen wir die Hände nicht, um den Körper herüberzuziehen oder uns hinter oder vor dem Körper abzustützen, um damit die Bewegung zu erleichtern oder ein Fallen nach vorn oder nach hinten zu verhindern.

Durch die Drehung des Rumpfes wird der Bewegungsablauf fließend und harmonisch. Der Körper bewegt sich beim Vorwärtsrollen nicht ruckartig auf einmal nach vorn noch fällt er beim Rollen von der Seiten- in die Rückenlage nach hinten.

Wir bewegen die Beine, als ob wir einen Schritt machen wollten, wobei die Länge des Schrittes von Fall zu Fall verschieden sein kann. Das obere Bein wird dabei vorgeschoben, das untere nach außen rotiert, bis es flach auf der Unterlage aufliegt. Nur selten stoßen wir uns mit einem Fuß von hinten ab oder versuchen, uns mit dem unteren Bein nach vorn zu ziehen. Bevor die Bauchlage erreicht ist, sind während der gesamten Rollbewegung die Beine gestreckt, da eine Flektion der Hüften den Bewegungsablauf behindern würde.

Die Rollbewegung vollzieht sich mühelos, rhythmisch und fließend. Sie kann sogar mit geschlossenen Augen entlang einer relativ geraden Linie ausgeführt werden.

2.1.2 Vorlehnen im Sitzen zum Berühren der Füße (Abb. 2.3)

Beim Sitzen ruhen die Füße auf dem Boden, ohne aktiven Druck auszuüben. Wenn wir uns vorbeugen, um unsere Zehen zu berühren oder etwas aufzuheben, nehmen die Füße an dieser Bewegung nicht teil, weder durch Erhöhung des auf den Boden

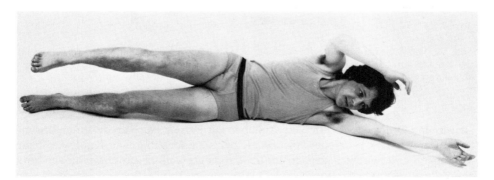

Abb. 2.2. Rollen von der Rücken- in die Bauchlage

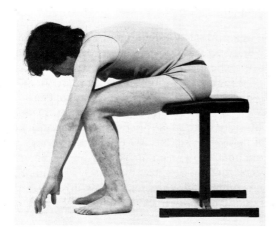

Abb. 2.3. Im Sitzen vorbeugen; die Füße ruhen flach und inaktiv auf dem Boden

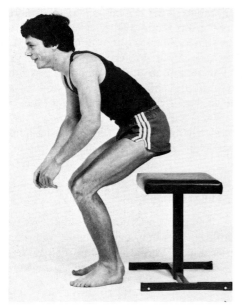

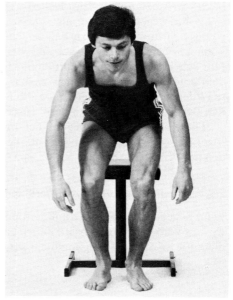

Abb. 2.4. Vom Sitzen aufstehen, Seitenansicht. Der Kopf ist vorn; er wird bis über die Füße hinaus vorgeschoben

Abb. 2.5. Vom Sitzen aufstehen, Vorderansicht. Beide Beine werden gleichmäßig belastet; die Körperhaltung ist vollkommen symmetrisch

ausgeübten Drucks noch durch ein Abheben der Fersen. Auch an der Rückführung des Rumpfes in die aufrechte Position bleiben sie unbeteiligt. Der Kopf wird beim Vorbeugen und bei der Rückkehr in die Ausgangsposition automatisch nach vorn geführt und nicht starr extendiert. Wir können den Kopf jedoch in verschiedenen Positionen halten, ohne die Bewegung zu behindern.

2.1.3 Vom Sitzen aufstehen

Beim Aufstehen aus sitzender Position ruhen beide Füße flach auf dem Boden, entweder in Parallel- oder Schrittstellung. Die Füße werden mindestens so weit zum Stuhl hingezogen, bis sich die Zehen unter den Knien befinden. Wir lehnen uns durch Beugung der Hüften so weit vor, daß der Kopf ungefähr auf einer Linie mit den Zehen ist. Beim Aufstehen werden Rücken und Hals relativ gerade gehalten, die Arme schwingen entweder nach vorn oder unterstützen die Bewegung durch leichtes Abdrücken vom Stuhl (Abb. 2.4). Ist die Sitzfläche sehr niedrig oder stehen wir sehr langsam auf, dann strecken wir die Arme aktiv nach vorne. Als Ergebnis der zunehmenden Dorsalflektion am Knöchel schieben sich die Knie nach vorne über die Füße. In Relation zur Mittellinie bleibt der Winkel der Oberschenkel gleich (Abb. 2.5)

2.1.4 Aufstehen vom Boden (Abb. 2.6)

Es gibt verschiedene Möglichkeiten, vom Boden aufzustehen, z. B. über den Einbeinkniestand. Aus dieser Stellung wird ein Fuß vorgestellt, das Knie schiebt sich dabei über die Zehen. Das Gewicht wird so weit vorverlagert, bis der Kopf sich in einer Linie mit dem vorgestellten Fuß befindet und der Rücken gerade ist. Dann stehen wir auf und bewegen die Arme dabei leicht nach vorn.

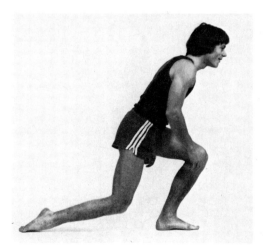

Abb. 2.6. Aufstehen über den Einbeinkniestand. Durch die starke Dorsalflektion des vorderen Fußes kann das Knie nach vorn bewegt werden

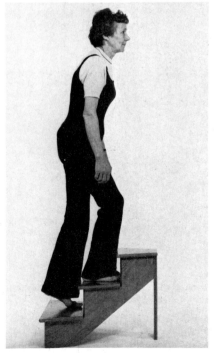

Abb. 2.7. Treppen hinaufsteigen

2.1.5 Treppensteigen (Abb. 2.7)

Wenn wir eine Treppe hinaufsteigen, setzen wir einen Fuß flach auf die nächsthöhere Stufe und bewegen das Knie nach vorn über die Zehen. Das Gewicht wird bei geradem Rücken vorverlagert, bis sich der Kopf in einer Linie mit dem vorgestellten Fuß befindet. Dann wird der andere Fuß auf die nächste Stufe gestellt. Das Knie des Standbeins wird nie vollständig gestreckt, es bleibt leicht gebeugt, während der andere Fuß auf die darüberliegende Stufe gestellt wird (Abb. 2.8). Sind die Stufen eben und regelmäßig, schauen wir nicht hinunter, sondern nach vorn oder auf die nächsten Stufen.

Steigen wir eine Treppe hinab, schieben wir einen Fuß vor und bewegen ihn nach unten. Kurz bevor er die untere Stufe erreicht, wird das Gewicht vorverlagert, indem die Ferse des hinteren Beins, also des Standbeins, angehoben wird (Abb. 2.9). Die Ferse muß von der oberen Stufe abgehoben werden, um eine ausreichende Dorsalflektion am Knöchel zur Vorverlagerung des Gewichtes zu ermöglichen. Sobald wir das Gewicht auf das untere Bein verlagern und den Fuß flach auf die Stufe aufgesetzt haben, wird das andere Bein mit Schwung nach vorn bewegt, und der Vorgang beginnt von neuem.

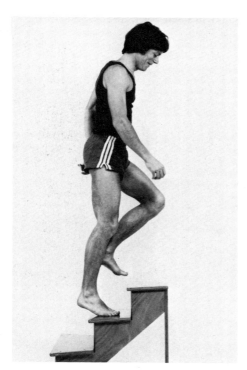
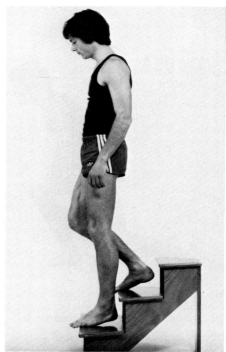

Abb. 2.8. Beim Treppensteigen sind die Beine wie beim Fahrradfahren ständig in Bewegung, die Knie werden nie vollständig gestreckt

Abb. 2.9. Treppen heruntersteigen. Das Gewicht wird immer wieder nach vorn auf das vordere Bein verlagert

2.1.6 Gehen

Den Vorgang des Gehens haben schon viele Autoren eingehend analysiert. Um sich ein allgemeines Bild von diesem Vorgang zu machen, reicht es jedoch aus, sich die folgenden Aspekte vor Augen zu führen. Die Gehbewegung läuft rhythmisch und scheinbar mühelos ab. Wir können ohne weiteres eine Stunde lang gehen, ohne außer Atem zu geraten oder uns erschöpft zu fühlen. Das Gehen erfordert keine besondere Kopfhaltung, so daß wir dabei umherschauen und sogar jemandem zuwinken können (Abb. 2.10). Aufgrund der Drehung zwischen Schulter- und Beckengürtel und der Vorverlagerung des Gewichts schwingen die Arme im Wechsel nach vorn und nach hinten. Wird der rechte Fuß vorgestellt, schwingt der linke Arm nach vorn und umgekehrt. Die Schwingbewegung der Arme hängt von der Gehgeschwindigkeit ab und verändert sich entsprechend. Die Arme werden nicht bewußt bewegt. Länge und Geschwindigkeit der Schritte sind regelmäßig, und beim Aufsetzen der Füße entsteht immer das gleiche Geräusch. Jeder Mensch geht nach einem individuellen Rhythmus. Wichtig ist, daß vorn zuerst die Ferse aufgesetzt wird und hinten der große Zeh bis zuletzt auf dem Boden bleibt (Abb. 2.11). Eine kurze Zeit lang haben beide Bodenkontakt. Um einen Schritt zu machen, wird das Bein nicht aktiv aus der Hüfte heraus angehoben, sondern es schwingt nach vorn, wenn wir

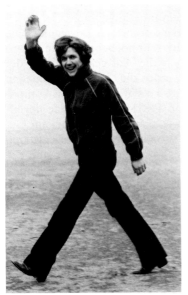
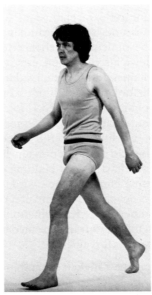
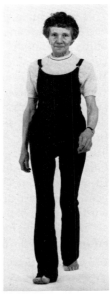

2.10 2.11 2.12

Abb. 2.10. Kopf und Arme können selbst bei schnellem Gehen frei bewegt werden

Abb. 2.11. Normales, ökonomisches Gehen

Abb. 2.12. Beide Füße werden im gleichen Winkel zur Mittellinie aufgesetzt. Der Winkel wird durch die Hüftrotation beim Vorwärtsschwung des Beins bestimmt

uns mit dem Fuß des Standbeins abdrücken. Das Gewicht wird nach vorn verlagert, bevor die Ferse vorn auf dem Boden aufsetzt, als ob wir das Gleichgewicht verlören und nur durch das rechtzeitige Aufsetzen des Fußes vor dem Fallen bewahrt würden. Die Stellung des aufgesetzten Fußes ist individuell verschieden. Wichtig ist jedoch, daß normalerweise der Winkel zur Mittellinie bei beiden Füßen gleich ist (Abb. 2.12).

2.2 Gleichgewicht, Stell- und Equilibriumreaktionen

Wir müssen bei jeder Bewegung, die wir ausführen, auf die Schwerkraft reagieren, und der Körper muß sich entsprechend anpassen, um das Gleichgewicht zu erhalten. K. Bobath (1980) beschreibt diese Fähigkeit als „normalen Haltungsreflexmechanismus". Sie wird bedingt durch:

den normalen Muskeltonus, der stark genug sein muß, um den Körper zu stützen und gegen die Schwerkraft zu bewegen, aber nicht so stark sein darf, daß er die Bewegung behindert;
die reziproke Innervation oder die reziproke Hemmung, die es uns ermöglicht, bestimmte Körperteile zu stabilisieren und gleichzeitig andere selektiv zu bewegen;
allen Menschen gemeinsame Bewegungsmuster.

Der normale Haltungsreflexmechanismus setzt ein funktionsfähiges Gehirn eines Erwachsenen voraus und ist die Grundlage jeder komplexen Bewegung. Die aufrechte Haltung, insbesondere das Stehen, erfordern sehr hochentwickelte Balancereaktionen. Gleichgewichtsreaktionen ermöglichen die Aufrechterhaltung der Balance beim Sitzen, Stehen und Gehen. Dadurch werden die oberen Gliedmaßen von ihrer früheren Stützfunktion befreit und können so als Werkzeuge für komplizierte Manipulationen eingesetzt werden (Fiorentino 1981). Die zugrunde liegenden Reaktionen sind automatisiert, wir können sie jedoch bei funktionellem Gebrauch steuern oder modifizieren. Sie reichen von kleinsten, unsichtbaren Tonusveränderungen bis hin zu ausgeprägten Bewegungen des Rumpfes und der Gliedmaßen. Bedenken wir, daß jede Haltung das Innehalten in einer Bewegung ist, daß also eine Haltung eingenommen wird, indem ein Bewegungsablauf in irgendeiner Phase unterbrochen und die entsprechende Position beibehalten wird, so wird deutlich, daß es unbegrenzte Kombinationen und Möglichkeiten gibt.

Im täglichen Leben müssen wir in verschiedenen Situationen, die Gleichgewicht erfordern, auf die Schwerkraft reagieren.

1. Wir bewegen uns, um eine Tätigkeit auszuführen, während die Unterlage fest und eben ist. Das ist zum Beispiel der Fall, wenn wir auf einem Stuhl sitzen und nach einem Gegenstand greifen oder wenn wir im Stehen einen Schuh anziehen oder zur Seite treten, um einem Gegenstand oder einer Person auszuweichen. Mögen diese Bewegungen auch noch so geringfügig sein, Tonus und Position vieler anderer Körperteile werden sich immer anpassen. Die Notwendigkeit dieser Anpassung wird besonders deutlich, wenn wir mit Patienten arbeiten, die eine vollständige Rückenmarkläsion oberhalb von C5 haben. Der Therapeut kann dabei

helfen, eine Position zu finden, in der das Sitzen ohne Unterstützung möglich ist; der Patient braucht sich aber nur umzudrehen, um etwas anzuschauen, und schon knickt der Körper ein, da die notwendige Anpassung nicht möglich ist.
2. Die Unterlage bewegt sich, und wir reagieren, um das Gleichgewicht zu halten. Das geschieht zum Beispiel, wenn wir in einem fahrenden Auto sitzen oder in einem überfüllten Zug stehen.
3. Wir bewegen uns auf einer festen, aber unebenen Unterlage. Hierbei reagiert der Körper entsprechend, so zum Beispiel bei einem Spaziergang auf einer Wiese mit hohem Gras, beim Treppensteigen oder beim Gehen auf einem gewundenen Pfad.

Den folgenden Beispielen für Balance- und Gleichgewichtsreaktionen sollte besondere Aufmerksamkeit gewidmet werden, da das Wiedererlernen dieser Reaktionen ein wesentlicher Bestandteil der Behandlung von Hemiplegiepatienten ist.

2.2.1 Liegen auf einer sich seitlich neigenden Unterstützungsfläche

Obwohl es im Liegen kaum jemals erforderlich ist, das Gleichgewicht zu halten, werden interessanterweise die im Säuglingsalter im Liegen entwickelten Reaktionsmuster später auch im Sitzen und im Stehen angewendet (Abb. 2.13).

Der Kopf wird seitlich zur höher gelegenen Seite der Unterlage, d.h. gegen die Schwere, gebeugt.

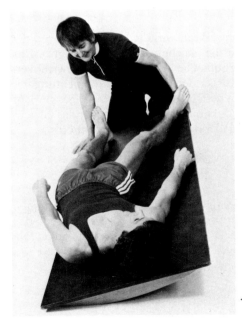

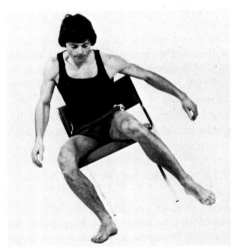

Abb. 2.14. Gleichgewichtsreaktionen im Sitzen auf einer sich seitlich neigenden Fläche

◁ **Abb. 2.13.** Gleichgewichtsreaktionen im Liegen auf einer sich seitlich neigenden Fläche

Fast gleichzeitig wird auch der Rumpf seitlich flektiert und nimmt eine konkave Form zur erhöhten Seite der Unterlage hin ein.

Die der höheren Seite zugewandten Extremitäten werden abduziert und gestreckt.

Der Rumpf wird gedreht, wobei der der unteren Seite zugewandte Arm über den Körper hinweg geführt wird.

Auch das untere Bein wird nach vorn bewegt, bis wir uns schließlich vollständig in die Bauchlage gedreht haben.

2.2.2 Sitzen auf einer sich seitlich neigenden Unterstützungsfläche (Abb. 2.14)

Die Bewegungssequenz ist die gleiche wie beim Liegen. Wenn der Stuhl nach rechts geneigt ist, geschieht folgendes:

Der Kopf wird nach links geneigt, die Augen bleiben in der Waagerechten, und wir schauen nach vorn.

Die rechte Rumpfseite wird gedehnt, während das Gewicht auf die rechte Gesäßhälfte verlagert wird.

Die Arme sind von der Körperachse weggestreckt.

Das untere Bein wird aus der Hüfte nach außen bewegt.

Das obere Bein wird leicht gestreckt abduziert und vom Boden abgehoben.

Wenn der Stuhl noch weiter geneigt wird, werden der rechte Arm und die rechte Schulter mit einer Drehung des Rumpfes vor dem Körper vorbei bewegt oder das rechte Bein mit einem schnellen Schritt abduziert, um das Gleichgewicht zu halten.

2.2.3 Im Sitzen von einer anderen Person seitlich bewegt werden

Die Unterlage bleibt zwar stationär, die Schwerkraft wirkt jedoch anders, weil der Körper sich bewegt. Die Reaktionsfolge ist die gleiche wie oben (Abb. 2.15). Das untere Bein wird aus der Hüfte heraus nach außen bewegt, so daß das Gewicht verlagert werden kann. Damit paßt sich der Körper der veränderten Ausrichtung des Rumpfes an. Das freie obere Bein ist leicht gestreckt und stellt ein Gegengewicht dar, indem es sich mehr und mehr in die Abduktion bewegt. Kurz bevor das Gleichgewicht verloren wird, vollzieht der Fuß eine Dorsalflektion mit Pronation.

2.2.4 Sitzen mit angewinkelten Beinen

Kopf, Rumpf und Arme reagieren nach dem gleichen Schema. Die Bewegungen sind jedoch extrem stark ausgeprägt und erfordern eine größere Aktivität, da das Bein nicht mehr als Gegengewicht gestreckt und abduziert werden kann. Die Rumpfrotation findet früher statt (Abb. 2.16).

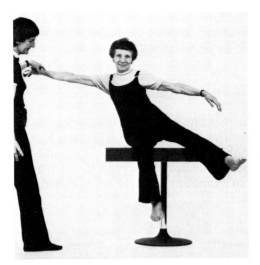
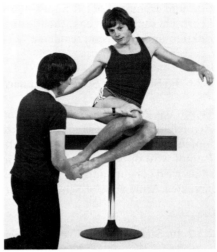

Abb. 2.15. Gleichgewichtsreaktionen im Sitzen auf einer stationären Unterlage

Abb. 2.16. Verstärkte Kopf- und Rumpfreaktionen, wenn die Beine sich nicht an der Bewegung beteiligen

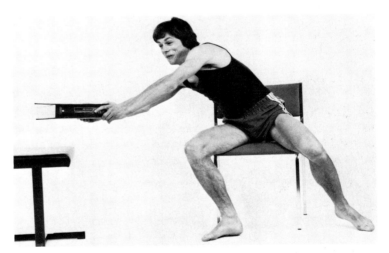

Abb. 2.17. An die Ausführung bestimmter Funktionen angeglichene Gleichgewichtsreaktionen

2.2.5 Im Sitzen nach einem Objekt greifen

Wollen wir ein Buch aufheben, dann müssen wir die gleichen Bewegungen vollziehen, allerdings in leicht modifizierter Form (Abb. 2.17). Die Kopfhaltereaktion wird gehemmt, damit wir uns seitwärts drehen und auf das Buch schauen können. Flektion und Dehnung der Rumpfseiten wie auch die Rumpfrotation verlaufen umgekehrt. Da die Hände das Buch festhalten müssen, können die Arme nicht mit Abduktion und Extension reagieren.

2.2.6 Im Stehen den Schwerpunkt nach hinten verlagern (Abb. 2.18)

Durch das Zusammenspiel kleiner intrinsischer Muskeln des Fußes werden die ersten leichten Haltungsänderungen kompensiert. Wird das Gewicht erheblich nach hinten verlagert, findet eine Dorsalflektion der Füße und Zehen statt, und der Rumpf wird durch eine leichte Flektion der Hüften nach vorn geneigt. Die Wirbelsäule wird gebeugt und der Kopf nach vorn geschoben; dabei bewegen sich die gestreckten Arme aus der Schulter nach vorn.

2.2.7 Im Stehen den Schwerpunkt nach vorn verlagern (Abb. 2.19)

Die Zehen werden gebeugt und die Füße fest gegen den Boden gestemmt, bis das Gewicht so weit nach vorn verlagert worden ist, daß die Fersen vom Boden abgehoben werden. Dem folgt eine rasche Extension der Hüften und der Wirbelsäule, die Arme werden nach hinten gestreckt. Auch der Kopf wird stark extendiert. Norma-

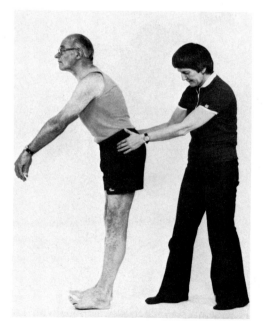

Abb. 2.18. Im Stehen nach hinten gezogen den Schwerpunkt nach hinten verlagern

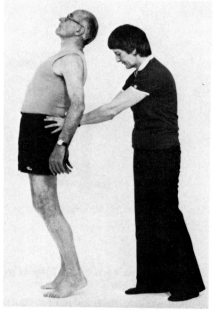

Abb. 2.19. Im Stehen nach vorn geschoben den Schwerpunkt nach vorn verlagern

lerweise werden nur die ersten der in den Abschnitten 2.2.6 und 2.2.7 beschriebenen Bewegungen vollzogen, da es einfacher ist, das Gleichgewicht mit einem schnellen Schritt nach vorn oder nach hinten zu halten. Die ganze Sequenz läuft nur dann ab, wenn dieser Schritt aus bestimmten Gründen nicht möglich ist, zum Beispiel wenn wir im Winter in voller Bekleidung am Rande eines Schwimmbeckens stehen würden oder plötzlich am Kantstein stehenbleiben müssen, um nicht von einem Auto überfahren zu werden.

2.2.8 Im Stehen den Schwerpunkt zur Seite verlagern (Abb. 2.20)

Hier sind die Reaktionen ähnlich wie beim Liegen in der Rückenlage und auf einer sich neigenden Fläche. Die gesamte Seite über dem Standbein wird gedehnt, wobei der Trochanter seitlich den äußersten Punkt bildet. Während das Gewicht seitlich verlagert wird, rollt der Fuß des Standbeines nach außen, bis nur noch sein lateraler Rand Bodenkontakt hat. Die Zehen werden stark gebeugt. Der Kopf wird vertikal entsprechend seiner normalen Stellung zum Schultergürtel ausgerichtet. Die andere Seite wird verkürzt und das Bein abduziert. Auch die gestreckten Arme werden in die Abduktion geführt.

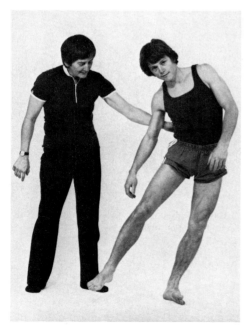

Abb. 2.20. Im Stehen zur Seite gedrückt den Schwerpunkt zur Seite verlagern, bis nur noch der laterale Rand des Fußes Bodenkontakt hat. Der Kopf ist über die Vertikale hinaus ausgerichtet

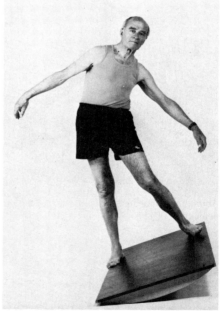

Abb. 2.21. Balancieren auf einer sich seitlich neigenden Fläche

2.2.9 Stehen auf dem Schaukelbrett

Im Stehen auf schaukelnder Fläche reagieren wir genauso wie in Rückenlage auf einer sich neigenden Fläche (Abb. 2.21). Der Trochanter bewegt sich lateral zur unteren Seite des Brettes hin. Der Rumpf wird auf dieser Seite gedehnt und der Kopf vertikal ausgerichtet. Die Füße bleiben in Kontakt mit dem Brett, während das Knie auf der höher gelegenen Seite leicht gebeugt wird. Die gestreckten Arme werden abduziert. Wenn sich das Brett nach vorn neigt, schiebt sich das Becken weit bis über das vordere gestreckte Bein vor. Hüften, Rumpf und Kopf sind stark gestreckt. Die Arme werden in die Extension bewegt (Abb. 2.22). Kippt das Brett nach hinten, werden die Hüften gebeugt und der Rumpf nach vorn geschoben. Auch die gestreckten Arme bewegen sich im Schultergelenk nach vorn (Abb. 2.23).

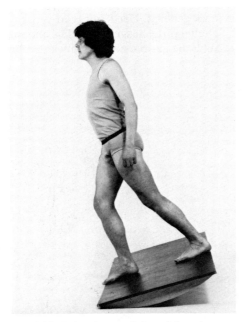 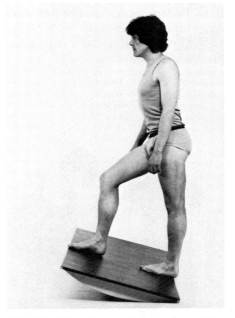

Abb. 2.22. Balancieren auf einer sich nach vorn neigenden Fläche

Abb. 2.23. Balancieren auf einer sich nach hinten neigenden Fläche

2.2.10 Ausgleichsschritte

Wollen wir das Gleichgewicht halten oder wiedererlangen, reagieren wir im Normalfall rasch und mühelos mit einem schnellen Schritt in die erforderliche Richtung: nach vorn, nach hinten oder zur Seite. Reicht dies nicht aus, werden weitere Schritte ausgeführt. Beim Schritt nach vorn werden die Arme vorgestreckt, als woll-

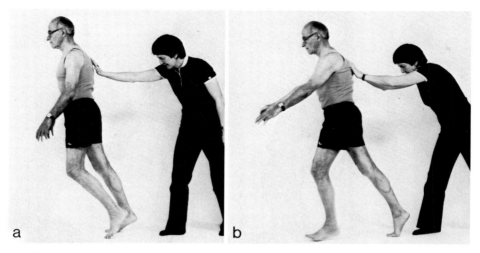

Abb. 2.24a, b. Schritte zur Wiedererlangung des Gleichgewichts. **a** Kurz vor dem Fallen nach vorn, **b** Ausgleichsschritte nach vorn

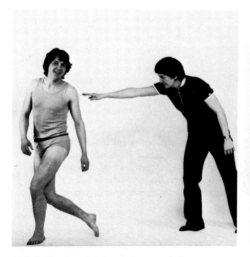

Abb. 2.25. Ausgleichsschritte zur Seite

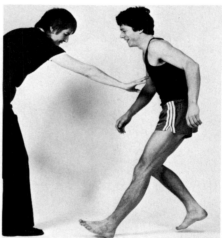

Abb. 2.26. Ausgleichsschritte nach hinten

ten wir unser Gesicht schützen, falls wir doch noch stürzen sollten (Abb. 2.24). Bei einem Schritt zur Seite wird ein Fuß vor oder hinter dem anderen vorbei geführt (Abb. 2.25). Wird das Gleichgewicht durch schnelle Schritte nach hinten wiedererlangt, bewegt sich der Rumpf mit dem Kopf aus der Hüfte heraus nach vorn (Abb. 2.26).

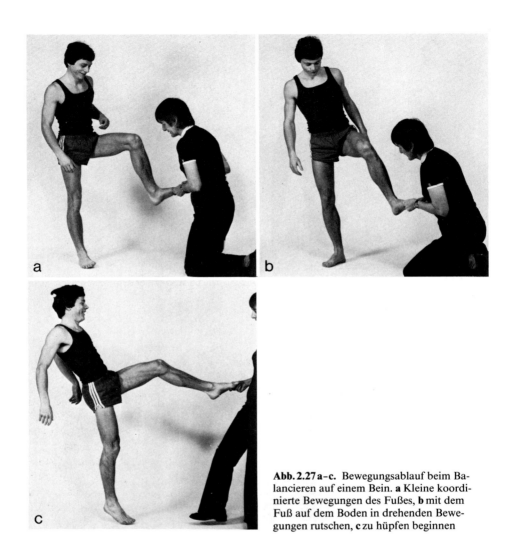

Abb. 2.27 a–c. Bewegungsablauf beim Balancieren auf einem Bein. **a** Kleine koordinierte Bewegungen des Fußes, **b** mit dem Fuß auf dem Boden in drehenden Bewegungen rutschen, **c** zu hüpfen beginnen

2.2.11 Gleichgewicht auf einem Bein

Wenn wir auf einem Bein stehen, paßt sich der Fuß durch geschmeidige Koordinationsbewegungen an die sich verändernden Gewichtsverlagerungen an (Abb. 2.27a). Wird das Gewicht weiter in eine Richtung verlagert, wippen wir in schneller Folge auf dem Fuß hin und her, wobei abwechselnd die Ferse und der Ballen das Körpergewicht tragen (Abb. 2.27b). Bei noch stärkerer Gewichtsverlagerung, deren Ablauf zu schnell ist, um noch eine Wippbewegung zu ermöglichen, hüpfen wir, um das Gleichgewicht wiederzuerlangen (Abb. 2.27c).

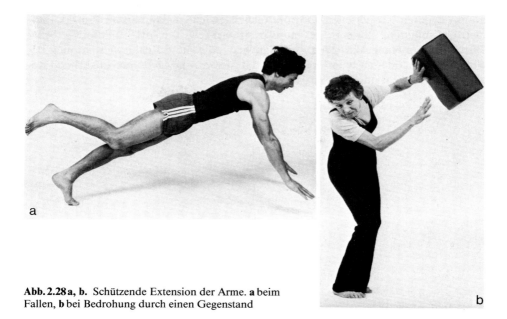

Abb. 2.28 a, b. Schützende Extension der Arme. **a** beim Fallen, **b** bei Bedrohung durch einen Gegenstand

2.2.12 Schützende Extension der Arme

Wenn alle Reaktionen zur Erhaltung des Gleichgewichtes fehlgeschlagen sind und wir hinfallen, werden die Arme zum Schutz ausgestreckt, um zu verhindern, daß Kopf oder Gesicht auf den Boden oder gegen einen festen Gegenstand schlagen (Abb. 2.28 a). In welche Richtung wir auch stürzen, immer setzt diese Schutzreaktion ein. Sie führt häufig dazu, daß insbesondere ältere Menschen sich oft distale Radiusfrakturen zuziehen. Die gleiche Schutzreaktion wird ausgelöst, wenn sich jemandem ein Gegenstand mit hoher Geschwindigkeit nähert, zum Beispiel wenn etwas nach ihm geworfen wird oder auf ihn fällt oder wenn eine Tür plötzlich direkt vor ihm zuschlägt (Abb. 2.28 b).

2.3 Überlegungen

Intakte Gleichgewichts- und Ausgleichsreaktionen sorgen dafür, daß der Mensch im Alltag nicht ständig Angst vor dem Hinfallen haben muß. Ungehinderte Stellreaktionen des Kopfes sind von grundlegender Bedeutung für die Erhaltung des Gleichgewichtes. So hebt Wyke (1983) die Schlüsselfunktion der Rezeptoren in den apophysealen Halswirbelgelenken bei der Aufrechterhaltung des Gleichgewichtes beim Erwachsenen hervor. Er berichtet, daß für Patienten mit Stützkragen zur Behandlung von Schäden der Halswirbelsäule ein erhöhtes Sturzrisiko besteht. Jede Tätigkeit des täglichen Lebens setzt angemessene Gleichgewichts- und Balancereaktionen voraus. Selbst das einfache Anheben eines Armes erfordert eine Adaptation in anderen Körperteilen. Obwohl Gleichgewichtsreaktionen im Prinzip automatisch ablaufen, können sie modifiziert werden, um die funktionsgerechte Durchführung einer Aktivität zu ermöglichen. Alle diese Reaktionen können bewußt gehemmt oder gesteuert werden, so daß sie beim Erwachsenen tatsächlich Reaktionen und nicht nur Reflexe darstellen.

3 Abnormale Bewegungsmuster der Hemiplegie

Alle in Kapitel 2 beschriebenen Gleichgewichtsreaktionen und fließend-harmonischen Bewegungsabläufe setzen einen normalen Haltetonus voraus. Die für komplexe Tätigkeiten erforderlichen koordinierten Bewegungen und Haltungsänderungen hängen von der Fähigkeit ab, jene Körperteile selektiv zu bewegen, die zur Erfüllung einer Aufgabe benötigt werden, und gleichzeitig die Aktivität der anderen Teile zu hemmen. Die Inhibition von Hyperaktivität ist eine der wichtigsten Aufgaben des Zentralnervensystems; diese Tatsache erklärt auch das zahlenmäßige Verhältnis zwischen inhibitorischen und exzitatorischen Bahnen im Hirnstamm und im Rückenmark. Jede erlernte Tätigkeit ist sozusagen von einer „Inhibitionswand" umgeben (Kottke 1978). Beim Erwerben einer neuen Fähigkeit nimmt mit steigender Geschicklichkeit die Inhibition von Hyperaktivität zu.

Am Beispiel des Fahrschülers, der das Autofahren mit der Zeit immer besser beherrschen lernt, läßt sich dieser Prozeß der zunehmenden Inhibition exzessiver Aktivität gut verdeutlichen. Anfangs klammert er sich noch am Lenkrad fest, und das Schalten erfordert größte Mühe und Konzentration. Die Bewegungen der Füße sind bei der Bedienung von Gaspedal, Kupplung und Bremse abrupt und heftig, so daß sich der Wagen unkontrolliert und ruckartig bewegt. Nach Ausbildung der Inhibition ist der Fahrer dann in der Lage, nur genau so viel Kraft aufzuwenden, daß Schaltvorgang und Beschleunigung flüssig und kontinuierlich ablaufen, und er hält das Lenkrad nicht mehr so fest.

3.1 Persistenz primitiver Massensynergien

Die Selektivität normaler Muskelaktivität ist eine Funktion cortikaler motorischer Kontrolle, die von propriozeptivem Feedback gesteuert wird (Perry 1969). Kinder werden mit einem hohen Grad von Anarchie oder Hyperaktivität in ihrer motorischen Kontrolle geboren. Mit zunehmendem Alter verschwindet die Hyperaktivität, beim Erwachsenen ist sie nicht mehr vorhanden (Basmajian 1981). Reflexmuster bilden die Grundlage jeder Bewegung. Durch die ständige Wiederholung dieser Reflexmuster in der frühen Kindheit lernt das Kind, sich zu bewegen. Bewegungen können jedoch erst dann wirksam ausgeführt werden, wenn das Kind gelernt hat, in den Reflexmustern die unerwünschten Bewegungskomponenten zu hemmen, während die gewünschten Komponenten erregt werden (Kottke 1980).

„Bei der Geburt wird der Körper ausschließlich von den niederen Zentren des Zentralnervensystems gesteuert, die im wesentlichen unwillkürliche Reflexbewegungen und -haltungen hervorrufen." „Die primitiven Haltungsreflexe bewirken vor allem Veränderungen des Tonus und seiner Verteilung, die ihrerseits Haltung und Bewegung beeinflussen. Der Körper reagiert darauf automatisch und mechanisch." „Mit der Ausreifung und Integration der niederen Zentren, die zu der Ausbildung der höheren beitragen, und mit der dann ausgeprägten inhibitorischen Kontrolle der höheren Zentren werden die groben Bewegungen zu integrierten und zielgerichteten. Diese hängen von den nun entwickelten höheren Instanzen des Zentralnervensystems ab (Fiorentino 1981).

Die primitiven Haltungsreflexe sind auch beim gesunden Erwachsenen noch zu beobachten, wenn auch aufgrund der Aktivität der höheren Zentren modifiziert und verändert (B. Bobath 1971). Nach einer Läsion des Zentralnervensystems treten sie in extrem ausgeprägter Form wieder auf. „Schädigungen der höchsten oder der mittleren Zentren führen nicht so sehr deshalb zu Anomalien, weil aus dem geschädigten Zentrum eine neue Form von Aktivität entspringt, sondern eher weil die Aktivität des nächstniedrigeren, nicht geschädigten Zentrums von der Kontrolle abgetrennt wird" (Kottke 1980).

Wenn ein Hemiplegiepatient seine Extremitäten überhaupt bewegen kann, so geschieht dies stereotyp in vollständigen primitiven Massensynergien, die Perry (1969) als die „primitive pattern responses" bezeichnet. Diese Bewegungssynergien sollten nicht mit den spastischen Reflexmustern verwechselt werden. Ein neugeborenes Kind bewegt sich in primitiven Massensynergien, ist aber keineswegs spastisch. Manche Hemiplegiepatienten weisen zwar keinen offensichtlichen Hypertonus auf, sind aber dennoch nicht in der Lage, bestimmte selektive oder isolierte Bewegungen durchzuführen. Führt der Therapeut die Bewegung in dieselbe Richtung durch, besteht gegen diese passive Bewegung unter Umständen überhaupt kein Widerstand.

Perry unterscheidet zwischen den zwei Phänomenen, indem sie den Reflex als „eine unwillkürliche Reaktion auf einen sensorischen Stimulus" beschreibt, die „primitive pattern response" jedoch als „einen willkürlichen Akt, der dann ausgelöst wird, wenn ein Hemiplegiepatient eine Tätigkeit durchführen will. Diese Synergien sind stereotyp, weil unabhängig von den jeweiligen Anforderungen die an der schematischen Bewegung beteiligten Muskeln und die Stärke ihrer Reaktionen bei jeder Tätigkeit gleich sind." Selbstverständlich überschneiden sich die beiden Phänomene bis zu einem gewissen Grad und treten nicht einzeln als isolierte Symptome auf. Es könnte deshalb angenommen werden, daß jeder Patient, der sich entsprechend primitiver Massensynergien bewegt, auch einen abnormalen Tonus aufweisen wird und daß auf der anderen Seite bei jedem Patienten mit abnormalem Tonus aufgrund einer Läsion des Zentralnervensystems sich auch ein Mangel an Selektion in seinen Bewegungen zeigt.

3.2 Die Synergien wie sie mit Hemiplegie auftreten

3.2.1 Obere Extremität

Flexorsynergie (Abb. 3.1 und 3.2)

Die Flexorsynergie läßt sich beobachten, wenn der Patient versucht, den Arm zu heben und ihn dann hochhält, nach einem Gegenstand greift oder die Hand zum Mund führt.

Skapula	eleviert und retrahiert
Schulter	abduziert und rotiert nach außen (innen)
Ellbogen	flektiert
Unterarm	supiniert (proniert)
Handgelenk	flektiert
Finger	beugen und adduzieren
Daumen	flektiert und adduziert

Aufgrund des Hypertonus tritt die Flexorsynergie für gewöhnlich mit einer Innenrotation der Schulter und einer Pronation des Unterarmes auf.

Extensorsynergie (Abb. 3.3 und 3.4)

Skapula	protrahiert und drückt nach unten
Schulter	rotiert nach innen und adduziert
Ellbogen	extendiert mit Pronation
Handgelenk	extendiert etwas
Finger	flektieren mit Adduktion
Daumen	adduziert in Flektion

Aufgrund der Spastizität ist das Handgelenk oft flektiert.

3.2.2 Untere Extremität

Flexorsynergie

Becken	retrahiert und hebt seitlich hoch
Hüfte	abduziert und rotiert nach außen
Knie	flektiert
Fuß	dorsalflektiert in Supination
Zehen	extendieren

Aufgrund des Hypertonus sind die Zehen meistens flektiert. Der große Zeh könnte gestreckt sein.

Extensorsynergie

Hüfte	extendiert, rotiert nach innen und adduziert
Knie	extendiert

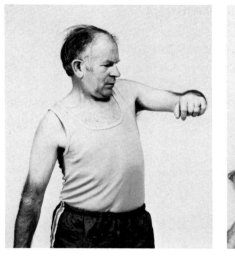 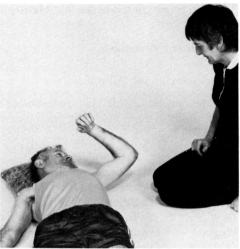

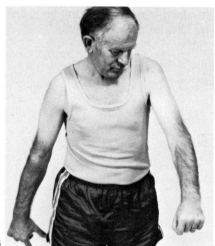 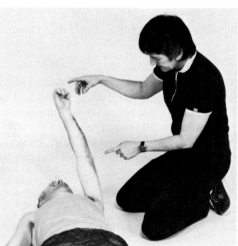

Abb. 3.1. Flexorensynergie in der oberen Extremität. Der Patient versucht, den gestreckten Arm zu heben. Aufgrund der Abduktion der Schulter (Flexorkomponente) wird der Ellbogen ebenfalls gebeugt anstatt gestreckt. In diesem Fall tritt eine Pronation statt einer Supination mit Massenflektion auf (linksseitige Hemiplegie)

Abb. 3.2. Im Liegen versucht der Patient, seinen Kopf zu berühren. Die Flektion des Ellbogens führt zur vollständigen Flexorensynergie mit Retraktion der Skapula und Abduktion des Arms. In diesem Beispiel ist die Schulter außenrotiert

Abb. 3.3. Extensorensynergie in der oberen Extremität. Der Patient versucht, den Ellbogen zu strecken (linksseitige Hemiplegie)

Abb. 3.4. Im Liegen versucht der Patient, den Ellbogen zu strecken. Die Schulter wird innenrotiert und der Unterarm stark proniert (linksseitige Hemiplegie)

Fuß	plantarflektiert mit Inversion
Zehen	plantarflektieren und adduzieren

Auch hier könnte der große Zeh gestreckt sein.

„Die zahlreichen und vielfältig kombinierbaren Bewegungsmuster, die zur Ausführung komplexer Tätigkeiten notwendig sind, setzen die Fähigkeit eines jeden Muskels oder einer jeden Muskelgruppe voraus, als Teil einer großen Anzahl von Mustern und nicht nur als Teil eines oder zweier vollständiger Muster zu funktionieren" (B. Bobath 1978). „Bei Schädigungen des Zentralnervensystems, wie zum Beispiel bei einem Schlaganfall, verlieren die höheren Zentren, die die komplexen Muster und die Fähigkeit zur Inhibition massiver grober Muster enthalten, die Kontrolle, und die unkontrollierten oder teilweise kontrollierten stereotypen Muster der mittleren und niederen Zentren setzen sich durch" (Cailliet 1980).

3.3 Abnormaler Muskeltonus

Der Tonus kann als der Widerstand definiert werden, der gespürt wird, wenn ein Teil des Körpers passiv bewegt wird, d. h. als das Dehnen oder Strecken der Muskeln, die der Bewegungsrichtung entgegenwirken.

Der *normale Tonus* wird erfahren als der Widerstand, der notwendig ist, um eine Bewegung fließend und kontinuierlich ablaufen zu lassen. Die gegenwirkenden oder antagonistischen Muskeln passen sich sofort an die jeweilige Dehnung an und verhalten sich entsprechend. Bei gesunden Menschen kann dieser Widerstand leicht unterschiedlich ausfallen, und der Therapeut muß, um sich mit der möglichen Bandbreite vertraut zu machen, die entsprechenden Bewegungen an einer Vielzahl von Menschen durchführen, um so die nötige Erfahrung zu sammeln.

Bei *Hypotonus* ist zu wenig oder gar kein Widerstand gegen die Bewegung spürbar, die Extremität fühlt sich schlaff an und fällt beim Loslassen durch die Schwerkraft herunter.

Bei *Hypertonus* ist der Widerstand gegen passive Bewegung stärker als im Normalfall. Der Bewegung wird dabei nur mit Verzögerung nachgegeben. Der Widerstand kann aber auch so stark sein, daß eine Bewegung des entsprechenden Körperteils nur mit erheblicher Anstrengung möglich ist. Die Extremität fühlt sich schwer an und wird, sobald sie losgelassen wird, in die Richtung der spastischen Muskelgruppen gezogen. Hypertonus oder Spastizität sind das Ergebnis einer Freisetzung tonischer Reflexaktivitäten und manifestieren sich in typischen stereotypen Mustern, die sich als Flektion oder Extension darstellen.

Spastizität ist nie auf eine Muskelgruppe beschränkt. Sie ist immer Teil einer umfassenden Synergie der Flexoren oder der Extensoren (Atkinson 1979). Die Muster sind so stereotyp, daß an ihnen ein Patient sofort als Hemiplegiker erkannt werden kann. Auch wenn der Patient aufgrund des Schlaganfalls in allen Muskelgruppen einen Hypertonus mit übermäßiger Reflexaktivität aufweist, sind die erkennbaren Muster das Ergebnis der Spannung der stärksten Muskelgruppen und des Einflusses der tonischen Reflexe.

Bei K. Bobath heißt es häufig, daß die Muskeln die stärksten sind, die phylogenetisch zur Bewegung gegen die Schwerkraft ausgebildet wurden. In der oberen Extremität sind es demnach jene, die dazu benötigt wurden, einen Baum zu erklettern, und in der unteren Extremität jene Muskeln, die das Körpergewicht in aufrechter Haltung stützen müssen.

3.3.1 Die typischen spastischen Muster

Beim Beurteilen der Spastizität muß unbedingt zwischen der Stellung der Gelenke und dem Widerstand gegen passive Bewegung der Extremität differenziert werden. So kann zwar bei einem stehenden Patienten das Hüftgelenk leicht gebeugt sein, dennoch wird bei einer Spastizität der Extensoren ein Widerstand auftreten, wenn versucht wird, Hüfte und Knie passiv zu beugen.

Kopf	Der Kopf ist zur hemiplegischen Seite geneigt und rotiert, so daß das Gesicht der gesunden Seite zugewandt ist.
Obere Extremität (Flektionsmuster)	Die Skapula ist retrahiert und der Schultergürtel heruntergezogen. Die Schulter ist adduziert und nach innen rotiert. Der Ellbogen ist flektiert, wobei der Unterarm in Pronationsstellung ist (in einigen Fällen dominiert die Supination). Das Handgelenk ist zur ulnaren Seite flektiert. Die Finger sind flektiert und adduziert. Der Daumen ist flektiert und adduziert.
Rumpf	Auf der hemiplegischen Seite ist der Rumpf mit Seitenflektion nach hinten rotiert.
Untere Extremität (Extensionsmuster)	Das Becken ist auf der hemiplegischen Seite nach hinten rotiert und nach oben gezogen. Die Hüfte ist extendiert, adduziert und nach innen rotiert.

„Aufgrund der Rotation (des Beckens) nach hinten weist das Bein im allgemeinen ein Muster der Außenrotation auf, obwohl eine Spastizität der Extensoren vorliegt, die in Fällen beidseitiger Spastizität mit einer Innenrotation einhergeht. Eine Veränderung dieses Musters der Außenrotation läßt sich beobachten, wenn das Becken auf der betroffenen Seite nach vorn bewegt wird; dabei tritt eine Innenrotation auf" (B. Bobath 1978).

> Das Knie ist extendiert.
> Der Fuß weist eine Plantarflektion und eine Inversion auf.

(Der Terminus „Supination" wird häufig verwendet, um eine Einwärtsdrehung des Fußes zu beschreiben. Supination ist jedoch die Bewegung, die auftritt, wenn der Fuß in Dorsalflektion gebracht wird. Hierbei ist die ungehinderte Zugbewegung des M. tibialis anterior klar erkennbar. Im Extensionsmuster befindet sich der Fuß in der Plantarflektion, der M. tibialis anterior ist nicht aktiv. Der Terminus „Inversion" kann zur Unterscheidung zwischen diesen beiden Positionen verwendet werden. Inversion ist das Ergebnis einer nicht inhibierten Aktivität des M. tibialis posterior.)

> Die Zehen sind flektiert und adduziert. (Bei einem deutlich positiven Babinski-Reflex kann der große Zeh in einigen Fällen extendiert sein.)

Obwohl im allgemeinen in der unteren Extremität eine Spastizität der Extensoren dominiert, kann in bestimmten Fällen die Spastizität der Flexoren stärker hervortreten. So wird zum Beispiel bei einem Patienten, der monatelang in Flektionsstellung im Rollstuhl gesessen hat, eher eine Spastizität der Flexoren in der unteren Extremität auftreten. Die Flexoren reagieren auf jeden schmerzhaften Reiz am Fuß oder am Bein mit einem Zurückziehen, wobei sich die Flexorenspastizität manifestiert. Jede Beugekontraktur der unteren Extremität kann ein Flektionsmuster hervorrufen, da der Dehnreflex in den Flexorgruppen jedes Mal, wenn das Bein in die Extension bewegt wird, früher stimuliert wird. Das Spastizitätsmuster der Flexoren ist dasselbe wie das der Massenbewegungssynergie, das zuvor bereits beschrieben wurde. Die durch Massensynergien und Hypertonus hervorgerufenen Schwierigkeiten werden besonders auffällig, wenn versucht wird, Kopf, Rumpf oder Gliedmaßen in eine bestimmte Position zu placieren.

3.4 Placieren

Normale Extremitäten sprechen sofort auf passive Bewegung durch eine andere Person an, ohne daß eine verbale Aufforderung dazu notwendig wäre. Heben wir zum Beispiel die Hand eines anderen hoch, fühlt sie sich leicht an, weil der andere sofort das Gewicht seines eigenen Armes aktiv übernimmt. Der Arm bleibt dann kurze Zeit in der Position, in die er gebracht wurde, bevor er wieder in die Ruhestellung zurückkehrt.

Der Arm kann in eine Vielzahl unterschiedlichster Positionen und kombinierter Stellungen gebracht werden. Die automatische Reaktion hängt vom normalen Tonus und der reziproken Innervation ab und versetzt den Menschen in die Lage, seine Extremitäten funktionell und automatisch zu bewegen. Die Reaktion kann während der Bewertungsphase getestet und auch in die Therapie einbezogen werden. Ein Vergleich zwischen gesunden Menschen und Hemiplegiepatienten zeigt deutlich die mit einem abnormalen Tonus und dem Verlust der selektiven Bewegungsfähigkeit (reziproke Innervation) verbundenen Probleme auf. Das Placieren ist für den Patienten schwierig, wenn nicht gar unmöglich.

In Rückenlage fühlt sich der Kopf eines gesunden Menschen leicht an und reagiert sofort auf Berührung durch den Therapeuten. Die Versuchsperson kann ihren Kopf mühelos anheben und ihn in jeder vom Therapeuten angegebenen Position halten (Abb. 3.5). Der Kopf des Patienten hingegen drückt nach hinten und fühlt sich schwer an. Es bereitet dem Patienten Mühe, die Position zu halten, und der Therapeut muß ihm beim Anheben des Kopfes Hilfestellung leisten, bevor der Patient selbst die Bewegung aktiv übernehmen kann. Durch die Flektion des Kopfes wird auch der Arm flektiert (Abb. 3.6).

Im Stehen läßt sich bei einer gesunden Versuchsperson der Rumpf ohne Widerstand nach vorn bewegen. Der Therapeut braucht nur mit der Hand leichten Druck auf eine Schulter auszuüben, um den Rumpf zu rotieren (Abb. 3.7). Die Versuchsperson kann jede Position halten, in die sie der Therapeut mit seinen Händen geführt hat. Der Patient versucht ebenfalls, auf die Hände des Therapeuten zu reagieren, es besteht jedoch ein Widerstand gegen die Flektion von Rumpf und Hüfte. Da

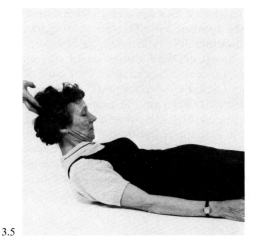
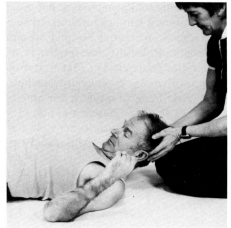
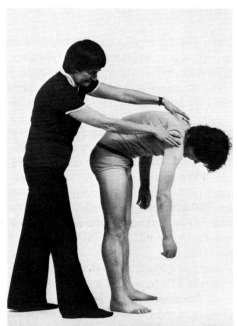
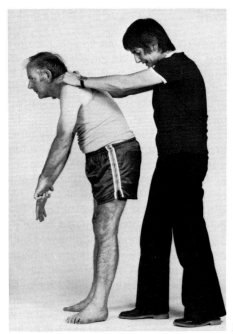

Abb. 3.5. Placieren des Kopfes beim gesunden Menschen. Die Arme bleiben entspannt an der Seite liegen

Abb. 3.6. Placieren des Kopfes bei einem Patienten mit linksseitiger Hemiplegie. Beim Heben des Kopfes zieht der Arm stark in die Flektion

Abb. 3.7. Placieren des Rumpfes im Stehen beim gesunden Menschen

Abb. 3.8. Versuch, den Rumpf eines Patienten mit linksseitiger Hemiplegie zu placieren. Der Bewegung wird Widerstand entgegengesetzt, der Rumpf kann nicht in verschiedene Stellungen bewegt werden

zur Haltung des Patienten gegen die Schwerkraft die Aktivität von Extensormuskelgruppen notwendig ist, wird die gesamte Extensorsynergie ohne Selektion ausgelöst. Der Fuß drückt in Plantarflektion gegen den Boden, und daher verlagert sich auch die Hüfte des Patienten nach hinten. Die Überaktivität der Hüftextensoren macht eine Vorwärtsbewegung unmöglich. Der Patient reagiert auf die Hand des Therapeuten auf seiner linken Schulter nicht mit einer Rotation des Rumpfes; statt dessen wird die Skapula nach hinten gedrückt und der Arm gebeugt. Der Patient hält den Hals stark gestreckt; wodurch die Extension der unteren Extremität noch verstärkt wird (Abb. 3.8).

Im Liegen kann das Bein einer gesunden Versuchsperson in eine Vielzahl kombinierter Stellungen gebracht werden. Im gezeigten Beispiel hat der Therapeut das Bein der Versuchsperson in eine Stellung gebracht, in der die Hüfte gebeugt ist. Das Knie muß mit Extensoraktivität gehalten werden, während der Fuß in Dorsalflektion verbleibt (Abb. 3.9). Wird das Bein eines Patienten in die gleiche Stellung geführt, zieht es in die vollständige Flektion, da der Patient nicht in der Lage ist, das Knie bei gebeugter Hüfte aktiv zu strecken (Abb. 3.10a). Versucht er, das Knie aktiv gerade zu machen, wird ein vollständiges Extensionsmuster hervorgerufen. Dadurch wird die Hüfte stärker extendiert, das Knie extendiert und der Fuß stößt in Plantarflektion (Abb. 3.10b).

Im Sitzen wird der Arm einer Versuchsperson nach vorn geführt und verbleibt in dieser Stellung, auch nachdem der Therapeut seine Hand entfernt hat. Mühelos kann die Versuchsperson ihre Schulter in aktiver Flektion und den Ellbogen bei aktiver Extension in der entsprechenden Position halten; auch Handgelenk und Finger können in aktiver Extension gehalten werden (Abb. 3.11). Wird der Arm eines Patienten hingegen in eine ähnliche Position bewegt, versucht er, ihn dort zu halten; dies ist jedoch für ihn mit größter Anstrengung verbunden. Er hebt den Schultergürtel an und hat Schwierigkeiten, die Skapula zu stabilisieren. Da er die Schulter flektiert hält, kann er den Ellbogen nicht extendieren. Trotz der Aktivität in den Ellbogenextensoren zieht der Ellbogen weiter in die Flektion. Die Finger werden flektiert und der Daumen wird flektiert und adduziert (Abb. 3.12).

Die Schwierigkeiten, mit denen ein Patient konfrontiert ist, wenn eine Extremität nicht in ausgewählte Kombinationen verschiedener Stellungen placiert werden kann, werden besonders deutlich, wenn er sich aktiv bewegt. Diese Schwierigkeiten können unterschiedlich stark ausgeprägt sein, aber die Wirkung von Massensynergien tritt auch dann noch deutlich zutage, wenn der Patient bereits ein erhebliches Maß an willkürlicher Funktion der hemiplegischen Extremitäten wiedererlangt hat. Es wird ihm zum Beispiel nicht möglich sein, die Arme mit nach oben gerichteten Handflächen nach vorn zu strecken. Diese Aufgabe erfordert eine Kombination verschiedener Bewegungsmuster: Flexorenaktivität ist erforderlich, um den Arm hochzuhalten; daher ist die Skapula eleviert und retrahiert. Extensorenaktivität ist notwendig, um den Ellbogen gerade zu machen; dadurch wird der Unterarm in die Pronation bewegt, wobei das Handgelenk flektiert und die Finger in Flektion adduziert sind (Abb. 3.13a).

Die gleichen Schwierigkeiten treten auf, wenn der Patient versucht, über dem Kopf in die Hände zu klatschen. Diese Tätigkeit setzt eine Flektion der Schulter und eine Extension des Ellbogens voraus, wobei sich der Unterarm jedoch in Supination und Handgelenk und Finger in Extension befinden (Abb. 3.13b). Das Halten

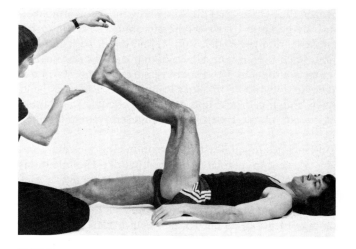

Abb. 3.9. Placieren des Beines beim gesunden Menschen. Diese Stellung erfordert eine selektive Flektion der Hüfte, eine Extension des Knies und eine Dorsalflektion des Fußes

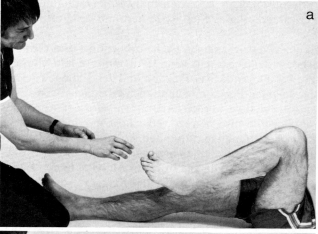

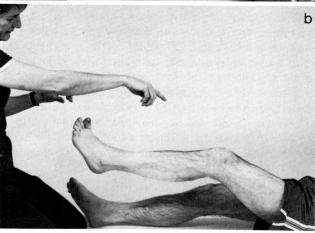

Abb. 3.10a, b. Placieren des Beines bei einem Patienten mit linksseitiger Hemiplegie. **a** Das Bein zieht in das vollständige Flektionsmuster, ohne daß bei gebeugter Hüfte die Knieextensionskomponente der Bewegung möglich ist. **b** Der Patient versucht, das Knie der Anweisung entsprechend zu strecken; dabei wird die gesamte Extremität entsprechend dem vollständigen Muster gestreckt. Der Patient kann deshalb die Hüfte nicht gebeugt halten, und das Knie wird zu stark gestreckt

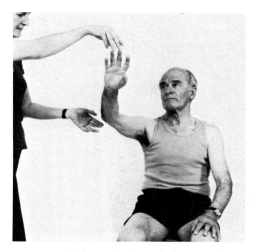 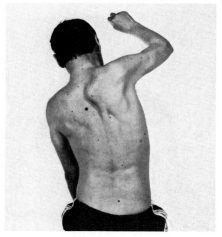

Abb. 3.11. Placieren des Armes beim gesunden Menschen

Abb. 3.12. Placieren des Armes bei einem Patienten mit rechtsseitiger Hemiplegie. Durch das Heben des Armes erhöht sich der Flexorhypertonus, und das vollständige Flektionsmuster macht die gewünschte Bewegung unmöglich. Der Patient kann seine Finger überhaupt nicht strecken

des ausgestreckten Armes in horizontaler Abduktion und Außenrotation erfordert ebenfalls eine vollständige selektive Bewegung. Es ist schwierig, den Ellbogen dabei zu strecken, da für das Hochhalten des abduzierten Armes Flexoraktivität notwendig ist. Versucht der Patient, den Ellbogen zu strecken, werden als Teil der Extensorsynergie die Schulter innenrotiert und der Unterarm proniert (Abb. 3.13 c).

Die Unfähigkeit des Patienten, das Bein selektiv zu bewegen, wird zum Beispiel während des Beinschwungs beim Gehen deutlich. Der Patient bewegt das hemiplegische Bein nach vorn, kann aber das Knie nicht strecken, um die Schwungphase zu Ende zu führen. Da er die Hüfte flektiert, ist auch das Knie gebeugt, und der Fuß befindet sich in Supination (Abb. 3.14). Ein Patient, der das Knie streckt, bevor er den Fuß vor sich auf dem Boden aufsetzt, hat Schwierigkeiten, zum Aufsetzen der Ferse den Fuß in eine Dorsalflektion zu bringen, da das Fußgelenk sich durch die Extensorsynergie in Plantarflektion befindet (Abb. 3.15).

Diese abnormalen Bewegungsmuster, die in Zusammenhang mit Hemiplegie auftreten, sind auf ein Zusammenwirken von abnormalem Tonus, dem Wiederauftreten primitiver Massensynergien, einem gestörten Feedbacksystem und andere, bisher noch unbekannte Faktoren zurückzuführen. Abweichungen können auftreten, wenn der Patient seine abnormalen Bewegungsmuster wiederholt für die Ausübung funktioneller Tätigkeiten einsetzt. „Dies führt nach einer gewissen Zeit zur Entwicklung abnormaler sekundärer oder kompensatorischer Muster in noch größerer Vielzahl" (K. Bobath 1971). Carr und Shepherd (1982) gehen sogar so weit zu behaupten: „Die Ausübung von unangemessener Muskelaktivität führt dazu, daß

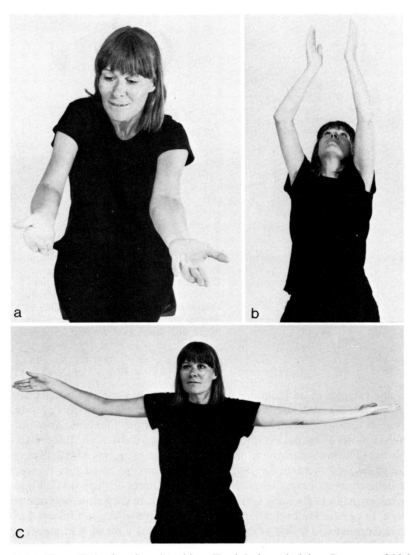

Abb. 3.13 a–c. Patientin mit rechtsseitiger Hemiplegie und aktiver Bewegungsfähigkeit im Arm. **a** Versucht sie, beide Arme mit nach oben gerichteten Handflächen vor sich auszustrecken, ist die Flexorensynergiekomponente zu beobachten. **b** Wenn die Patientin die Hände über dem Kopf zusammenschlägt, fällt es ihr schwer, den Ellbogen bei außenrotierter Schulter und supiniertem Unterarm zu strecken. **c** Wenn sie die Arme in der Abduktion hält, kann sie weder den Ellbogen strekken noch die Handfläche nach oben wenden

die falschen Bewegungen eingeübt werden, und die sogenannte ‚Spastizität' besteht in gewisser Weise aus gewohnheitsmäßig inkorrekten und unnötigen motorischen Antworten".

Sicherlich sind die Erhöhung des Haltungstonus und das Wiederauftreten primitiver Bewegungssynergien auf die Befreiung zahlreicher Reflexmechanismen von

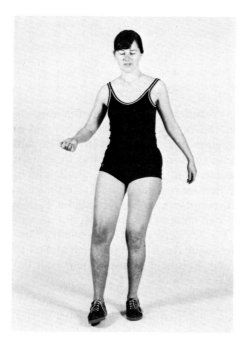 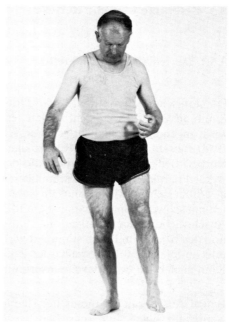

Abb. 3.14. Patientin mit rechtsseitiger Hemiplegie macht mit dem hemiplegischen Bein einen Schritt nach vorn und bewegt sich dabei im vollständigen Flektionsmuster

Abb. 3.15. Patient mit linksseitiger Hemiplegie bewegt sein gestrecktes Bein nach vorn. Er kann den Fuß bei gestrecktem Knie nicht in Dorsalflektion bringen

der notwendigen Inhibition zurückzuführen. „Grundsätzlich gibt es keine pathologischen Reflexe, sondern nur normale, stereotype untere spinale und mittlere supraspinale Reflexe, die nicht mehr aktiviert, modifiziert oder inhibiert werden" (Cailliet, 1980).

Die in Abschnitt 3.5 beschriebenen Reflexe scheinen eine besondere Bedeutung für die bei Hemiplegiepatienten auftretenden Bewegungsprobleme zu haben. Das Verständnis dieser Zusammenhänge wird dem Therapeuten die Behandlung erleichtern, die darauf abzielt, abnormale tonische Reflexaktivität zu inhibieren und normale Bewegungssequenzen einschließlich höherer integrierter Aufrichte- und Gleichgewichtsreaktionen zu ermöglichen. Abnorme Haltungsreflexe sind nur bei Patienten mit Läsionen im zentralen Nervensystem zu finden, wo ihre Freisetzung dazu geführt hat, daß sie sich übermäßig stark durchsetzen. Selbst dann ist es jedoch schwierig, die unterschiedlichen Haltungsreaktionen zu isolieren, da das Gesamtbild im allgemeinen durch die gleichzeitige Wirkung einer Reihe von Reflexen und durch die willkürlichen Anstrengungen des Patienten kompliziert wird (B. Bobath 1971). Fiorentino (1981) beschreibt die Rolle der Haltungsreflexe in der normalen Bewegungsentwicklung bei Säuglingen und zeigt klar die Auswirkungen auf, die das Fortbestehen dieser Reflexe bei einer cerebralen Lähmung als einer typischen neurologischen Störung hat.

3.5 Relevante tonische Reflexe

3.5.1 Der tonische Labyrinthreflex

Der tonische Labyrinthreflex wird durch Veränderungen der Kopfhaltung im Raum ausgelöst. Er entsteht in den vestibulären Organen der Labyrinthe, und es wird angenommen, daß er auf der Hirnstammebene integriert wird (K. Bobath 1974; Fiorentino 1981). In Rückenlage erhöht sich der Extensortonus im ganzen Körper. Bei gestreckter Wirbelsäule drückt der Kopf nach hinten, die Schultern werden retrahiert und die Extremitäten im Extensionsmuster gestreckt. In Bauchlage erhöht sich der Flexortonus im ganzen Körper; dies kann sich jedoch bei Patienten mit schwerer Spastizität, insbesondere in den unteren Gliedmaßen, nur als eine Abschwächung des Extensortonus äußern. Da der Reflex durch die relative Position des Kopfes im Raum stimuliert wird, sind seine Auswirkungen auch im Stehen und im Sitzen spürbar. Streckt der Patient zum Beispiel bei gestrecktem Hals das Kinn nach oben, wird der Extensortonus im Bein erhöht.

Einige Auswirkungen dieses bei Hemiplegie pathologisch auftretenden Reflexes werden im folgenden beschrieben:

1. Liegt der Patient auf dem Rücken, erhöht sich die Extensorspastizität im Bein. Der Kopf drückt nach hinten auf die Unterlage, und die gesamte hemiplegische Seite wird deutlich retrahiert. Der Protraktion der Skapula wird Widerstand entgegengesetzt.
2. Patienten, die ständig auf dem Rücken liegen, weisen einen deutlich erhöhten Extensortonus in den unteren Gliedmaßen und ganz besonders bei der Retraktion der Skapula auf.
3. Versucht der Patient, sich im Liegen umzudrehen, extendiert er den Kopf, und die Bewegung wird durch den erhöhten Extensortonus verhindert. Eine Rotation wird erschwert oder ist gänzlich unmöglich, da er unfähig ist, die Schulter oder die untere Extremität vorzubewegen, um das Umdrehen einzuleiten. Beugt er beim Umdrehen den Kopf, verhindert die erhöhte Flektion das Erreichen der Bauchlage. Untere Extremität und Arm bleiben gebeugt und behindern die Bewegung. Die Beugung des Rumpfes hat die gleiche Auswirkung.
4. Sitzt der Patient längere Zeit im Rollstuhl, ist der Rumpf flektiert und der Hals notwendigerweise extendiert, damit der Patient seine Umwelt beobachten kann. Der Extensortonus in den unteren Gliedmaßen ist erhöht und die daraus resultierende Extension der Hüfte führt dazu, daß er auf der Sitzfläche nach vorn rutscht. Das Knie ist extendiert und der Fuß wird nach vorn von der Fußstütze hinuntergedrückt. Damit läuft der Patient Gefahr, völlig aus dem Rollstuhl zu rutschen oder eine asymmetrische, halbliegende Position im Rollstuhl einzunehmen.
5. Versucht der Patient ohne ausreichende Vorbereitung oder angemessenen Tonus aufzustehen, bemüht er sich, dies dadurch zu erreichen, daß er den Hals extendiert. Das gesamte Extensionsmuster, das daraufhin im Bein auftritt, sowie die

Retraktion der Schulter drücken ihn nach hinten. Das sich extendierende Knie kann nicht nach vorn über den Fuß geschoben werden, und die notwendige Dorsalflektion im Fußgelenk wird durch die Kraft der Plantarflexoren verhindert. Die gleichen Schwierigkeiten treten auf, wenn der Patient beim Hinsetzen seinen Kopf in Extension gehalten hat. Beugt er den Kopf beim Hinsetzen, fällt er abrupt in den Rollstuhl, da das gesamte Flektionsmuster aktiviert wird. Ein Patient, der im Stehen eine ausreichende Extension nur dadurch erzielt, daß er den Kopf hebt, wird Mühe haben, beim Gehen mit dem hemiplegischen Bein Schritte nach vorn auszuführen. Der erhöhte Extensortonus verhindert das Loslassen in die Flektion, die für den Beinschwung erforderlich ist.

6. Versucht der Patient, den Ellbogen zu extendieren, während er den Arm hebt, erhöht er die Extension, indem er den Kopf nach hinten drückt. Diese Bewegung bereitet ihm Mühe und behindert den funktionsgerechten Gebrauch der Extremität.

3.5.2 Der symmetrische tonische Halsreflex

Der symmetrische tonische Halsreflex ist ein propriozeptiver Reflex, der durch das Strecken der Muskeln und Gelenke im Hals ausgelöst wird. Seine Wechselwirkung mit den Labyrinthreflexen ermöglicht es dem Kleinkind in der normalen Entwicklung, eine Kriechstellung einzunehmen. Bei Erwachsenen dient die Wechselwirkung dieser Reflexe der Balance- und Gleichgewichtshaltung und der Ausrichtung des Kopfes. Wird der Hals extendiert, verstärken sich der Extensortonus in den Armen und der Flexortonus in den Beinen. Bei geflektiertem Hals erhöht sich der Extensortonus in den unteren Extremitäten bei ebenfalls erhöhtem Flexortonus in den Armen.

Der Einfluß dieses Reflexes äußert sich bei Hemiplegie wie folgt:

1. Ein Patient, der in halbliegender Position im Bett gepflegt wird und dessen Kopf und Rumpf durch Stützkissen flektiert werden, weist einen erhöhten Tonus der Extensoren im betroffenen Bein und der Flexoren im Arm auf. Das gleiche Spastizitätsmuster ergibt sich, wenn der Patient mit gesenktem Kopf im Rollstuhl sitzt.
2. Der Patient hat Schwierigkeiten, sich aus der liegenden Position aufzusetzen, da er zur Einleitung dieses Bewegungsablaufs den Kopf heben muß und die dadurch entstehende Zunahme des Extensortonus in der Hüfte diese Bewegung behindert. Wenn der Patient versucht aufzustehen, entsteht oft im gesamten Bein eine starke Extensorspastizität. Sie ist besonders ausgeprägt, wenn sich der Patient dabei symmetrisch hochzieht.
3. Bei einem Patienten, der beim Gehen den Hals flektiert und den Blick vor sich auf den Boden gerichtet hält, ist der Extensortonus im Bein erhöht. Das Knie ist hyperextendiert, der Fuß wird in Plantarflektion gegen den Boden gedrückt, und die Hüfte wird während der Standphase nach hinten geschoben. Der Patient hat Schwierigkeiten, die Extensoren zu entspannen, um die für die Schwungphase notwendige Flektion der Hüfte und des Knies zu ermöglichen (Abb. 3.16).

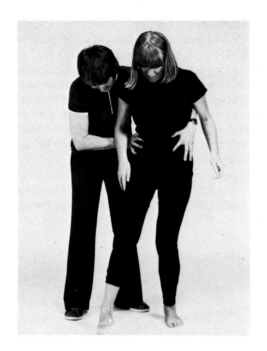

Abb. 3.16. Patientin mit rechtsseitiger Hemiplegie beugt den Hals, um beim Gehen auf den Boden zu schauen. Sie kann Hüfte und Knie nicht loslassen, wenn sie einen Schritt macht. Beim Einleiten der Standphase erschwert die Fußhaltung im Extensionsschema das korrekte Aufstellen des Fußes auf den Boden

Beim Gehen wird der Arm stark in die Flektion gezogen. Hierbei handelt es sich um eine assoziierte Reaktion, die durch die Kopfhaltung verstärkt wird.
4. Versucht der Patient, sich vom Bett aus in den Rollstuhl zu setzen, extendiert er den Kopf und die Arme. Im betroffenen Bein kann ein erhöhter Flexortonus auftreten, so daß es entweder unter das Bett rutscht oder vom Boden abgehoben wird. Der Patient ist unfähig, das Bein zu belasten.
5. Wenn der Patient versucht zu knien, um zum Boden hinunter zu gelangen oder vom Boden aufzustehen, hebt er den Kopf, und das betroffene Bein wird vollständig flektiert.

3.5.3 Der asymmetrische tonische Halsreflex

Der asymmetrische tonische Halsreflex wird als propriozeptiver Reflex der Muskeln und Gelenke im Hals ausgelöst. Wird der Kopf gedreht, erhöht sich der Extensortonus in den Extremitäten der Seite, der das Gesicht zugewendet wird. Die Extremitäten der anderen Seite weisen einen erhöhten Flexortonus auf. Bei einem gesunden Kleinkind ist dieser Reflex von wesentlicher Bedeutung für die Fixierung des Blicks auf einen Gegenstand, nach dem es mit der Hand greift. Darüber hinaus dient er zur Vorbereitung der Umdrehbewegung in die Bauchlage mit Rotation bei gesunden Kindern im Alter von 4–5 Monaten.

Folgende pathologische Auswirkungen dieses Reflexes lassen sich bei Hemiplegie feststellen:

1. Der Kopf des Patienten ist im Liegen und Sitzen im allgemeinen von der hemiplegischen Seite abgewandt. Daher ist der Flexortonus im hemiplegischen Arm erhöht. Bei Patienten, die monatelang im Rollstuhl sitzen und erst später wieder beginnen zu stehen und zu gehen, tritt auch im hemiplegischen Bein häufig ein erhöhter Flexortonus auf. Die Flexorspastizität des Beines wird bemerkbar, wenn man dem Patienten hilft aufzustehen. Selbst wenn der Patient auf dem Rücken liegt, ist bei passiver Extension des Beines ein Widerstand spürbar. Es kann zu einer Beugekontraktur des Knies kommen.
2. Versucht der Patient, seinen hemiplegischen Arm zu strecken, dreht er den Kopf weit zur betroffenen Seite hin, um die Extension am Ellbogen zu verstärken. Manche Patienten sind nicht in der Lage, den Arm zu strecken, ohne den Kopf dabei zu drehen.
3. Obwohl die Flexorspastizität vor allem im Arm auftritt und der Arm deshalb flektiert gehalten wird, kann der Patient die Hand nicht beugen, um Kopf oder Gesicht zu berühren, solange das Gesicht dieser Seite zugewandt ist. Versucht der Therapeut, dem Patienten beim korrekten Bewegungsablauf Hilfestellung zu leisten, fühlt er einen Widerstand gegen die Flektion.
4. Patienten mit einem Hypotonus in der unteren Extremität drehen häufig ihren Kopf zur hemiplegischen Seite hin, wenn sie versuchen, mit fremder Hilfe zu stehen. Der Kopf wird dabei in Rotationsstellung zur hemiplegischen Seite hin gehalten, um die Beinextension zu verstärken. (Diese Haltung wird oft als Kompensation einer vorhandenen Hemianopsie mißverstanden; sitzt der Patient jedoch, nimmt sein Kopf diese Stellung nicht ein.) Diese stare Kopfhaltung sollte vermieden werden, da sie die normalen Gleichgewichtsreaktionen verhindert.

3.5.4 Der positive Stützreflex

Der positive Stützreflex ist eine Reaktion auf einen exterozeptiven Reiz der Haut der Zehenballen und des Fußballens und wird häufig durch deren Berührung mit dem Boden ausgelöst. Ihm folgt ein propriozeptiver Reiz, hervorgerufen durch die Dehnung der M. interossei des Fußes, die wiederum durch den Druck auf den Fußballen bedingt ist. Der Extensortonus erhöht sich in der gesamten Extremität und die antagonistischen Muskeln kontrahieren gleichzeitig, um die Gelenke für die Gewichtsbelastung zu stabilisieren. Bei normaler Entwicklung geht dieser Reflex dem Stehen und Gehen voraus.

Folgende pathologische Auswirkungen dieses Reflexes treten bei Hemiplegie auf:

1. Da im allgemeinen der Ballen des hemiplegischen Fußes zuerst den Boden berührt, verursacht der übermäßig starke Reflex eine unmittelbare Zunahme des Extensortonus in der gesamten Extremität in einem totalen Muster. Das Bein versteift sich, das Knie ist hyperextendiert, und der Patient hat Schwierigkeiten, die Ferse während der Gewichtsbelastung auf dem Boden zu halten oder die Hüfte und das Knie für die Schwungphase beim Gehen loszulassen. Es fällt ihm zudem

schwer, das Gewicht zu Beginn der Standphase auf das hemiplegische Bein zu verlagern, da die Plantarflexoren gegen die Bewegungsrichtung wirken.

2. Versuche, die Dorsalflektion des Fußes durch herkömmliche passive Bewegungstechniken zu erhalten, schlagen fehl, da die Hände des Therapeuten auf dem Fußballen den Hypertonus der Plantarflexoren verstärken. Damit ist die volle Bandbreite der Bewegungen unmöglich.

3.5.5 Der gekreuzte Extensorreflex

Man nimmt an, daß der gekreuzte Extensorreflex ein spinaler Reflex ist und eine Zunahme des Extensortonus in einem Bein verursacht, wenn das andere flektiert ist. Bei normaler Entwicklung ist er die Vorstufe der amphibienartigen Bewegung, die als Vorbereitung auf das Kriechen und Gehen dient (Fiorentino 1981).

B. Bobath (1971) geht auf Tierexperimente von Magnus und Sherrington ein, denen zufolge der Reflex auftritt, wenn ein schmerzhafter Reiz auf eine Extremität ausgeübt wird, der eine Vermeidungsreaktion der Flexoren hervorruft. Im anderen Bein – bzw. in den anderen Beinen – erhöht sich der Extensortonus, damit das zusätzliche Körpergewicht getragen werden kann.

Folgende pathologische Auswirkungen dieses Reflexes treten bei Hemiplegie auf:

1. In Rückenlage kann der Patient sein Gesäß vom Bett heben. Dabei wird sein Gewicht von beiden Beinen gestützt. Hebt er das gesunde Bein in Flektion hoch, wird das betroffene Bein in ein vollständiges Extensionsmuster gepreßt und die „Brücke" bricht zusammen.
2. Steht der Patient aus dem Sitzen auf und belastet dabei nur sein gesundes Bein, wird das hemiplegische Bein häufig flektiert, wenn das gesunde aktiv extendiert wird. Der Patient hat Schwierigkeiten, sein Gewicht auf das hemiplegische Bein zu verlagern, um den Gehvorgang einzuleiten.
3. Manche Patienten können in der Übungssituation auf dem hemiplegischen Bein ohne Zuhilfenahme des gesunden Beines stehen. Das Bein bleibt beweglich, der Patient kann sogar bei Belastung das hemiplegische Knie flektieren und extendieren, ohne die Zehen zu beugen. Wenn jedoch beim Gehen das gesunde Bein nach vorn in Flektion kommt, um einen Schritt auszuführen, gerät das hemiplegische Bein in das vollständige Extensionsmuster. Dadurch wird es für den Patienten schwierig, das Gleichgewicht zu halten, und der nächste Schritt nach vorn mit dem betroffenen Bein wird steif und mühsam.

3.5.6 Der Greifreflex

Der Greifreflex wird durch taktile und propriozeptive Reize in der Handfläche und der Palmarseite der Finger ausgelöst und führt zu einer Greifreaktion mit Flektion und Abduktion der Finger. Dieser Reflex ist bei gesunden Säuglingen bei der Geburt vorhanden und wird in dem Maße abgebaut, in dem sich das willkürliche Greifen ausbildet. Der Reflex besteht aus einer ersten Fangphase, die durch den Kontakt eines sich distal in der Handfläche bewegenden Gegenstandes mit der Haut ausgelöst wird. Die sich daran anschließende Haltephase des Reflexes wird durch einen Zug an den sich bereits kontrahierenden Flexoren hervorgerufen. „Der Reiz, der die propriozeptive Phase zur Folge hat, ist zweifelsohne eine Dehnung, eine Zunahme der passiven Spannung, die auf ein Zentrum einwirkt, in dem bereits durch tiefen kutanen Druck eine Bahnung stattfand" (Seyffarth und Denny-Brown 1948). Die Autoren unterscheiden zwischen dem Greifreflex und der instinktiven Greifreaktion, einem „willkürlichen, kontinuierlichen Schließen der gesamten Hand auf einen anhaltenden Kontakt in der Handfläche hin, das in einer Vielzahl von Einzelbewegungen abläuft. Diese Bewegung endet mit dem vollständigen Greifen des Gegenstandes."

Folgende pathologische Auswirkungen dieses Reflexes treten bei Hemiplegie auf:

1. Wird dem Patienten ein Gegenstand in die Hand gegeben, so führt dies im allgemeinen zu einer Erhöhung des Flexortonus im Handgelenk und in den Fingern und zu einer Flektion des Ellbogens, der durch den proximalen Ansatz der betroffenen Muskeln in Mitleidenschaft gezogen wird. Patienten mit Flexorspastizität der Hand werden häufig behandelt, indem man ihnen eine feste Rolle in die Hand gibt, um der Flektion vorzubeugen, oder ihnen eine Ruheschiene fest anlegt, die auch die Finger einschließt. Beide Verfahren führen eher zu einer Verstärkung der Spastizität, da sie den Greifreflex und die Greifreaktion hervorrufen.
2. Patienten, die eine gewisse Bewegungsfähigkeit der Hand wiedererlangt haben, sollten nicht dazu ermuntert werden, Greifübungen mit einem Gummiball durchzuführen, da dies den Flexortonus stimuliert und ein Lösen des Griffes zunehmend erschwert.
3. Es gibt Patienten, die Schwierigkeiten haben, die Hände zu falten, wenn sie selbständig Armübungen durchführen. Bei dem Versuch, die Finger zu falten, wird der Greifreflex stimuliert, da sich die Finger der gesunden Hand in distaler Richtung auf der Palmarseite der betroffenen Hand bewegen. Die Finger flektieren und adduzieren und verhindern so die Bewegung.
4. Auch Patienten, die in der Lage sind, ihre Finger aktiv zu extendieren, können einen aktiven Greifreflex haben, der verhindert, daß sie bei funktionellen Tätigkeiten Gegenstände loslassen. Die Unfähigkeit, den Griff zu lösen oder ihn ganz zu verhindern, hängt nicht unbedingt mit einer Schwäche der Fingerextension zusammen.
5. Manche Patienten haben Schwierigkeiten, unwillkürliches, der Situation nicht angemessenes Greifen zu verhindern. Es kommt vor, daß die betroffene Hand, auch wenn sie nicht aktiv an der Tätigkeit teilnimmt, etwas fest umfaßt, wie zum Beispiel das Hosenbein beim Gehen.

3.6 Assoziierte Reaktionen und assoziierte Bewegungen

Assoziierte Reaktionen sind abnormale Reflexbewegungen der betroffenen Körperseite. Sie duplizieren die stereotypen spastischen Muster des Armes und des Beines (Abb. 3.17). Walshe (1923) definiert die assoziierten Reaktionen als „ausgelöste Haltungsreaktionen ohne willkürliche Kontrolle". Riddoch und Buzzard (1921)

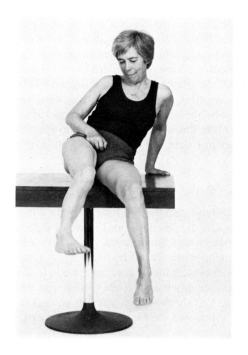

Abb. 3.17. Patientin mit rechtsseitiger Hemiplegie. Wenn sie sich falsch bewegt und sich mit dem gesunden Arm nach hinten zieht, um sich auf den Tisch zu setzen, treten die typischen assoziierten Reaktionen in Arm und Bein auf

beschreiben die assoziierten Reaktionen als „automatische Tätigkeiten, die die Haltung eines oder mehrerer Körperteile fixieren oder verändern, wenn ein anderer Körperteil entweder willkürlich oder durch Reflexstimulation bewegt wird" (Brunnstrom 1970). Die Reaktionen sind erkennbar, wenn ein Patient sich mit Mühe bewegt, wenn er versucht, das Gleichgewicht zu halten oder wenn er Angst hat zu fallen. Mulley (1982) berichtet von assoziierten Reaktionen im hemiplegischen Arm bei 80% der Patienten einer Versuchsgruppe, wenn diese gähnten, husteten oder niesten. Bei funktionellen Tätigkeiten, wie etwa dem Schuhanziehen mit der gesunden Hand, treten sowohl im Arm als auch im Bein assoziierte Reaktionen auf, wenn nicht auf inhibitorische Positionen geachtet wird.

Assoziierte Bewegungen sind normale und automatische Haltungsanpassungen, die willkürliche Bewegungen begleiten. Sie treten bei gesunden Menschen auf, um präzise Bewegungen anderer Körperteile zu verstärken. Darüber hinaus unterstützen sie Tätigkeiten, die einen besonderen Kraftaufwand erfordern. Assoziierte Bewegungen lassen sich bei Hemiplegiepatienten in den nicht betroffenen Extremitäten beobachten, wenn versucht wird, die betroffenen Extremitäten zu bewegen. Die assoziierten Bewegungen dürfen nicht mit den stets pathologischen assoziierten Reaktionen verwechselt werden. Als Unterscheidungskriterium dient die Fähigkeit des Patienten, sie zu verändern oder zu entspannen. Assoziierte Reaktionen sind stereotyp und treten auch ohne Bewegung der entsprechenden Extremität auf. Der Patient kann sie nicht willkürlich entspannen. Die Extremität kehrt erst dann in ihre Ausgangsposition zurück, wenn der Reiz nachgelassen hat, und selbst dann häufig nur sehr langsam.

Bei den Patienten haben assoziierte Reaktionen folgende ungünstige Auswirkungen:

1. Die abnormale flektierte Stellung des hemiplegischen Armes stellt für den Patienten aus ästhetischen Gründen eine Belastung dar, weil sie die Aufmerksamkeit sofort auf seine Behinderung lenkt.
2. Wenn die betroffenen Extremitäten durch assoziierte Reaktionen spastisch fixiert sind, erschwert dies die Ausübung funktionaler Tätigkeiten. Das Anziehen eines Schuhes zum Beispiel ist bei extendiertem Bein und einwärts gedrehtem Fuß in Plantarflektion praktisch unmöglich. Je stärker der Patient sich bemüht, die Tätigkeit auszuführen, desto mehr erhöht sich die Extensorspastizität. Ebenso schwierig ist es für ihn, sich die hemiplegische Hand zu waschen oder einen Mantel anzuziehen, wenn der Arm stark in Flektion zieht.
3. Wird der Arm ständig in Flektion nach oben gezogen, besteht die Gefahr einer Kontraktur, besonders des Ellbogens und der Finger.
4. Die ständige Flektion macht ein funktionelles Einsetzen des betroffenen Armes unmöglich und kann eine Wiedererlangung der Bewegungsfähigkeit verhindern.
5. Die Gleichgewichtsreaktionen im Arm und im Bein werden durch die assoziierten Reaktionen verhindert. Dadurch ist es für den Patienten schwierig, das Gleichgewicht zu halten.
6. Die Spastizität wird in der gesamten betroffenen Körperseite erhöht und behindert sämtliche Bewegungen.

3.7 Gestörte Sensibilität

Jede komplexe Bewegung erfordert ein hochentwickeltes Feedbacksystem, das genaue Informationen über die Korrektheit der ausgeführten Tätigkeit meldet. Das Gleichgewicht hängt von Sinneswahrnehmungen im gesamten Körper ab.

Es ist schwierig, wenn nicht gar unmöglich, genau festzustellen, was der Patient fühlt und welche Informationen er erhält, wenn er sich bewegt. Die herkömmlichen Methoden zur Untersuchung der Sinneswahrnehmung liefern nur Anhaltspunkte; das Ergebnis kann jedoch aufgezeichnet und später mit abweichenden Daten verglichen werden. Die Aufzeichnungen sagen nur aus, daß ein Patient zu einem bestimmten Zeitpunkt in einer vorgegebenen Situation dem Fragesteller Auskunft darüber gab, was er fühlte. Auch wenn alle Antworten in bezug auf die Position seiner Extremitäten, die Richtung ihrer Bewegung und den Druck oder die leichte Berührung, die er spürte, korrekt waren, kann es durchaus sein, daß man ihn eine Stunde später beobachten kann, wie er bei dem Versuch, im Rollstuhl voranzukommen, seine Hand ohne es zu merken im Rad eingeklemmt hat.

Die Muster der Spastizität und Massenbewegungssynergien sind eng mit der Sinneswahrnehmung verbunden, sei es als Ursache oder als Wirkung. Da der Patient sich nur auf abnormale Art und Weise bewegen kann, erhält er daher auch sein Feedback aus abnormalen Bewegungen. Er bewegt sich in abnormalen Bewegungsmustern, weil seine Sinneswahrnehmung ungenau und unzulänglich ist.

3.8 Überlegungen

Bewegung wird durch Wiederholung erlernt und in dem Maße perfektioniert, wie die Inhibition ungewollter Aktivität zunimmt. Wenn der Patient sich nur in stereotypen Massenbewegungssynergien bewegt, wird er nur diese und keine klar definierten und selektiveren Bewegungen erlernen. Abnormale Bewegungen verstärken die Spastizität, die entsprechend zunimmt. Die Behandlung sollte darauf abzielen, dem Patienten zu helfen, sich von Anfang an so normal und ökonomisch wie möglich zu bewegen; es sollte vermieden werden, daß er durch ständige Wiederholung abnormale Bewegungsabläufe einübt.

4 Befundaufnahme in der Praxis – ein fortwährender Prozeß

Die genaue und umfassende Befundaufnahme der Fähigkeiten und Schwächen des Patienten erfordert vom Therapeuten sorgfältige Beobachtung, die Bereitschaft, sich mit dem Patienten zu beschäftigen, die Fähigkeit zu klarem Denken und die Zeit, dem Patienten zuzuhören. Der Therapeut muß genau wissen, mit welchen Bewegungen und Reaktionen der gesunde Mensch bestimmte Situationen meistert oder bestimmte Aufgaben ausführt. Nur so kann er sofort feststellen, ob der Patient sich anders verhält oder anders reagiert.

Es gibt bisher noch keine wissenschaftliche Methode zur genauen und umfassenden Beurteilung des Hemiplegiepatienten durch den Therapeuten. Eine Tabelle, auf der die einzelnen Funktionen schnell abgehakt werden können, liefert nur rein quantitative Informationen darüber, was der Patient kann und was er nicht kann. Die Aufzeichnung der funktionellen Fähigkeiten des Patienten allein reicht aber zur adäquaten Therapieplanung nicht aus. So sagt zum Beispiel die Feststellung „Der Patient ist nicht fähig, vom Rollstuhl ins Bett zu steigen" nur aus, daß er eine bestimmte Tätigkeit nicht durchführen kann, nicht aber, warum das so ist. Zur individuellen Behandlung dieses Patienten ist es aber notwendig herauszufinden, ob seine Beine zu schwach waren oder er sein Gleichgewicht nicht halten konnte, ob eine zu starke Spastizität vorlag oder ob er aufgrund von Übergewicht seinen Körper nicht aus dem Rollstuhl heben konnte.

Das Gleiche gilt zum Beispiel für einen Patienten, der angemessen und funktionsgerecht in normaler Geschwindigkeit gehen und dabei problemlos die Balance halten kann, der also durchaus in der Lage ist, öffentliche Verkehrsmittel zu benutzen. Bedingt durch Spastizität der Extensoren kann dieser Patient jedoch möglicherweise nicht bei gestreckter Hüfte das Knie beugen. Um seinen Fuß nach vorn zu bewegen, führt er daher bei jedem Schritt eine Zirkumduktion mit dem Bein aus. Genau das ist die Information, die notwendig ist, um den Patienten entsprechend zu behandeln.

Für eine adäquate Behandlung ist die qualitative Bewertung des Patienten von sehr viel größerer Bedeutung als die quantitative.

4.1 Ziel der Befundaufnahme

Ziel der Befundaufnahme ist es,

- herauszufinden, was den Patienten daran hindert, sich auf normale Art zu bewegen und die Behandlung entsprechend zu gestalten;

- regelmäßige Überprüfungen zu ermöglichen und die Behandlung gegebenenfalls zu ändern;
- einem anderen Therapeuten die erfolgreiche Fortsetzung der Therapie zu ermöglichen;
- genaue Aufzeichnungen über den Zustand des Patienten für spätere Behandlungen oder für statistische Zwecke zur Verfügung zu stellen.

Die Befundaufnahme geschieht immer im Zusammenhang mit der Behandlung. Der Therapeut versucht herauszufinden, worauf die Schwierigkeiten des Patienten hauptsächlich zurückzuführen sind und welche Möglichkeiten es gibt, einzelne Faktoren zu verändern. Wird der Patient eher fähig sein, sich nach normalen Mustern zu bewegen, wenn der Therapeut die Spastizität hemmt? Welche Bewegungen kann der Patient ausführen, wenn der Therapeut ihm eine leichte Hilfestellung oder eine bestimmte Unterstützung gibt? Diese Fragen zeigen, daß die Befundaufnahme integraler Bestandteil der Behandlung ist. Während der Behandlung bewertet der Therapeut immer wieder von Neuem, etwa ob er den Hypertonus gesenkt, die Aktivität stimuliert oder den Patienten befähigt hat, sich bei der Ausführung einer bestimmten Tätigkeit nach normaleren Mustern zu bewegen.

Zur Befundaufnahme gehört mehr, als nur den Patienten etwa im Liegen eine bestimmte Bewegung der Extremitäten ausführen zu lassen. Der Therapeut muß den Patienten bei seinem ersten Besuch genau beobachten, und von diesem wichtigen Augenblick an begleitet die Befundaufnahme die Therapie als ein fortwährender Prozeß, im Verlauf dessen wichtige Variablen zutage treten. Eine vollständige Befundaufnahme läßt sich nicht an einem einzigen Tag durchführen. Schon eine schlaflose Nacht oder Verstopfung können die Leistung des Patienten erheblich beeinträchtigen.

Der Therapeut achtet darauf, wie der Patient hereinkommt, ob er in Begleitung ist, ob er von jemandem festgehalten oder gestützt wird. Sitzt der Patient im Rollstuhl, achtet der Therapeut darauf, wie er den Rollstuhl fährt oder beim Fahren mithilft, wie er sitzt, ob er interessiert oder teilnahmslos wirkt. Ähnliches gilt für den Fall, daß der Patient im Bett liegt, sei es zu Hause oder im Krankenhaus. Der Therapeut sollte immer versuchen, dem Patienten die Befangenheit zu nehmen und so zu sprechen, daß der Patient auch verstehen kann, was er tun soll. Oft ist eine Beurteilung nur deshalb ungenau, weil dem Patienten nicht klar ist, welche Bewegung er nun eigentlich ausführen soll.

4.2 Erster Gesamteindruck

Beim ersten Besuch und während des ersten Gesprächs beobachtet der Therapeut den Patienten sorgfältig, unabhängig davon, ob der Patient liegt, sitzt oder steht. Die Abbildungen 4.1 bis 4.3 zeigen Patienten, so wie sie möglicherweise s,' ihrem ersten Besuch zur Befundaufnahme und Behandlung auf den Therapeuten zugehen. Dabei lassen sich folgende Beobachtungen machen, die später für die Behandlung äußerst wertvoll sein können:

Abb. 4.1 zeigt, daß der Gesichtsausdruck der Patientin der Situation – Begrüßung des Therapeuten durch den Patienten – nicht angepaßt ist. Das maskenhafte

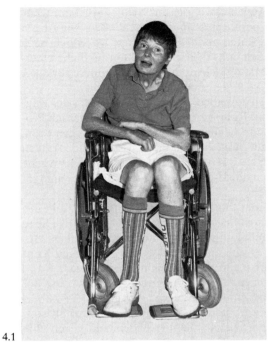
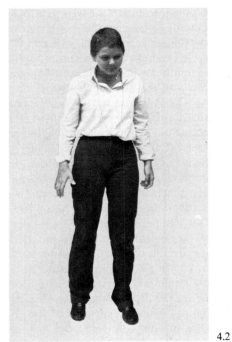
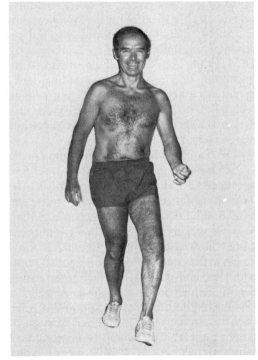

Abb. 4.1. Patientin mit beidseitiger Hemiplegie nach Thrombose der Aa. carotides internae

Abb. 4.2. Patientin mit Ataxie

Abb. 4.3. Patient mit linksseitiger Hemiplegie

Gesicht und die sehr weit geöffneten Augen sowie die linksseitig zurückgezogene Oberlippe lassen auf einen Hypertonus der Gesichtsmuskeln schließen. Die Augen der Patientin sind zwar auf den Therapeuten gerichtet, ihr Kopf ist jedoch nach rechts gedreht und ihr Rumpf seitlich nach links flektiert; die offensichtliche Überaktivität des linken Halsmuskels (z. B. M. sternocleidomastoideus) könnte für diese Stellung verantwortlich sein.

Die Patientin scheint Schwierigkeiten zu haben, ihren Kopf entgegen der Zugrichtung der Flexorspastizität in Hals und Rumpf zu heben. Sie wird sicherlich Probleme mit dem Gleichgewicht haben, wenn sie ihren Kopf nicht frei bewegen kann. Der offenstehende Mund deutet darauf hin, daß ihr auch Essen und Trinken Schwierigkeiten bereiten werden. Kann sie ihren Mund aufgrund einer Schwäche der Kieferschließmuskeln nicht schließen oder ist dafür ein Hypertonus der antagonistischen Muskelgruppen verantwortlich?

Der obere Rumpf ist besonders auf der linken Seite deutlich flektiert, und das Gewicht der Patientin lagert auf der rechten Seite. Wahrscheinlich ist die linke Seite stärker betroffen als die rechte. Die Armhaltung der Patientin entspricht dem Muster der Flexorspastizität. Aber handelt es sich nur um Spastizität oder liegen Kontrakturen oder schmerzhafte Einschränkungen der Bewegungsfreiheit vor? Kann die Patientin ihre Arme überhaupt benutzen? Ihr rechter Arm lastet schwer auf der Lehne des Rollstuhls. Kann sie sich ohne Zuhilfenahme des Armes vielleicht überhaupt nicht aufrecht halten? Ihre Beine sind adduziert. Liegt das an ihrer Sitzstellung in dem Rollstuhl oder liegt ein spastizitätsbedingter Widerstand gegen eine Abduktion vor? Der linke Fuß der Patientin befindet sich in Plantarflektion; die Ferse ist von der Fußstütze des Rollstuhls abgehoben. Liegt nur eine Spastizität oder auch eine Kontraktur der Achillessehne vor?

Abb. 4.2 zeigt, daß die Patientin auf den Therapeuten zugeht, ohne hochzuschauen, um ihn zu begrüßen. Statt dessen schaut sie konzentriert auf den Boden. Die Haltung von Kopf, Schultern und Armen läßt auf Schwierigkeiten bei der Stabilisierung und der Aufrechterhaltung des Gleichgewichts schließen. Die Patientin macht nur einen kleinen Schritt, der mehr zur Seite als nach vorn gerichtet ist. Der rechte Fuß behält Bodenkontakt, bis das Gewicht auf dem linken Fuß ruht. Die Patientin verlagert ihr Gewicht mehr zur Seite und nicht nach vorn, wie es beim normalen Gehen der Fall wäre.

Der Patient in Abb. 4.3 geht ohne Unsicherheit auf den Therapeuten zu. Seine Gesichtszüge sind symmetrisch und der Situation angepaßt, der Augenkontakt ist normal. Die Balance des Patienten ist offensichtlich gut, denn er zeigt keinerlei Angst hinzufallen. Die Sensibilität in seinem linken Bein scheint normal zu sein, da er nicht hinunterschauen muß, um einen Schritt nach vorn zu machen. Seine linke Seite ist verkürzt, die Schulter ist hinunter gedrückt und retrahiert. Die Anstrengung, mit der er sein linkes Bein nach vorn bewegt, wird begleitet von einer Flektionsreaktion des Armes. Diese ist distal besonders ausgeprägt, wobei der Daumen adduziert und gebeugt ist. Der Unterarm ist supiniert und nicht proniert, wie es beim Flektionsmuster zu erwarten wäre.

Obwohl der Patient mit dem linken Bein einen Schritt nach vorn macht, ist das Becken retrahiert und nach oben gezogen. Der Patient bewegt das Bein in Flexorsynergie mit Abduktion und Außenrotation nach vorn, während der Fuß durch die starke Aktivität des M. tibialis anterior in die Supination gezogen wird. Die kräftige

Ausbildung der gesamten Beinmuskulatur zeigt, daß keine Muskelschwäche vorliegt, sondern eher ein Hypertonus, der selektive Bewegung behindert.

4.3 Subjektive Anamnese

Der Therapeut nimmt eine kurze Anamnese des Patienten auf. Dabei beobachtet er ihn sehr sorgfältig und achtet dabei besonders auf die folgenden Punkte:

1. Stimme
   a) Spricht der Patient deutlich und mit genügend Stimmvolumen?
   b) Spricht er nur in kurzen Sätzen, da seine Atemkontrolle unzureichend ist?
   c) Klingt seine Stimme heiser oder monoton?

2. Gesichtsausdruck
   a) Ist sein Gesichtsausdruck der Situation angepaßt, verändert er sich überhaupt?
   b) Schaut der Patient den Therapeuten an? Besteht normaler Blickkontakt?

Wenn der Patient nicht sprechen kann, sollte ein Begleiter anwesend sein, der ihn gut kennt – zum Beispiel die Ehefrau – und die nötigen Auskünfte geben kann. Es ist nicht ratsam, gleich zu Anfang der Behandlung die gesamte Anamnese aufzunehmen, da es vielen Patienten unangenehm ist, ausführlich über ihre Krankheit zu sprechen. Der Therapeut beobachtet zuerst, was der Patient selbständig tun kann und schaut dann, was er mit wenig Hilfe zusätzlich leisten kann. Im Verlauf der verschiedenen Aktivitäten gewinnt der Therapeut dann einen Gesamteindruck der Probleme des Patienten.

In den Gesprächen wird deutlich, ob der Patient über seine Probleme Bescheid weiß und sich über die Prognose im klaren ist. Der Therapeut kann sich ein Bild davon machen, welche Einstellung der Patient zu Heim und Arbeit hat, wie er mit dem neuen, von seiner Behinderung geprägten Leben fertig wird. Er erfährt, wo der Patient sein größtes Problem sieht und aus welchen Gründen er Hilfe sucht. Die subjektive Einstellung des Patienten zu dem, was er als sein größtes Problem ansieht und das, was er mit der Behandlung zu erreichen hofft, gibt Aufschluß darüber, wie realistisch er seine Krankheit einschätzt.

Wichtig ist außerdem, daß der Therapeut das Ziel der Behandlung mit dem Patienten abspricht. Die Erwartungen beider müssen auf einen gemeinsamen, realistischen Nenner gebracht werden. Andernfalls kann es Enttäuschungen und Frustrationen sowohl beim Patienten als auch beim Therapeuten geben. Sieht zum Beispiel der Therapeut das Ziel seiner Behandlung darin, den Patienten wieder laufen zu lehren, während der Patient aber einen neuen Rollstuhl bekommen möchte, ist ein Erfolg nur möglich, wenn sich beide auf ein gemeinsames Ziel einigen. Enttäuschend wird auch eine Behandlung verlaufen, in der der Therapeut sich bemüht, den Patienten das Gehen ohne Stock zu lehren, während dieser vor allem lernen möchte, seine hemiplegische Hand wieder zu gebrauchen.

4.4 Angemessene Bekleidung des Patienten für die Befundaufnahme und Behandlung

Während der ersten Befundaufnahme und der nachfolgenden Behandlung sollte der Patient möglichst leicht und zweckmäßig gekleidet sein, da sonst wichtige Probleme übersehen werden können. Bei einem voll bekleideten Patienten ist eine geeignete Stimulation und Beobachtung während der Behandlung nicht möglich. Am zweckmäßigsten werden bei Befundaufnahme und Behandlung ein Badeanzug oder Shorts und ein Hemd getragen. Dabei ist es wichtig zu beobachten, wie sich der Patient an- und auszieht und wieviel Hilfe er dabei benötigt. Schon bei einer vergleichsweise leichten Hemiplegie treten manchmal Gleichgewichtsstörungen auf, wenn der Patient versucht, seine Hose auszuziehen. Durch Beobachtungen kann sich der Therapeut schon einen Überblick verschaffen, bevor er die Extremitäten des Patienten oder spezifische Funktionen detailliert untersucht.

4.5 Muskeltonus

Während sich der Patient auf den Behandlungstisch setzt oder aus seinem Rollstuhl aufsteht, kann der Therapeut von seinen Bewegungen auf den Muskeltonus schließen, solange sich der Patient noch unbewußt bewegt und noch nicht bemerkt hat, daß er überprüft wird. Jede seiner Bewegungen, seien es selbständige oder solche mit Unterstützung, wird vom Therapeuten beobachtet und erfühlt.

Muskeltonus kann definiert werden als die Menge an Widerstand, die einer passiven Bewegung, also einer Dehnung, eines Körperteils entgegengebracht wird. Durch reines Beobachten kommt es leicht zu verfälschten Ergebnissen; daher ist es notwendig, diesen Widerstand auch zu spüren.

Muskeln mit normalem Tonus reagieren auf passive Bewegung derart, daß sie das Gewicht des betreffenden Körperteils übernehmen. So können Extremität, Kopf oder Rumpf ohne Widerstand in eine bestimmte Stellung geführt werden, die dann mühelos und spontan beibehalten wird. Bei normalem Tonus fühlt sich der bewegte Körperteil leicht an. Wird er in eine bestimmte Stellung geführt, dann wird er in dieser eine Weile verharren, bevor er langsam in seine Ruhestellung zurückkehrt.

Bei Hypertonus fühlen sich die Extremität oder der Rumpf schwer an, und der Widerstand gegen die Bewegung ist mehr oder weniger stark. Läßt man den Körperteil los, wird er in Richtung des überhöhten Tonus gezogen. Bei Hypotonus ist der Widerstand gegen passive Bewegung geringer als bei normalem Tonus, aber das Gewicht der Extremität wird nicht gehalten, und der Körperteil fällt mit der Schwerkraft hinunter (siehe auch Abschnitte 3.3 und 3.4).

4.6 Beweglichkeit der Gelenke

Auch wenn die Messung der Beweglichkeit von Gelenken Variationen unterliegt, ist sie doch von Bedeutung, denn es lassen sich aus ihr Rückschlüsse über den Zustand des Patienten zur Zeit der Messung ziehen. Daher sollten die Meßwerte bei der Planung der Behandlung berücksichtigt werden. Es ist jedoch äußerst wichtig, klar zwischen Spastizität und strukturell bedingtem Beweglichkeitsverlust und zwischen einer Verkürzung der Weichteile und Veränderungen der Knochen zu unterscheiden. Diese Differenzierung ist für die Planung der Behandlung erforderlich. Bei der Prüfung der Beweglichkeit der Gelenke ist es zeitsparend, alle Körperteile zuerst in einer Ausgangsstellung und dann in den notwendigen anderen Stellungen zu untersuchen. Beim Notieren sollten die Informationen jedoch unter die entsprechende Überschrift geordnet werden.

4.7 Muskeltest-Tabellen

Eine spezifische Muskeltesttabelle wird nicht gebraucht. Bei Spastizität, die ja Variationen unterliegt, ist es nicht möglich, die Stärke eines gegenarbeitenden Muskels genau abzuschätzen. So kann zum Beispiel ein Patient mit Grad 5 in der Dorsalflektion seinen Fuß nicht gegen den Hypertonus der Wadenmuskeln dorsal flektieren, insbesondere wenn das Bein extendiert ist. Die Muskelkraft mag in bestimmten Positionen ausreichend sein, aber kann sich der Patient nur in synergistischen, nichtselektiven Mustern bewegen, ist er auch nicht in der Lage, die Extremität oder einen Teil von ihr funktionsgerecht zu benutzen. Ein Hemiplegiepatient ist oft imstande, seinen Ellbogen zu extendieren, wenn er in Rückenlage seinen Arm über den Kopf hält und die Flexorspastizität inhibiert ist. In dieser Stellung gelingt es dem Therapeuten unter Umständen nicht, die Aktivität der Extensoren zu überwinden. In der Klassifikation würde der Trizeps dann unter Grad 5 eingeordnet werden (siehe Abb. 4.4 a). Im Stehen oder Sitzen hingegen ist der Patient unfähig, seinen Ellbogen zu extendieren, obwohl in diesem Fall die Schwerkraft die Bewegung unterstützt (siehe Abb. 4.4 b).

Sowohl die Meßwerte der Gelenkbeweglichkeit als auch die der Muskelaktivität sollten nach Körperteilen geordnet aufgezeichnet werden. So ist es zum Beispiel bedeutend einfacher, unter dem Abschnitt „obere Extremitäten" nachzuschauen, ob der Ellbogen zum Zeitpunkt der letzten Befundaufnahme eingeschränkt war, als nach einer Tabelle suchen zu müssen, die auf einem gesonderten Blatt steht.

Ein Foto oder eine Diagrammaufzeichnung der Bewegungskapazität sagen oft sehr viel mehr aus als eine Graduierung von Bewegung. Zur Aufzeichnung einer Kontraktur kann der Abstand zwischen zwei festgelegten Punkten als Meßwert dienen. Eine Flektionskontraktur des Ellbogens zum Beispiel wird in Rückenlage gemessen, wobei die Schulter des Patienten flach auf der Unterfläche aufliegt. Der Abstand zwischen der Dorsalfläche seines Handgelenkes und der Behandlungsbank ist dann der Parameter, der gemessen und aufgezeichnet wird.

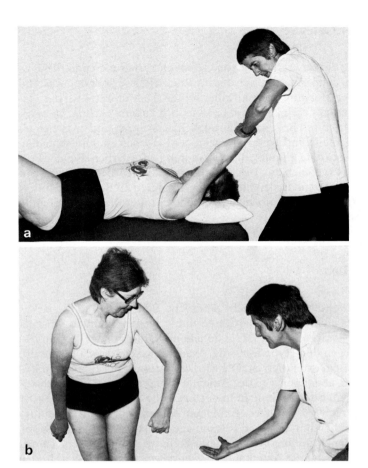

Abb. 4.4a, b. Die Muskelkraft kann nicht durch das traditionelle Klassifikationssystem getestet werden. Die Haltung des Patienten und der variable Tonus in den Antagonisten führen zu Ergebnissen, die keine Rückschlüsse auf die Funktionsfähigkeit zulassen. **a** Die Patientin liegt auf dem Rücken und kann trotz vom Therapeuten ausgeübten Gegendruck den Ellbogen gegen die Schwere gestreckt halten. **b** Im Stehen kann die Patientin ihren Ellbogen nicht strecken und die ihr entgegengestreckte Hand berühren, obwohl die Schwerkraft ihre Bewegung unterstützt

4.8 Befundaufzeichnungen

Es gibt keine allgemein gültige Form, in der das Befundaufnahmeergebnis aufgezeichnet werden könnte, keine Tabelle, die für alle Patienten und alle Therapeuten geeignet wäre. Die einzelnen Daten sollten klar geordnet und sauber mit der Hand oder der Maschine geschrieben werden, damit keine wichtigen Informationen übersehen werden. Vor nicht allzu langer Zeit erschien ein sorgfältig ausgearbeitetes Formular zur Beurteilung von Hemiplegiepatienten, in dem Tonus und Spastizität gar nicht erwähnt wurden – die relevantesten Faktoren also einfach weggelassen wurden!

Zur Vereinfachung der Aufzeichnung können Vordrucke verwendet werden, in die die einzelnen Überschriften bereits eingetragen sind und unter denen Raum für die Aufzeichnungen gelassen wird. So wird sichergestellt, daß alle Aspekte berücksichtigt werden. (Jede an einem Körperteil beobachtete Störung beeinflußt auch die Haltung oder Bewegung der anderen Körperteile!) Die folgenden Überschriften werden empfohlen:

Kopf
Rumpf
Obere Extremitäten
Untere Extremitäten
Sitzen
Stehen

Gewichtsverlagerung und
Gleichgewichtsreaktionen
Gang
Sensibilität
Gesicht, Sprechen und
Essen
Funktionelle Fähigkeiten

Im Einzelfall wird es sicherlich zusätzliche Faktoren geben, die bedeutsam erscheinen und unter einer entsprechenden Überschrift aufgenommen werden können.

4.8.1 Kopf

Es ist weder in dieser Rubrik noch in den folgenden notwendig, alle Fragen einzeln zu beantworten. Das ist nur erforderlich, wenn eine signifikante Beobachtung gemacht wird.

In Rückenlage:

Liegt der Kopf in der Mitte oder ist er zu einer Seite geneigt oder rotiert?
Bleibt er flektiert?
Drückt er nach hinten auf die Unterlage?
Kann der Patient die Kopfhaltung korrigieren und den Kopf frei bewegen?
Kann er den Kopf heben, etwa um seine Füße anzuschauen?
Ist bei passiver Bewegung des Kopfes durch den Therapeuten ein Widerstand in irgendeiner Richtung spürbar, und trägt der Patient das Gewicht des Kopfes automatisch selbst?

Im Sitzen:

Es wird beobachtet, welche Stellung der Kopf einnimmt und untersucht, ob er sich frei bewegen läßt. Besteht ein Widerstand gegen passive Bewegung? Kann der Patient den Kopf aktiv bewegen?

Im Stehen:

Dieselben Untersuchungen werden noch einmal im Stehen durchgeführt.

4.8.2 Rumpf

In Rückenlage:

Liegt der Körper symmetrisch oder ist eine Seite verkürzt?
Ist das Becken rotiert?
Weist die Lendenwirbelsäule eine fixierte Lordose auf? Wenn vorhanden, kann sie durch passive Flektion der Hüften und Bewegen des Beckens korrigiert werden?
Kann der Patient sich aus der Rückenlage aufsetzen, ohne dabei seine Arme zu benutzen?
Kann er sich seitlich in beide Richtungen drehen?
Kann er sich in beide Richtungen von der Rücken- in die Bauchlage und wieder zurück rollen? Wie führt er diese Bewegungen aus?

4.8.3 Obere Extremitäten

In Rückenlage:

Welche Haltung nehmen die Arme in Ruhestellung ein? Kann der Patient sie willkürlich auf normale Art und Weise bewegen? Wenn nicht, Bewegungsmuster angeben. Besteht bei passiver Bewegung in irgendeiner Richtung ein Widerstand?
Bewegen sich die Arme unwillkürlich bei Anstrengung oder wenn der Patient gähnt oder hustet? Wenn ja, nach welchem Bewegungsmuster?
Verändert sich der Tonus der Arme, wenn der Kopf in unterschiedliche Richtungen gedreht wird?
Besteht an irgendeinem Gelenk eine Kontraktur auch nach Nachlassen der Spastizität?

In Bauchlage:

Kann der Patient seine Arme nach vorn bewegen oder ist die Flektion in dieser Stellung zu stark?
Ist ein vollständiges Anheben der Schultern und ein Strecken der Ellbogen in dieser Stellung möglich?
Kann der Patient sich auf die Ellbogen stützen?
Kann er sich auf die gestreckten Arme stützen?

Im Sitzen und im Stehen:

Dieselben Untersuchungen wie in Bauch- und Rückenlage sollten auch im Stehen und im Sitzen durchgeführt werden. Bei vielen Patienten sind im Liegen, wenn das Körpergewicht voll abgestützt ist, die Bewegungen vergleichsweise besser als im Sitzen oder Stehen. Schwierigkeiten werden oft erst sichtbar, wenn die Patienten sich gegen die Schwerkraft aufrecht halten und gleichzeitig das Gleichgewicht halten müssen.

Noch wichtiger ist es herauszufinden, wie der Patient seine Hände benutzt. Eine Untersuchung der verschiedenen Bewegungen in einer freien Übungssituation gibt keinen Aufschluß über seine Fähigkeit, bestimmte Aufgaben durchzuführen. Daher sollte der Patient gebeten werden, eine alltägliche Tätigkeit auszuführen, bei der normalerweise beide Hände gebraucht werden. Er könnte zum Beispiel eine Flasche öffnen, das Getränk in ein Glas gießen und trinken oder eine Scheibe Brot abschneiden, sie mit Butter bestreichen und essen. Der Therapeut beobachtet, ob der Patient diese Tätigkeiten in irgendeiner Weise anders durchführt als dies ein gesunder Mensch tun würde. Auch das Maß an Konzentration, die der Patient aufbringen muß, um diese relativ einfache Aktivität durchzuführen, kann Aufschluß über Probleme bei der Benutzung seiner Hände geben.

4.8.4 Untere Extremitäten

In Rückenlage:

Die aktiven und passiven Bewegungen werden ähnlich wie bei den oberen Extremitäten getestet. Zusätzlich sollten noch folgende Untersuchungen in Bauchlage durchgeführt werden.

In Bauchlage:

Kann der Patient seine Knie aktiv beugen, ohne dabei auch die Hüften zu beugen? Besteht ein Widerstand gegen die passive Flektion der Knie, und werden die Hüften dabei ebenfalls gebeugt?
Bleiben die Knie in dieser Stellung ohne Anstrengung gebeugt?
Kann der Patient bei flektiertem Knie isolierte Bewegungen mit dem Fuß vollziehen?

Im Sitzen:

Der Patient bewegt ein Bein aktiv in unterschiedliche Richtungen – er schlägt es zum Beispiel über das andere. Dann bewegt der Therapeut das Bein passiv, um einen eventuellen Widerstand feststellen zu können.

Im Stehen:

Der Patient hebt das Bein in unterschiedliche Richtungen; dabei kann der Therapeut beobachten, wie er mit dem hemiplegischen Fuß etwa einen Schritt macht oder einen Ball wegstößt. Der Therapeut sollte auch auf einen möglichen Widerstand bei passiver Bewegung des Beines achten.

4.8.5 Sitzen

Kann der Patient sich ohne Hilfe aus dem Liegen aufsetzen? Wenn ja, wie führt er diese Bewegung aus?
  Sitzt er mit gebeugtem Rumpf? Rutscht oder fällt er nach hinten?
  Lehnt er sich mehr zu einer Seite als zur anderen hin?
  Ist sein Gewicht gleichmäßig auf beide Gesäßhälften verteilt?
  Ist der Rumpf rotiert, ist zum Beispiel eine Schulter oder eine Seite des Beckens nach hinten gezogen?

Ist eine Schulter niedriger als die andere?

Hängen die Beine in normal gebeugter Stellung über den Rand der Behandlungsbank oder des Bettes oder sind sie extendiert und weisen einen Hypertonus auf?

Wie ist sein Gleichgewicht in dieser Stellung? Weist er normale Gleichgewichtsreaktionen auf, wenn er zur Seite bewegt wird?

Kann er Kopf, Arme und Beine bewegen oder passiv bewegen lassen, ohne umzukippen?

Kann er sich im Fallen abfangen?

4.8.6 Stehen

Wie steht der Patient vom Sitzen auf? Drückt er bei der Bemühung, eine aufrechte Stellung einzunehmen, sein Gewicht nach hinten? Steht er schräg über eine Seite auf? Ist sein Gewicht im Stehen gleichmäßig auf beide Beine verteilt?

Verschlechtert sich seine Haltung, wenn er sich gegen die Schwere aufrichtet? Welche Haltung nimmt er dann ein? Bewegt sich das Becken nach vorn oder nach hinten oder verschiebt es sich seitlich?

Ruft die Anstrengung, die aufrechte Stellung zu halten, assoziierte Reaktionen in anderen Körperteilen hervor?

Benötigt der Patient einen Gehapparat oder eine Fußschiene zum Stehen? Wenn ja, wie kommt er ohne sie aus?

4.8.7 Gewichtsverlagerung und Gleichgewichtsreaktionen

Kann der Patient in Bauchlage, auf den Ellbogen gestützt, sein Gewicht zu beiden Seiten hin verlagern und dabei die jeweils gegenüber liegende Extremität frei bewegen?

Kann er im Sitzen das Gewicht zu beiden Seiten hin verlagern, ohne sich mit den Armen abstützen zu müssen? Kann er das gegenüber liegende Bein anheben oder frei bewegen? Richtet sich bei Gewichtsverlagerung zur Seite hin der Kopf automatisch und in angemessener Form vertikal aus? Verlängert bzw. verkürzt sich der Rumpf ausreichend, wenn das Gewicht zu einer Seite hin verlagert wird?

Kann der Patient im Stehen sein Gewicht auf ein Bein verlagern? Ist das Standbein dabei überstreckt oder gebeugt, um das Gewicht zu tragen? Kann der Patient auf einem Bein stehen und das andere bewegen? Kann er in Schrittstellung das Gewicht mühelos vom vorderen auf das hintere Bein verlagern? Kann er Schritte machen, um das Gleichgewicht wieder herzustellen – zur Seite, nach vorn und nach hinten? Bewegt sich der Patient schnell und automatisch in jede beliebige Richtung, in die ihn der Therapeut mit leicht auf seinen Schultern aufliegenden Händen lenkt?

4.8.8 Gehen

Es ist schwierig, die beim Gehen ablaufenden Bewegungen präzise zu beschreiben; am sinnvollsten ist es, Abweichungen vom Normalen aufzuzeichnen. Das Gehmuster wird so lebendig wie möglich beschrieben. Aus den Aufzeichnungen sollte auch hervorgehen, wie leicht oder schwer dem Patienten das Gehen fällt, mit welcher Geschwindigkeit, mit welchem Rhythmus und mit welcher Schrittlänge er geht. Am Armschwung läßt sich sehr gut erkennen, wie frei er gehen kann und ob eine Rotation stattfindet. Werden die Arme während des Gehens in einer Stellung gehalten, sei es aufgrund von assoziierten Reaktionen oder wegen der Anstrengung, mit der der Patient das Gleichgewicht hält?

Die Beschreibung des Gehmusters wird sehr viel klarer, wenn zunächst die gewichtstragende Phase und dann der Schritt nach vorn (Schwingphase) beschrieben werden.

Kann der Patient seinen Kopf beim Gehen frei bewegen? Kann er gleichzeitig gehen und sprechen?

Kann er außerhalb des Hauses frei gehen? Auch auf unebenem Boden?

Kann er bei Verkehr auf der Straße gehen? Wird er mit dem Straßenpflaster mühelos fertig?

Wie weit kann er ungefähr gehen, ohne übermüdet zu sein? (Hier ist es sinnvoll aufzuzeichnen, wie lange der Patient braucht, um eine bestimmte Strecke zurückzulegen. Dies wird später für Vergleiche nützlich sein.)

Braucht der Patient beim Gehen Hilfe? Durch einen Begleiter, einen Stock oder eine Krücke? Benutzt er einen Gehapparat? (Es sollte auch aufgezeichnet werden, was geschieht, wenn er ohne diese Hilfen geht, sofern ihm das überhaupt möglich ist, und was geschieht, wenn er barfuß geht.)

4.8.9 Treppensteigen

Kann der Patient Treppen hinauf und herunter steigen? Bewegt er sich dabei in normalen Mustern, also mit jeweils einem Fuß auf einer Stufe? Kommt er dabei auch ohne das Geländer aus?

4.8.10 Aufstehen vom Fußboden

Kann der Patient ohne Hilfe vom Fußboden aufstehen? Wie führt er diese Bewegung aus? Ist er fähig, aus dem Liegen über den Kniestand aufzustehen?

4.8.11 Verständnis des Patienten

Versteht der Patient verbale Anweisungen oder ahmt er nur nach oder errät, was von ihm erwartet wird, anstatt die einzelnen Wörter tatsächlich zu erfassen? Seine Fähigkeit, einfache verbale Aufforderungen zu verstehen, kann getestet werden, indem man ihm zwei Gegenstände zeigt, etwa eine Tasse und einen Löffel. Ohne ihm irgendwelche nonverbalen Hinweise zu geben, kann der Therapeut ihn nun bitten, entweder die Tasse oder den Löffel anzusehen. Wenn der Patient die Anweisungen korrekt ausführt, kann der Therapeut ihm einen „Doppelbefehl" geben, z. B. etwas mit dem Löffel zu tun: „Nehmen Sie den Löffel und schlagen Sie damit gegen die Tasse; dann legen Sie ihn wieder zurück." Aus der Reaktion des Patienten wird ersichtlich, inwieweit er fähig ist, derartigen Aufforderungen nachzukommen. Wenn der Therapeut die Worte „Reichen Sie mir Ihre Hand" mit einem erwartungsvollen Ausstrecken der eigenen Hand begleitet, wird der Patient häufig richtig darauf reagieren, ohne ihn tatsächlich verstanden zu haben. Dies könnte dann vom Therapeuten als volles Verstehen gedeutet werden, während der Patient nur auf nonverbale Hinweise in einer bekannten Situation reagiert hat.

4.8.12 Gesicht, Sprechen, Essen

Bei der Aufnahme der persönlichen Anamnese des Patienten hat sich der Therapeut bereits ein Bild darüber machen können, inwieweit der Patient fähig ist, zu sprechen und seinen Gesichtsausdruck der Situation anzupassen. Zusätzlich sollte noch auf folgendes geachtet werden:

Klingt die Stimme des Patienten anders, wenn der Therapeut die Atmung unterstützt und ihn darauf hinweist, daß falsches Atmen seine Fähigkeit zu sprechen beeinträchtigt?
Beeinflußt die Körperhaltung des Patienten seine Stimme, weil Spasmen die Sprache beeinträchtigen? Klingt seine Stimme gepreßt und/oder monoton? Ist seine Aussprache aufgrund einer neuromuskulären Funktionsstörung undeutlich; ist er unfähig, bestimmte Laute zu bilden? Kann er zum Beispiel aufgrund einer Facialisparese keine Lippenlaute aussprechen? Man könnte ihn bitten, zu pfeifen oder die Wangen aufzublasen und die Luft von der einen Seite zur anderen zu bewegen.
Kann er seine Zunge gleichmäßig zu beiden Seiten hin bewegen?
Kann er die herausgestreckte Zunge aufwärts und abwärts bewegen? Wenn nicht, ist davon auszugehen, daß er es auch im Mund nicht kann. Kann er die Zunge in die Wange führen? Kann er die Zungenspitze hinter die oberen Vorderzähne führen?
Kann er ohne Schwierigkeiten essen und trinken? Wenn nicht, könnte dies unter Umständen darauf hindeuten, daß er die Speise im Mund nicht hin- und herbewegen kann, um sie für das Hinunterschlucken vorzubereiten, als daß er tatsächlich nicht schlucken kann.
Sind Zähne und Mundhöhle sauber oder mit Speiseresten behaftet?
Kann der Patient schnell und mühelos die Konsonanten „t", „g" und „k" aussprechen? Für den ersten muß er fähig sein, die Zungenspitze hinter die Vorderzähne zu führen und für die beiden anderen muß er den hinteren Teil der Zunge anheben. Diese Bewegungen sind auch notwendig, um das vorbereitete Essen zum Hinunterschlucken im Mund nach hinten zu transportieren.

Bei vielen Patienten ist das Mienenspiel ungenügend oder unangemessen. Das kann zu recht unangenehmen Situationen führen, etwa wenn der Gesichtsausdruck falsch interpretiert wird und der Patient dann für deprimiert, unmotiviert oder unfreundlich gehalten wird. Patienten und Angehörige reagieren sehr empfindlich auf Gesichtsanomalien, insbesondere bei Speichelfluß oder Speiseresten an Mund oder Kinn des Patienten. Bewegung, Tonus und Sensibilität von Gesicht und Mund des Patienten sollten im Falle einer Anomalie bei der Therapie berücksichtigt werden (siehe Kapitel 13).

4.8.13 Sensibilität

Oft wird völlig versäumt, die Sensibilität zu testen, obwohl gerade dieser Aspekt häufig der Schlüssel für die Behandlung des Patienten ist. Bei den Tests für Sensibilität darf der Patient absolut nichts sehen; es sollte ihm möglichst ein Handtuch vor die Augen gehalten werden, damit er etwa bei nicht vollständigem Lidschluß Bewegungen erkennen und daraus Schlüsse ziehen kann.

Folgende Tests, die hier nur grob umrissen werden, sollten durchgeführt werden:

1. Leichte Berührung, starker Druck, Differenzierung zwischen warm und kalt. Es reicht nicht aus, verschiedene Körperregionen des Patienten mit der Hand zu berühren und zu fragen: „Spüren Sie, daß ich Sie dort berühre?" Der Patient sollte von sich aus jedesmal mitteilen, wenn er eine Berührung oder einen Druck spürt und wo ihn der Therapeut berührt.
2. Lagesinn. Der Patient sollte fähig sein, sowohl die Richtung zu beschreiben, in die ein Gelenk bewegt wird, als auch die Stellung zu erkennen, die der entsprechende Körperteil einnimmt. Der Therapeut bewegt die hemiplegische Extremität in eine bestimmte Stellung, und diese Bewegung wird vom Patienten mit seiner gesunden Extremität genau nachvollzogen. Dieser Test wird in zwei Varianten durchgeführt:
Der Patient bewegt seine gesunde Extremität gleichzeitig mit der passiven Bewegung der betroffenen Extremität durch den Therapeuten.
Der Therapeut bewegt eine Extremität in eine bestimmte Stellung und bittet dann den Patienten, die andere Extremität in die gleiche Stellung zu bringen.
3. Stereognosie. Kann der Patient einen bekannten Gegenstand, etwa einen Schlüssel, erkennen, wenn ihm dieser in die Hand gegeben wird? Wenn Sprachstörungen vorliegen, kann er auf einen entsprechenden Gegenstand in der Nähe deuten. Wenn er unfähig ist, ein Objekt anzufassen, sollte der Therapeut seine Hand führen und die Greifbewegung mit ihm vollziehen.

Für den Patienten kann ein Test auf sensible Wahrnehmungen eine sehr komplexe Aufgabe darstellen; er kann aufgrund anderer Probleme als mangelnder Sensibilität nicht richtig antworten. Um sicher zu gehen, daß er versteht, was von ihm verlangt wird und daß er fähig ist, die Aufgabe zu bewältigen, sollte er zunächst einige Aufgaben mit visueller Kontrolle ausführen. Dann können ihm die Augen verbunden und der eigentliche Test für die Erfassung sensibler Qualitäten durchgeführt werden.

4.8.14 Funktionelle Fähigkeiten

Der Therapeut sollte Aufzeichnungen darüber machen, inwieweit der Patient alltägliche Routinetätigkeiten ausführen kann. Dies ist einer der wenigen objektiven
Maßstäbe für Fähigkeiten und Fortschritte des Patienten, die dem Therapeuten zur
Verfügung stehen. Es sollte durchgehend aufgezeichnet werden, wie der Patient Tätigkeiten wie Körperpflege, Ankleiden und Essen durchführt und wie lange er für
jede dieser Tätigkeiten braucht. Dabei sollte der Therapeut ihn genau beobachten,
um eventuelle Fehlaufzeichnungen auszuschalten. Ein intensives Gespräch mit den
Angehörigen kann Hinweise auf weitere Probleme geben. Dies ist in all den Fällen
besonders wichtig, in denen der Therapeut den Patienten nicht in seiner gewohnten
Umgebung beobachten kann. Angaben über Beruf, Alter und Hobbies des Patienten geben dem Therapeuten Aufschluß über dessen Leben vor seiner Krankheit,
über seinen Lebensstil und seine Erwartungen in bezug auf die Rehabilitation.

4.8.15 Überlegungen

Die hier beschriebene Befundaufnahme ist recht umfangreich. Daher ist es nicht
unbedingt notwendig, diese gleich bei der ersten Behandlung vollständig auszuführen. Befindet sich der Patient im akuten Krankheitsstadium, werden viele der Teste
vielleicht nicht durchführbar sein. Ähnliches gilt für einen Patienten, der noch keine
adäquate Behandlung erhalten hat und dessen Schulter schmerzt oder der Furcht
hat, sich überhaupt zu bewegen. Einen solchen Patienten wird der Therapeut nicht
in Bauchlage untersuchen oder auf dem Boden knien lassen, sondern er wird in jedem Einzelfall entscheiden müssen, welche Teste durchgeführt werden können.

Bei Patienten, die erst in einem späteren Stadium ihrer Rehabilitation in die Behandlung kommen, kann trotzdem die gesamte Befundaufnahme notwendig sein,
um genau festzustellen, wo ihre Schwierigkeiten liegen. Es sollte auch erfragt werden, wie lange der Patient bereits behandelt wurde und welcher Art die Behandlung
war. Auch wenn die Befundaufnahme sehr langwierig ist, so wird doch letzten En-
des durch eine gründliche Analyse Zeit gespart und eine vollständige Rehabilitation überhaupt erst ermöglicht. Der Therapeut sollte auf jeden der aufgeführten
Punkte achten, selbst wenn nicht jede Beobachtung unbedingt aufgezeichnet wird.

Es kann sehr hilfreich sein, einen anderen die Beobachtungen aufschreiben zu
lassen oder sie auf ein Diktiergerät zu sprechen und später niederzuschreiben. Am
zweckmäßigsten zur Aufzeichnung von Bewegungen ist wohl eine Film- oder eine
Videokamera. Ein kurzer Film, in dem gezeigt wird, wie der Patient eine bestimmte
Tätigkeit ausführt, drückt sehr viel mehr aus als alle Worte und kann später zum
Vergleich herangezogen werden. Auch ein Foto kann, wie schon erwähnt, gewisse
Aspekte der Behinderung des Patienten sehr ausdrucksvoll verdeutlichen.

Kompensatorische oder „Trickbewegungen" können dem Patienten zu einem
gewissen Grad an Unabhängigkeit verhelfen. Wenn sie aber einmal zur Gewohnheit geworden sind, bergen sie auch die Gefahr in sich, die Rückkehr zu normaler
Aktivität zu behindern. Es sollte sorgfältig analysiert werden, ob die „Trickbewe-
gung" wirklich notwendig ist oder ob es sich nur um eine Angewohnheit handelt,
die möglicherweise geändert werden kann, um eine normalere und ökonomischere
Bewegungssequenz zu ermöglichen.

Es ist empfehlenswert, neben der funktionellen auch eine detaillierte neurologische Befundaufnahme durchzuführen. Nur auf dieser Basis kann der Therapeut tatsächlich den Zustand des Patienten behandeln anstatt einzig auf eine schnelle Unabhängigkeit hinzuarbeiten und damit vielleicht die Rückkehr normalerer Funktionen und die vollständige Wiederherstellung der betroffenen Körperteile zu erschweren.

Wenn die Ergebnisse der Befundaufnahme deutlich im Widerspruch zu der Fähigkeit des Patienten stehen, die Tätigkeiten des täglichen Lebens eigenständig durchzuführen, kann dies auf Wahrnehmungsprobleme zurückzuführen sein (siehe Kapitel 1). Hat der Therapeut zum Beispiel notiert, daß der Patient im Sitzen Arme und Beine bewegen und das Gleichgewicht halten kann, so mag dieser Eintragung die ungerechte Beurteilung „unmotiviert" folgen, wenn der Patient nicht Socken und Schuhe ohne Hilfe anziehen kann. Es ist wichtig, die komplexen Anforderungen, die eine solche Aufgabe an den Patienten stellt, richtig zu erkennen und zu verstehen, warum der Patient diese Tätigkeit nicht selbständig durchführen kann. Für ihn besteht ein gravierender Unterschied zwischen der Wiedererkennensebene – etwa wenn er einen Schuh anzieht, den ihm der Therapeut gereicht hat – und der eigenständigen Durchführung der gesamten Sequenz, wenn er sich morgens allein anzieht. Hier gilt das gleiche wie für jeden Menschen, der etwas Neues lernt: Er erkennt, was von ihm verlangt wird und kann dies auch korrekt ausführen, lange bevor er das Erlernte ohne Unterstützung in Form von Hinweisen oder Stichworten reproduzieren kann.

5 Die akute Phase – Lagerung und Bewegung des Patienten im Bett und im Rollstuhl

Der Erfolg der Rehabilitation hängt nicht nur von den verschiedenen Therapiestunden ab, sondern auch davon, was sonst noch während der übrigen Tages- und Nachtstunden mit dem Patienten getan wird. Sogar die Stellung, in der er schläft, kann das Behandlungsergebnis erheblich beeinflussen. Die Therapie mag noch so gut sein, wenn sich der Patient jedoch während der übrigen Zeit mit großer Anstrengung in abnormalen Bewegungsmustern bewegt, wird sich seine Spastizität steigern. Er verliert das in der Therapie Erreichte, und kann es nicht auf das tägliche Leben übertragen. Rehabilitation sollte daher als ein 24-Stunden-Programm oder als Lebensweise angesehen werden.

Es ist zufriedenstellender und einfacher für alle Beteiligten, ein entsprechendes Konzept sofort nach dem Schlaganfall, also gleich von Beginn an festzulegen. Beginnt ein Patient jedoch erst in einer späteren Phase, also Monate nach dem Schlaganfall mit der Therapie, so werden trotzdem dieselben Prinzipien angewendet und es wird dem Patienten geholfen, das Versäumte nachzuholen. Der Zeitaufwand wird größer sein, da er sich inzwischen andere Bewegungsgewohnheiten angeeignet haben wird, die er zum Teil nur mit Mühe verändern kann. Die im folgenden beschriebenen Körperstellungen und Arten, den Patienten zu bewegen oder Hilfestellungen, wenn er sich bewegt, sind für alle Patienten empfehlenswert, sei es in der Intensivstation, im Krankenhaus allgemein, in einem Rehabilitationszentrum oder auch für Patienten zu Hause.

5.1 Gestaltung des Krankenzimmers

Die Anordnung von Bett und Stuhl im Zimmer des Patienten kann eine wichtige Rolle spielen. Dies gilt besonders im frühen Stadium der Krankheit, wenn der Patient nur begrenzt fähig ist, sich allein zu bewegen. Es lohnt sich auf jeden Fall, auch größere Umstellungen vorzunehmen, wenn die Anordnung der Möbel im Zimmer nicht ideal erscheint. Aufgrund seiner Läsion ist der Kopf des Hemiplegiepatienten von der betroffenen Seite abgewandt, und er neigt dazu, nicht nur diese Körperhälfte, sondern alles, was sich auf dieser Seite befindet, zu ignorieren. Oft sind auf der hemiplegischen Seite die sensorischen Modalitäten des Fühlens, Hörens und Sehens beeinträchtigt. Intensive Stimulationen sind notwendig, um der daraus resultierenden sensorischen Verarmung entgegenzuwirken. Das Zimmer sollte daher so gestaltet sein, daß die hemiplegische Seite im Laufe des Tages automatisch soviel Stimulation wie möglich erhält.

Steht das Bett so, daß die hemiplegische Seite des Patienten zur Wand oder zu einer Zimmerseite gewendet ist, in der wenig Aktivitäten stattfinden, wird die sensorische Verarmung weiter verstärkt. Die Krankenpflege wird dann immer von der gesunden Seite her durchgeführt. Ärzte und Besucher werden sich dem Patienten von dieser Seite her nähern. Steht dieser auf, um aus dem Bett zu steigen, wird er sich zu seiner gesunden Seite hinbewegen und in ihre Richtung schauen, wodurch sich die Vernachlässigung der hemiplegischen Körperseite noch mehr ausprägt. Durch einfaches Umstellen des Bettes, so daß sich sämtliche Aktivitäten und interessanten Ereignisse an der hemiplegischen Körperseite des Patienten abspielen, kann die Situation entscheidend verändert werden. Die Krankenschwester wird sich dem Patienten von seiner betroffenen Seite her nähern, etwa um ihn zu waschen, ihm beim Zähneputzen zu helfen, ihm das Essen zu bringen oder ihm beim Essen zu helfen, um nur einige Beispiele zu nennen. Auch der Arzt wird von der hemiplegischen Seite her die Brust des Patienten abhorchen, seinen Blutdruck messen und andere regelmäßig wiederkehrende Untersuchungen durchführen. Wenn der Patient anfangs Schwierigkeiten hat, den Kopf in die gewünschte Richtung zu drehen, können ihm alle, die mit ihm arbeiten, dabei helfen: Sie sollten ihre Hand flach auf eine Seite des Gesichts des Patienten legen und den Kopf solange in der gewünschten Position halten, bis sie spüren, daß der Widerstand nachläßt.

Durch oben empfohlene Raumaufteilung wird der Patient ständig dazu ermuntert, seinen Kopf auf die hemiplegische Seite zu drehen, um die Personen anzuschauen, die sich mit ihm beschäftigen. Die hemiplegische Körperseite wird gezwungen zu reagieren und ist den ganzen Tag lang aktiviert. Auch der Nachttisch sollte neben der betroffenen Körperseite stehen, damit der Patient seinen Kopf auf diese Seite drehen muß, wenn er Gegenstände auf dem Nachttisch anschauen möchte. Er muß dann außerdem seinen Arm über die Mittellinie des Körpers bewegen, wenn er nach etwas greifen will. Auch der Übergang vom Bett in einen Stuhl oder Rollstuhl wird auf der hemiplegischen Seite stattfinden.

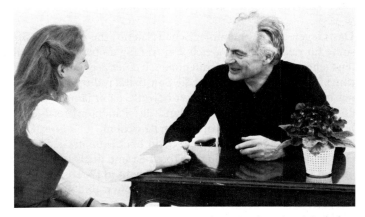

Abb. 5.1. Der Patient wird durch lieben Besuch dazu angeregt, seinen Kopf zur hemiplegischen Seite hin zu wenden (rechtsseitige Hemiplegie)

Vielen Patienten macht es Freude fernzusehen, wenn sie anfangs noch nicht lesen können. Der Fernseher sollte so aufgestellt werden, daß der Patient seinen Kopf zur hemiplegischen Seite drehen muß, wenn er hinschauen möchte. Auch Verwandte und Freunde können hier eine sehr nützliche Rolle spielen, wenn sie entsprechend eingewiesen werden. Sie sollten entweder neben dem Patienten oder schräg vor ihm sitzen, in beiden Fällen jedoch an der hemiplegischen Seite. Der Patient wird dann seinen Kopf in ihre Richtung drehen, um mit ihnen zu sprechen, und seine Besucher können ihn dazu ermuntern, die Augen zu bewegen und sie während des Gesprächs direkt anzuschauen. Normaler Augenkontakt mit anderen Personen oder das direkte Anschauen von Gegenständen könnte dem Patienten sonst weiterhin Schwierigkeiten bereiten, da die Augen immer zur gesunden Seite gerichtet sind. Engere Freunde und Verwandte können während des Gesprächs auch die hemiplegische Hand des Patienten halten und so eine zusätzliche Stimulation ermöglichen (Abb. 5.1).

5.2 Lagerung im Bett

Anfangs wird der Patient die meiste Zeit im Bett verbringen. Daher ist es von großer Bedeutung, in welcher Stellung er liegt. Sobald es möglich ist, sollte er jedoch außerhalb des Bettes sitzen. Nur in sehr wenigen Fällen ist es notwendig, daß er länger als ein paar Tage ausschließlich im Bett liegt. Eine übermäßig lange Ruhigstellung im Bett kann besonders bei älteren Patienten zu ernsten Komplikationen, wie etwa Thrombosen, Dekubitus und hypostatischen Pneumonien führen, um nur einige zu nennen. Selbst Patienten, die tagsüber aufstehen, verbringen nachts immer noch 8 Stunden oder länger im Bett.

Erhält der Patient eine Infusion, so sollte er trotzdem regelmäßig im Bett umgedreht oder auf den Stuhl in eine geeignete Stellung gebracht werden.

5.2.1 Lagerung auf der hemiplegischen Seite

Das Liegen auf der hemiplegischen Seite ist die wichtigste Stellung überhaupt und sollte für den Patienten gleich von Anfang an benutzt werden. Die meisten Patienten ziehen diese Stellung ohnehin nach einer gewissen Zeit vor. Durch die Verlängerung der gesamten Seite wird die Spastizität reduziert, und der Patient wird sich seiner hemiplegischen Seite stärker bewußt, da er ja auf ihr liegt. Ein weiterer Vorteil liegt darin, daß die gesunde Hand des Patienten frei ist, um etwa die Bettdecke hochzuziehen oder das Kopfkissen zu richten.

Der Kopf wird gut gestützt, denn bei bequemer Kopfhaltung wird der Patient eher in der richtigen Stellung verbleiben und auch schlafen. Der Kopf sollte in der oberen Halsgegend eher gebeugt und nicht in Extension nach hinten gedrückt sein.

Der Rumpf wird leicht nach hinten rotiert und von hinten durch ein festes Kissen gestützt.

Der hemiplegische Arm wird nach vorn gezogen, bis er einen Winkel von mindestens 90 Grad zum Körper hin bildet. Der Unterarm ist supiniert, das Handge-

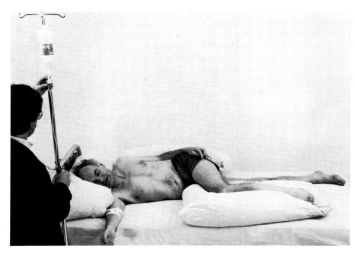

Abb. 5.2. Der Patient liegt richtig gelagert auf der hemiplegischen Seite. Er wird durch die Tropfinfusion nicht daran gehindert, auf der Seite zu liegen (rechtsseitige Hemiplegie)

lenk befindet sich in passiver Dorsalflektion. Die Hilfsperson legt von vorn eine Hand unter Schulter und Schulterblatt des Patienten und bewegt das Schulterblatt nach vorn in eine protrahierte Stellung. Diese Stellung wird durch das Körpergewicht gehalten und bewirkt eine Verminderung der Flexorspastizität im gesamten Arm und in der Hand, so daß der Patient in der korrekten Position verbleiben kann. Um sicherzugehen, daß das Schulterblatt tatsächlich protrahiert ist, sollte die Hilfsperson immer den Rücken abtasten. Bei richtiger Stellung des Patienten liegt der mediale Schulterblattrand flach der Thoraxwand an. Wenn das Schulterblatt nicht genügend protrahiert ist, wird der Patient dies häufig als unbequem oder schmerzhaft empfinden, da er direkt auf der Schulterspitze liegt.

Der andere Arm ruht auf dem Körper des Patienten oder auf dem Kissen hinter ihm. Liegt der Arm vor ihm, wird der gesamte Rumpf nach vorn gezogen und als Folge das hemiplegische Schulterblatt retrahiert.

Die Beine befinden sich in einer Art Schrittstellung; das gesunde Bein ist in Hüfte und Knie gebeugt und wird von einem Kissen gestützt. Das Kissen hält gleichzeitig das hemiplegische Bein in der korrekten Stellung: in der Hüfte gestreckt und im Knie leicht gebeugt.

5.2.2 Lagerung auf der gesunden Seite

Auch hier wird der Kopf durch ein Kissen gut abgestützt, damit der Patient bequem liegt.

Der Rumpf bildet einen rechten Winkel zur Bettfläche. Der Patient wird also nicht nach vorn in eine halbe Bauchlage gebracht.

Der hemiplegische Arm wird vor dem Patienten in etwa 100 Grad Flektion auf einem Kissen unterstützt. Die Stellung des anderen Armes kann der Patient selbst

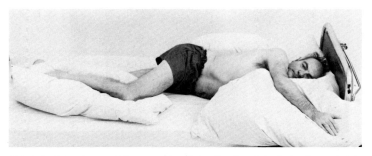

Abb. 5.3. Seitenlage auf der gesunden Seite. Der hemiplegische Arm wird durch das Kissen gut abgestützt (rechtsseitige Hemiplegie)

wählen; meist wird er ihn entweder gebeugt unter das Kopfkissen legen oder ihn quer über Brust oder Abdomen ablegen.

Das hemiplegische Bein wird nach vorn gezogen und bei gebeugtem Knie vollständig von einem Kissen gestützt. Es ist darauf zu achten, daß der Fuß nicht in Supination über den Kissenrand herunterhängt.

Das andere Bein liegt bei leichter Extension der Hüfte und leichter Flektion des Knies flach auf dem Bett.

5.2.3 Rückenlage (Abb. 5.4)

Diese Stellung sollte so selten wie möglich eingenommen werden, da in Rückenlage die abnormale Reflexaktivität aufgrund der tonischen Nacken- und Labyrinthreflexe am stärksten ist. Auch führt bei Hemiplegiepatienten die Rückenlage leicht zu Druckgeschwüren am Kreuzbein oder noch häufiger an der Außenseite der Ferse und am Außenknöchel. Das Becken ist auf der hemiplegischen Seite nach hinten rotiert und zieht das hemiplegische Bein mit sich in die Außenrotation, wodurch an den beiden erwähnten Stellen Druck entsteht.

Dennoch kann die Rückenlage als Alternativstellung sinnvoll sein. Dies gilt vor allem für Patienten, die lange Zeit ausschließlich auf den Rücken gelegen haben und anfangs noch Schwierigkeiten mit der Seitenlage haben.

Der Kopf wird gut durch Kissen abgestützt. Dabei muß darauf geachtet werden, daß dadurch die Brustwirbelsäule nicht gebeugt wird.

Auf der hemiplegischen Seite wird ein Kissen unter Gesäßhälfte und Schenkel geschoben, um die Beckenseite nach vorn zu bewegen und damit eine Außenrotation des Beines zu verhindern.

Ein weiteres Kissen wird unter das hemiplegische Schulterblatt geschoben und hält es in einer protrahierten Stellung. Das ermöglicht die korrekte Armstellung: angehoben, Ellbogen gestreckt, Handgelenk in Dorsalflektion und Finger gestreckt.

Als Alternative kann der gestreckte Arm in gewissen Zeitabständen auch über den Kopf des Patienten gelegt werden. Einige Patienten bevorzugen diese Stellung später, wenn sie im Bett lesen (Abb. 5.5).

Die Beine sind gestreckt. Knie oder Waden sollten nicht durch Kissen gestützt werden. Unter dem Knie führt dies leicht zu einer zu starken Flektion, unter der

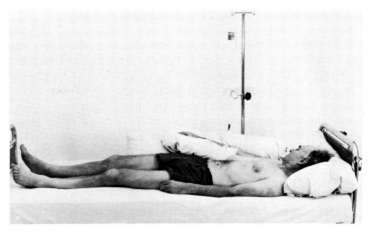

Abb. 5.4. Rückenlage. Die Kissen unter der hemiplegischen Gesäßhälfte und der hemiplegischen Skapula halten die gesamte Körperseite vorn und sorgen für eine korrekte Stellung der Extremitäten. Der Kopf ist zur hemiplegischen Seite gewandt (rechtsseitige Hemiplegie)

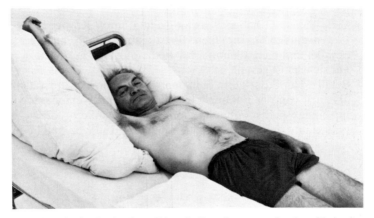

Abb. 5.5. Alternative Armstellung in der Rückenlage. Diese Stellung kann tagsüber kurzfristig eingenommen werden (rechtsseitige Hemiplegie)

Wade zur Überdehnung des Knies oder zu unerwünschtem Druck auf die empfindlichen Venen des Unterschenkels.

Die Stellung des Patienten sollte wie bei jedem gelähmten oder bewußtlosen Menschen in regelmäßigen Abständen geändert werden, insbesondere während der akuten Phase. Anfangs sollte er alle 2 bis 3 Stunden umgelagert werden; später, wenn er sich selbst umdrehen und im Bett bewegen kann, können die Zeitabstände länger sein, bis der Patient es sich zur Gewohnheit gemacht hat, seine Stellung zu ändern, wenn er aufwacht oder unbequem liegt.

5.2.4 Allgemeine Hinweise zur Lagerung des Patienten

1. Das Bett sollte flach und das Kopfende nicht erhöht sein. Der Patient sollte niemals halb aufgerichtet liegen, da diese Stellung die Flektion des Rumpfes bei gestreckten Beinen ungünstig verstärkt (Abb. 5.6). In der günstigeren Seitenlage bewirkt das erhöhte Kopfteil, daß der Patient leicht nach unten rutscht.
2. Es ist nicht sinnvoll, dem Patienten einen Gegenstand in die Hand zu geben, um der Flexorspastizität entgegenzuwirken. Damit wird genau das Gegenteil bewirkt werden: Der Einfluß des Greifreflexes führt dazu, daß die Hand den Gegenstand umschließt. In einer Vergleichsstudie über die elektromyographische Aktivität der Fingerbeuger der hemiplegischen Hand unter Verwendung einer Volarschiene oder eines Schaumstoff-Fingerspreizers und bei Verzicht auf jegliches Hilfsmittel heißt es bei Mathiowetz et al. (1983): „... Die Versuche mit Hilfsmitteln über einen bestimmten Zeitraum zeigen, daß im allgemeinen ohne deren Verwendung die geringste elektromyographische Aktivität hervorgerufen wird." Durch die Volarschiene schien sich die EMG-Aktiviät noch zu erhöhen, und zwar während die Schiene angelegt wurde und während der Patient mit der gesunden Hand nach etwas griff. Durch korrekte proximale Lagerung läßt sich die Hand offenhalten, zumal der Patient sich in einer Ruhestellung befindet und nicht gegen die Schwerkraft arbeiten muß.
3. Viele Patienten haben Schwierigkeiten, ihren Körper in Beziehung zu anderen Gegenständen auszurichten. Es ist sinnvoll, den Patienten so zu lagern, daß er parallel und nicht diagonal zur Bettkante liegt. Letzteres ist oft der Fall, wenn er auf sich selbst gestellt ist.
4. Bei den Kopfkissen gibt es in den verschiedenen Ländern sowohl von der Größe als auch von der Füllung her erhebliche Unterschiede. Ideal sind große Kissen mit einer weichen Füllung – zum Beispiel Daunen –, die sich der Körperform anpassen und den entsprechenden Körperteil stützen und in der gewünschten Stel-

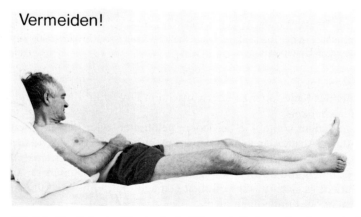

Abb. 5.6. Der Patient sollte nie eine halbliegende Stellung einnehmen, da diese die Spastizitätsmuster verstärkt (rechtsseitige Hemiplegie)

lung halten. Für die meisten Körperstellungen werden etwa drei bis vier der üblichen großen Kopfkissen oder etwa fünf bis sechs der schmaleren englischen/amerikanischen Kissen benötigt. Es ist sowohl für das Pflegepersonal als auch für den Patienten und seine Angehörigen äußerst verwirrend, mit Kissen unterschiedlicher Größe und Form für die verschiedenen Körperteile zu arbeiten.

5. Es sollte vermieden werden, etwas gegen die Fußballen zu stellen, um einer Kontraktur durch die Plantarflektoren, vorzubeugen. Fester Druck auf den Fußballen erhöht die ungünstige Reflexaktivität im Extensionsmuster. Abgesehen davon wird der hemiplegische Patient ohnehin von der ihm unbequemen Fixierung wegrücken. Schwere oder fest eingeschlagene Bettdecken sollten ebenfalls vermieden werden. Falls notwendig, sollte das Gewicht der Bettdecke durch einen Bettbügel gehalten werden.

5.2.5 Sitzen im Bett

Es ist schwierig, im Bett in richtiger Haltung aufrecht zu sitzen. Diese Stellung sollte daher möglichst vermieden werden. Sie führt zu verstärkter Beugung des Rumpfes bei einer gewissen Streckung der Hüften. In der akuten Phase ist es dem Pflegepersonal jedoch manchmal nicht möglich, den Patienten mehrmals im Laufe des Tages auf einen Stuhl mit aufrechter Lehne zu transportieren. Jedesmal, wenn er ißt oder trinkt (Kapitel 13) muß der Patient aufrecht sitzen; dies wird mindestens fünfmal am Tag der Fall sein. Auch wenn er sich die Zähne putzt oder Blase oder Darm entleert, muß er sitzen.

Ist es daher unvermeidlich, daß der Patient im Bett sitzt, sollte wenigstens auf eine optimale Haltung geachtet werden. Die Hüftbeugung sollte, soweit möglich, rechtwinklig und die Wirbelsäule gestreckt sein. Durch mehrere, fest aufeinander gestapelte Kissen wird der Rücken des Patienten gestützt. Der Kopf sollte dagegen nicht gestützt werden, damit der Patient lernt, ihn aktiv zu halten. Ein verstellbarer Tisch quer über dem Bett in Höhe der Arme des Patienten hilft, dem Zug der Rumpfflektion entgegenzuwirken. Ist der Zug sehr stark, sollte der Ellbogen des Patienten auf einem Kissen lagern, um Druck zu vermeiden.

In einigen modernen Krankenhäusern sind die Betten so verstellbar, daß das Kopfteil fast vertikal aufgerichtet werden kann. Durch ein Kissen im Rücken bleibt der Rumpf des Patienten gestreckt, und die empfohlene aufrechte Haltung ist gewährleistet (Abb. 5.7 a). Ist das Bett nicht mit einer solchen verstellbaren Rückenlehne ausgestattet, sollte es ganz flach gelassen werden. Der Patient wird dann so gesetzt, daß er am Kopfende des Bettes an einer ausreichenden Menge Kissen lehnt (Abb. 5.7 b). Auf diese Weise wird die ungünstige halbliegende Stellung vermieden. Lange sollte der Patient auf keinen Fall sitzen, denn nach einer Weile wird er im Bett nach unten rutschen und dadurch in sehr ungünstige Stellungen geraten.

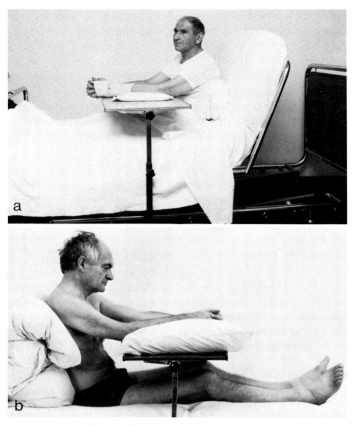

Abb. 5.7a, b. Aufrechtes Sitzen im Bett (rechtsseitige Hemiplegie). **a** In einem modernen Krankenhausbett mit voll verstellbarer Rückenlehne ist das korrekte Sitzen leicht zu erreichen. **b** Ist das Kopfteil des Bettes nicht ausreichend verstellbar, wird es ganz flach gestellt und der Patient am Kopfende aufgesetzt und mit Kissen gestützt

5.3 Sitzen auf dem Stuhl oder im Rollstuhl

Ein Stuhl eignet sich sehr viel besser dazu, eine aufrechte Stellung einzunehmen und zu halten. Daher ist es empfehlenswert, den Patienten, sobald es sein Allgemeinzustand erlaubt, auf einen Stuhl zu setzen. Kann der Patient auch mit Unterstützung überhaupt nicht stehen oder gehen, ist ein Rollstuhl die beste Lösung. Er vereinfacht den Transport des Patienten, etwa zur Behandlung oder zu einer Röntgenuntersuchung. Gleichzeitig genießt der Patient die wechselnde Umgebung. Er kann lernen, sich allein mit Hilfe seines gesunden Beines im Rollstuhl fortzubewegen und dabei, wenn notwendig, auch seine gesunde Hand zu Hilfe zu nehmen (Abb. 5.8). Da die Rückenlehne des Rollstuhls eine zu starke Rumpfflektion zuläßt, sollte ein Brett zwischen den Rücken des Patienten und die Rückenlehne geschoben werden. Dadurch wird es dem Patienten erleichtert, sich aufrecht zu halten. Das

Abb. 5.8. Bewegen des Rollstuhls mit der gesunden Hand und dem gesunden Fuß (rechtsseitige Hemiplegie)

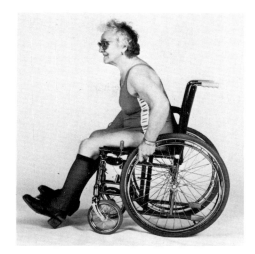

Abb. 5.9 a, b. Sitzen im Rollstuhl (rechtsseitige Hemiplegie). **a** Mit aufgestützten Armen, **b** ein Brett hinter dem Rücken des Patienten fördert die Rumpfextension
▽

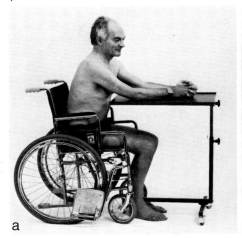
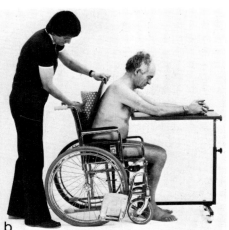

a b

Brett sollte beweglich sein, damit es nach vorn gekippt werden kann, wenn der Patient am Tisch sitzt. Solange der Patient nicht im Rollstuhl herumfährt, sollten seine Arme auf einem Tisch vor ihm ruhen, sein Rückgrat gestreckt und die Hüften gebeugt sein (Abb. 5.9). In dieser Stellung ist die Gefahr gering, daß er auf dem Sitz nach vorn rutscht und sich in einer halbliegenden Stellung zurücklehnt (Abb. 5.10). In der korrekten Haltung kann er sehr viel länger aufrecht sitzenbleiben, fernsehen, mit Besuchern oder anderen Patienten sprechen oder sogar lesen und schreiben. Es ist jedoch zu berücksichtigen, daß ein Patient in den ersten Tagen nach einem Schlaganfall schnell ermüdet, insbesondere wenn er allein ist, und daher häufig im Bett ruhen sollte. In einem solchen Fall ist es sinnvoller, ihn jeweils nur für kurze Zeiten aufzusetzen, anstatt ihn unbequem im Rollstuhl schlafen zu lassen, zumal dies zu Stellungen führt, die die Abnormalität von Tonus und Haltung verstärken.

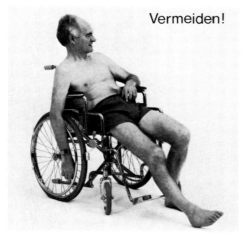

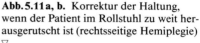

Abb. 5.10. Typische falsche Sitzhaltung (rechtsseitige Hemiplegie)

Abb. 5.11 a, b. Korrektur der Haltung, wenn der Patient im Rollstuhl zu weit herausgerutscht ist (rechtsseitige Hemiplegie)
▽

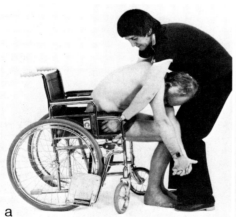

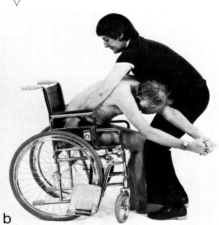

a b

Schrittweise können dann die Zeiten, die der Patient außerhalb seines Betts verbringt, verlängert werden. Je mehr Stimulation der Patient erhält, desto länger wird er auch sitzen können. Er sollte nicht allein gelassen werden, sondern in Gesellschaft anderer sinnvoll beschäftigt werden. Rutscht er auf seinem Stuhl nach vorn, so sollte ihm dabei geholfen werden, die richtige Haltung wieder einzunehmen.

Um die Stellung des Patienten im Rollstuhl zu korrigieren, setzt der Therapeut oder Pfleger beide Füße des Patienten flach auf den Boden auf. Dabei sind dessen Knie gebeugt. Dann stellt er sich vor den Patienten und drückt seine Knie gegen die des Patienten, damit dieser nicht im Stuhl nach vorn rutscht, und hilft ihm dabei, sich mit gefalteten Händen soweit wie möglich nach vorn zu lehnen. Dabei führt die Hilfsperson die Arme des Patienten seitlich an sich vorbei, damit er selbst sich weit nach vorn lehnen kann, um beide Hüften des Patienten in Höhe des Trochanter zu fassen (Abb. 5.11 a). Dann lehnt sich die Hilfsperson zurück, hebt dabei das Gesäß des Patienten vom Sitz hoch und setzt ihn dann ganz hinten auf den Sitz. Dabei drückt sie ihre Knie fest gegen die des Patienten (Abb. 5.11 b). Da die Hilfsperson ihr eigenes Körpergewicht zu Hilfe nimmt, um den Patienten anzuheben, nimmt ihr Rücken keinen Schaden. Der Patient kann an dieser Bewegung aktiv teilnehmen, bis er schließlich in der Lage ist, seine Stellung allein zu korrigieren. Diese Methode ist auch eine gute Vorbereitung für späteres Aufstehen aus dem Stuhl, und der Patient lernt dabei, sich weit nach vorn zu lehnen und das Gewicht auf seine Füße zu verlagern, während er das Gesäß anhebt.

5.4 Armübung mit gefalteten Händen zur selbständigen Durchführung

Von einem sehr frühen Krankheitsstadium an wird dem Patienten beigebracht, wie er die Spastizität in seinem Arm und um das Schulterblatt herum reduzieren und die Fähigkeit zu einem vollständigem, passiven Anheben seiner Schulter erhalten kann (Abb. 5.12 a). Aufgrund ihrer besonderen Konstruktion, die die funktionelle Beweglichkeit im täglichen Leben sichert, ist die Schulter ein besonders anfälliges Gelenk, das auf Immobilisation negativ reagiert. Daher ist es nach einem Schlaganfall besonders wichtig, die Schulter in Bewegung zu halten und sie, wenn notwendig, passiv zu bewegen. Dazu werden die Hände aneinandergelegt und die Finger ineinander gefaltet. Der Daumen der hemiplegischen Hand ist dabei außen und

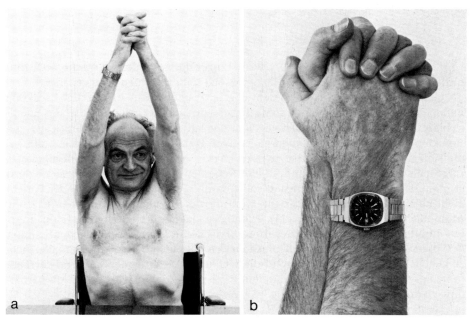

Abb. 5.12 a, b. Selbständige Durchführung von Armübungen mit gefalteten Händen. Dadurch wird die schmerzfreie Schulterbeweglichkeit erhalten und die Spastizität inhibiert (rechtsseitige Hemiplegie)

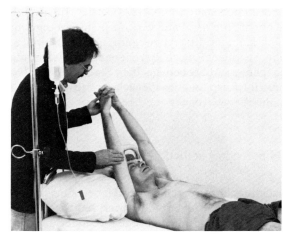

Abb. 5.13. Schon der Arzt kann den Patienten auffordern, den Arm zu bewegen, nachdem ihm die Infusion angelegt wurde (rechtsseitige Hemiplegie)

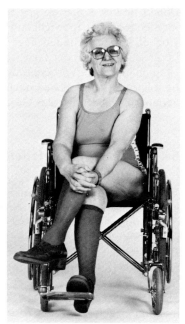

Abb. 5.14. Patientin, die im Rollstuhl sitzt und mit ihren gefalteten Händen das Knie umfaßt. Dadurch wird verhindert, daß der hemiplegische Arm in die Flektion zieht und die hemiplegische Seite wird belastet (rechtsseitige Hemiplegie)

wird leicht abduziert (Abb. 5.12b). Da die Finger der gesunden Hand die der hemiplegischen abduzieren, wird die Flexorspastizität im gesamten Arm verringert.

Unabhängig davon, ob der Patient liegt, sitzt oder steht, beginnt die Bewegung damit, daß die gefalteten Hände so weit nach vorn gedrückt werden, daß das Schulterblatt protrahiert ist. Dann erst versucht der Patient, die Arme zu heben. Bei gestreckten Ellbogen und aneinandergedrückten Handballen hebt der Patient die Arme über seinen Kopf. Diese Übung wird mehrmals täglich durchgeführt. Pflegepersonal, Angehörige und andere Patienten sollten ihn immer wieder dazu ermuntern. Selbst bei Tropfinfusion sollte darauf geachtet werden, daß der Patient mehrmals täglich die hemiplegische Hand hochhebt, um eine volle schmerzfreie Mobilität beizubehalten (Abb. 5.13). Wichtig ist, daß die Bewegung sorgfältig eingeübt und richtig durchgeführt wird. Andernfalls könnte eine Verletzung der Schulter hervorgerufen werden und die Schmerzen den Patienten davon abhalten, den Arm zu heben. Viele Gründe sprechen für diese Übung. Sie kann auch während der Therapie ausgeführt werden, und wenn dem Patienten geholfen wird, seine Körperhaltung zu ändern.

Hand und Schulter der hemiplegischen Seite sind geschützt, während der Patient sich bewegt oder umgelagert wird.

Die Hände treffen auf der Mittellinie zusammen, und Sensibiltät und Aufmerksamkeit werden durch die gefalteten Hände verbessert.

Durch das Vorstrecken der Hände wird eine Retraktion des Schulterblattes und damit praktisch der gesamten Seite verhindert; so verlaufen Bewegungssequenzen einfacher ab und sind für den Patienten mit weniger Mühe verbunden.

Bewegt sich der Patient, werden assoziierte Reaktionen im Arm vermieden.

Da der Patient mit seiner gesunden Hand die andere festhält, kann er mit ihr nicht drücken oder ziehen, während er sich bewegt. Dadurch werden andere Körperteile in normaleren Bewegungsmustern eingesetzt, die Rumpfaktivität wird stimuliert und die symmetrische Bewegung und Belastung mit Körpergewicht verbessert.

Durch diese einfache Übung wird eine steife und kontraktierte Hand vermieden. Sie ermöglicht es dem Patienten außerdem, selbst verschiedene Übungen zur Inhibition und Streckung der spastischen Muskeln durchzuführen. Der Patient kann im Sitzen die Beine übereinanderschlagen und die Hände vor dem Knie falten; diese Stellung hilft ihm tagsüber dabei, die richtige Haltung einzunehmen (Abb. 5.14).

5.5 Im Bett bewegen

Wenn der Patient bewußtlos ist oder nicht aktiv an der Bewegung teilnehmen kann, muß er durch eine Hilfsperson in die Seitenlage gebracht werden. Dies ist am einfachsten, wenn beide Beine des Patienten gebeugt sind und die Füße auf dem Bett aufliegen. Dann werden zuerst die Knie und anschließend die Schultern und der Rumpf zur Seite gedreht. Der Patient kann auch durch zwei Personen in die aufrechte Sitzstellung bewegt werden, wobei er selbst passiv bleibt („Australian Lift"):

Die Helfer stehen rechts und links vom Patienten; ihre Blickrichtung ist der des Patienten entgegengesetzt.

Die Helfer greifen nun jeweils mit der dem Patienten zugewandten Hand unter den Oberschenkeln des Patienten hindurch und halten sich gegenseitig an den Handgelenken fest.

Dann drücken sie ihre Schulter unter die des Patienten, lehnen sich nach vorn aufeinander zu und strecken die Knie, um den Patienten anzuheben (Abb. 5.15a).

Mit der freien Hand können sich die Helfer auf dem Bett abstützen, um ihren Rücken nicht zu stark zu belasten, oder sie können das Bettuch glattziehen oder das Kissen aufschütteln. (Abb. 5.15b).

Diese Methode zum passiven Anheben des Patienten ist empfehlenswert, da sie für den Patienten sicher und angenehm ist und seine Schulter nicht schädigt. Sie kann auch benutzt werden, um den Patienten zurück ins Bett zu heben, wenn das Bett nich höhenverstellbar ist. Nach kurzer Zeit wird der Patient schon in der Lage sein, die Bewegung zu unterstützen. Er sollte auch immer wieder zur Aktivität ermuntert werden, dabei aber genügend Hilfe erhalten, so daß er die Bewegung nach normalen Mustern vollziehen kann und sich dabei nicht anstrengen muß. Da die Wiederherstellung normaler Bewegungsmuster angestrebt wird, sollte niemals ein Bettgalgen mit Griff verwendet werden. Der Patient würde sich immer mit der gesunden Hand daran hochziehen, was sofort eine einseitige Bewegung hervorrufen würde, die den Tonus auf der hemiplegischen Seite verstärkt.

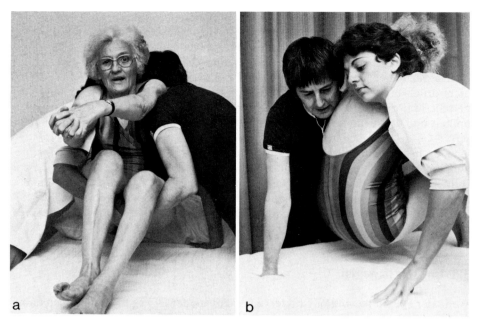

Abb. 5.15 a, b. Die Patientin wird im Bett passiv durch zwei Helfer mit dem „australischen Lift" bewegt (linksseitige Hemiplegie)

5.5.1 Seitlich bewegen

Die Beine des Patienten sind gebeugt und die Füße ruhen auf der Bettoberfläche. Aus dieser Stellung heraus hebt der Patient das Gesäß an und bewegt es zur Seite. Die Hilfsperson unterstützt ihn dabei, indem er das hemiplegische Knie hinunterdrückt und es dabei nach vorn über den Fuß schiebt (Abb. 5.16). Dann richtet der Patient seine Schultern in einer geraden Linie mit dem Gesäß aus. Dabei assistiert ihm die Hilfsperson, um zu vermeiden, daß das Schulterblatt retrahiert wird. Auf dieselbe Weise kann sie dem Patienten helfen, sich im Bett auf- oder abwärts zu bewegen.

5.5.2 Zur hemiplegischen Seite rollen (Abb. 5.17)

Die Rollbewegung ist therapeutisch von größter Bedeutung, da sie Reaktionen und Aktivität im gesamten Körper stimuliert. Die Anwendung der Rollbewegung in der Therapie wird in Kapitel 11 beschrieben. Will sich der Patient auf die hemiplegische Seite drehen, muß der Helfer während der Drehbewegung die betroffene Schulter stützen. Der Patient hebt das gesunde Bein an und führt es mit Schwung nach vorn, ohne sich von hinten abzudrücken. Der gesunde Arm muß ebenfalls nach vorn geschwungen werden; dabei sollte der Patient sich nicht am Matratzenrand nach vorn ziehen. Die Hilfsperson unterstützt die seitliche Rotation des hemiplegischen Beins, indem sie mit der Hand das Knie des Patienten führt.

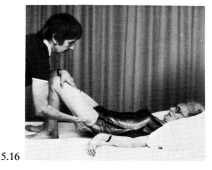

5.16

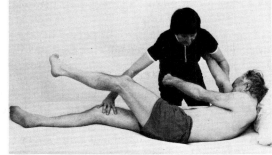

5.17

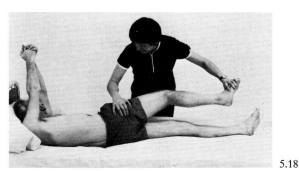

5.18

Abb. 5.16. Brückenstellung zur Bewegung der Patientin im Bett (linksseitige Hemiplegie); siehe auch Abb. 6.5, 6.6

Abb. 5.17. Umdrehen auf die hemiplegische Seite. Die Therapeutin schützt die hemiplegische Schulter vor Verletzung (rechtsseitige Hemiplegie)

Abb. 5.18. Umdrehen auf die gesunde Seite. Der Patient faltet die Hände, um seine Schulter zu schützen, während die Therapeutin die korrekte Bewegung des Beines führt (rechtsseitige Hemiplegie)

Abb. 5.19. Die Patientin „geht" auf ihrem Gesäß, um sich im Bett auf und ab zu bewegen (linksseitige Hemiplegie)

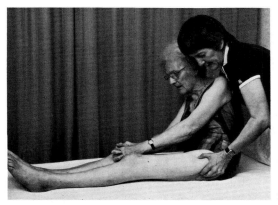

5.19

5.5.3 Zur gesunden Seite rollen (Abb. 5.18)

Der Patient faltet die Hände, um seinen hemiplegischen Arm zu stützen. Die Betreuungsperson hilft ihm bei der Bewegung des hemiplegischen Beines, indem sie es über das gesunde Bein hinweg führt, das an der Bewegung nicht teilnimmt.

5.5.4 Sich im Sitzen vor- und rückwärts bewegen

Mit der Unterstützung der Hilfsperson bewegt sich der Patient im Bett auf und ab, indem er sein Gewicht erst auf eine Gesäßhälfte, dann auf die andere verlagert. Die derart jeweils nicht belastete Gesäßhälfte wird nach hinten oder nach vorn bewegt, als würde der Patient auf seinem Gesäß „gehen". Der Helfer steht an der hemiplegischen Seite des Patienten und hält dessen Trochanter. Er unterstützt die Gewichtsverlagerung mit seinem eigenen Körpergewicht und erleichtert dadurch die Gehbewegung (Abb. 5.19).

Der gleiche Bewegungsablauf sollte angewendet werden, wenn der Patient sich zum Bettrand hin bewegen will, um sich in den Rollstuhl zu setzen oder in einem späteren Stadium, um aufzustehen. In diesem Fall unterstützt die Betreuungsperson die Bewegung von vorn. Sie hält mit einer Hand den Trochanter des Patienten, mit der anderen faßt sie die gegenüberliegende Schulter, damit der Patient sich nicht zurücklehnt. Dann hilft sie dem Patienten, das Gewicht zu verlagern und führt die Hüfte auf der nicht belasteten Seite nach vorn – oder, falls der Patient ins Bett steigt, nach hinten (Abb. 5.20a). Dann ändert die Hilfsperson ihren Griff, um den „Schritt" mit der anderen Gesäßhälfte zu unterstützen.

Der Patient wird schnell lernen, sich auch ohne Hilfe auf diese Weise zu bewegen. Dadurch wird die Extensorspastizität des hemiplegischen Beins vermieden, die als assoziierte Reaktion stark zunimmt, wenn der Patient sich mit Hilfe seiner ge-

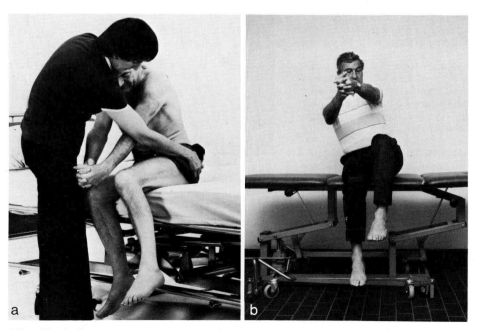

Abb. 5.20a, b. Bewegung zur Bettkante und zurück (rechtsseitige Hemiplegie). **a** Die Therapeutin unterstützt die „Gehbewegung" auf dem Gesäß. **b** Der Patient bewegt sich ohne Hilfe auf der Behandlungsbank nach hinten

sunden Hand an den Bettrand zieht. Die gleiche Bewegungssequenz kann später angewendet werden, wenn der Patient sich in der Physiotherapie im Sitzen auf der Liege nach hinten bewegen soll (Abb. 5.20b). Diese Aktivität dient nicht nur einer bestimmten Funktion, sie ist auch therapeutisch sinnvoll, denn sie stimuliert die automatische Gewichtsverlagerung und die aktive Rumpfbewegung mit Rotation und Balancereaktionen.

5.5.5 Sich über die Bettkante aufsetzen

Das Aufsetzen an die Bettkante über die hemiplegische Seite hinweg ist aufgrund seiner therapeutischen Wirkung besonders wichtig. Wenn man sich normalerweise seitlich aufsetzt, ist die der Bettkante zugewandte Seite vorgeschoben, sobald die Aufrechtposition erreicht wird. Für den Patienten bedeutet das, daß seine hemiplegische Seite vorgelagert und nicht wie gewöhnlich rethrahiert ist. Zu Beginn des Bewegungsablaufs liegt der Patient auf dem Rücken. Er bewegt das hemiplegische Bein bei gebeugtem Knie über die Bettkante. Dabei wird er anfangs von der Hilfsperson unterstützt. Dann schiebt der Patient die gesunde Hand am Körper vorbei nach vorn, um sich an der hemiplegischen Seite auf dem Bett abzustützen. Um diese Bewegung durchzuführen, muß er seinen Rumpf rotieren. Er stemmt sich in eine aufrechte Sitzposition hoch. Dabei schwingt er das gesunde Bein nach vorn, um durch das Gegengewicht die Bewegung zu erleichtern (Abb. 5.21). Hierbei wird der Kopf vertikal ausgerichtet und die hemiplegische Körperseite verlängert. Die Belastung der hemiplegischen Seite ist von therapeutischem Nutzen.

Der Helfer unterstützt die Bewegung, indem er mit der einen Hand die gesunde Schulter des Patienten und mit der anderen des Beckenkamm nach unten drückt. Reicht diese Hilfe nicht aus, kann die Hilfsperson den Kopf und die hemiplegische Schulter des Patienten mit ihrem Arm umfassen und durch eine seitliche Verlagerung seines Körpergewichts den Patienten in eine aufrechte Position bringen. Will

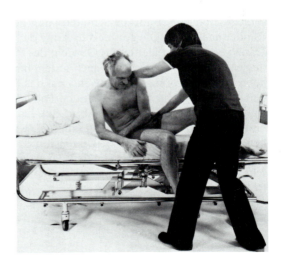

Abb. 5.21. Aufsetzen über die Bettkante. Das Hinlegen läuft nach dem gleichen Bewegungsmuster ab (rechtsseitige Hemiplegie)

der Patient sich wieder hinlegen, wird der gleiche Bewegungsablauf in umgekehrter Reihenfolge durchgeführt. Der Helfer unterstützt die Bewegung, indem er die hemiplegische Schulter des Patienten dabei nach vorn zieht.

5.6 Transfer vom Bett auf den Stuhl und zurück

Wird dieser Wechsel korrekt und ohne übermäßige Anstrengung für den Patienten durchgeführt, wird das Aufstehen dem Patienten später leichterfallen. Zudem wird eine Belastung des hemiplegischen Beins ohne Einsatz der vollständigen Extensionssynergie ermöglicht. Bereitet dieser Wechsel weder dem Patienten noch dem Pflegepersonal Schwierigkeiten, wird auch das Problem der Inkontinenz leichter zu bewältigen sein.

Ein höhenverstellbares Bett, das auf das Niveau des Rollstuhls abgesenkt werden kann, erleichtert diesen Wechsel erheblich. Zu Hause ist das Bett des Patienten im allgemeinen niedrig genug. Bei Krankenhausbetten, die nicht verstellbar sind, laufen dagegen sowohl der Patient als auch das Pflegepersonal Gefahr, sich zu verletzen. Wenn das Bett zu hoch ist, wird das Pflegepersonal all seinen Einfallsreichtum aufwenden müssen, um eine sichere und einfache Methode für den Transfer vom Bett zum Stuhl zu entwickeln.

5.6.1 Der passive Transfer

Ist der Patient nicht in der Lage, an der Bewegung aktiv teilzunehmen, kann folgende Methode beim Übergang vom Bett in den Stuhl angewendet werden: Die Betreuungsperson bewegt den Patienten an die Bettkante, dessen Füße fest auf dem Boden stehen. Dann stellt sie sich so vor den Patienten, daß ihre Füße neben denen des Patienten stehen und ihre Knie die des Patienten abstützen und eine Abduktion verhindern. Die Unterarme des Patienten ruhen auf den Schultern des Helfers; dieser legt seine Hände auf die Schulterblätter des Patienten und drückt deren mediale Ränder nach vorn. Die gestreckten Arme der Hilfsperson stützen die des Patienten. Dann verlagert der Helfer das Gewicht des Patienten über dessen Füße und drückt dessen Schulterblätter soweit nach unten, bis der Patient sein Gesäß vom Bett abhebt. Die Verlagerung des Gewichts auf das Bein wird erleichtert, wenn der Patient den Kopf hebt. Der Helfer dreht den Patienten herum und setzt ihn soweit hinten wie möglich in den Rollstuhl (Abb. 5.22). Dabei sollte der Patient die Hände nicht hinter dem Kopf der Hilfsperson falten. Er würde sich sonst zu stark nach oben ziehen und bei vollständiger Beinextension in eine Aufrechtstellung gelangen. Der Rollstuhl sollte so plaziert sein, daß der Patient den Transfer über seine hemiplegische Seite vollzieht. Der umgekehrte Bewegungsablauf wird beim Wechsel vom Rollstuhl ins Bett durchgeführt.

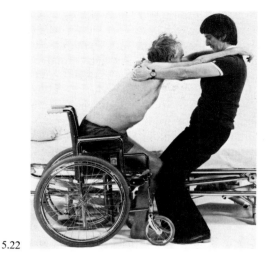
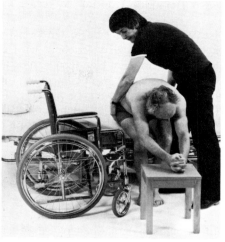
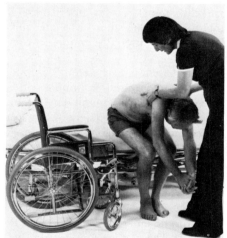

Abb. 5.22. Der passive Transfer (rechtsseitige Hemiplegie)

Abb. 5.23. Etwas aktiverer Transfer. Die gefalteten Hände des Patienten liegen auf einem Hocker vor ihm auf (rechtsseitige Hemiplegie)

Abb. 5.24. Der aktive Transfer (rechtsseitige Hemiplegie)

5.6.2 Der etwas aktivere Transfer

Sobald der Patient in der Lage ist, den Bewegungsablauf zu unterstützen, kann er aktiv an diesem Wechsel teilnehmen. Ein Hocker oder ein Stuhl wird vor ihm aufgestellt, damit er seine gefalteten Hände abstützen kann. Dabei sollte der Stuhl weit genug von ihm entfernt sein, so daß sich sein Kopf bei aufgestützten Händen genau über seinen Füßen befindet. Der Therapeut umfaßt die Trochanter des Patienten und vollzieht nun den Transfer mit zwei einfachen Bewegungen: Zunächst hebt der Patient sein Gesäß vom Bett ab, dann dreht er sich und setzt sich in den Stuhl (Abb. 5.23). Der Pfleger leistet dabei nur soviel Hilfestellung, wie notwendig ist, um einen mühelosen, fließenden Bewegungsablauf zu gewährleisten.

5.6.3 Der akitve Transfer

Ist der Patient in der Lage, den Transfer mit Hilfe eines vor ihm aufgestellten Hokkers selbständig zu vollziehen, wird er diese Bewegung auch mit aktiv hochgehobenen, gefalteten Händen erlernen können. Die Pflegeperson unterstützt ihn dabei, indem sie ihre Hände leicht auf die Schulterblätter des Patienten legt und ihm hilft, in der vorgebeugten Stellung die Drehung zum Stuhl hin durchzuführen (Abb. 5.24). Einige Patienten haben Schwierigkeiten, ihren Fuß flach auf dem Boden zu halten. Der Pfleger kann dann helfen, indem er mit der Hand das Knie des Patienten nach unten drückt und beim Transfer über dessen Fuß nach vorn zieht.

5.7 Inkontinenz

In der akuten Krankheitsphase haben manche Patienten Schwierigkeiten, Harn oder Stuhlgang zu halten. Sobald ein Patient beweglicher geworden ist und alleine zurechtkommt, verschwinden diese Schwierigkeiten im allgemeinen; sie treten meist nur in den ersten 3 Monaten auf. Eine nach diesem Zeitraum anhaltende Inkontinenz ist durch Perzeptionsschwierigkeiten oder frühere urologische Störungen bedingt.

Ein Patient mit schweren Perzeptionsstörungen ist unfähig, ausreichend Kontinenz zu entwickeln. Inkontinenz tritt bei Patienten mit Hemiplegie nie isoliert auf, sondern in Verbindung mit der Unfähigkeit, andere Aufgaben von ähnlicher Komplexität zu bewältigen (siehe Kapitel 1). Der Patient wird dann ebensowenig in der Lage sein, das Ankleiden oder andere alltägliche Tätigkeiten ohne fremde Hilfe zu verrichten. Seine unkontrollierte Blasentätigkeit kann mit der eines Kleinkindes verglichen werden, das noch nicht gelernt hat, die Entleerung zu steuern. Sie sollte also nicht etwa als neurogen-pathologisch angesehen werden.

Da viele Hemiplegiepatienten der älteren Generation angehören, haben sie möglicherweise schon vorher Schwierigkeiten mit der Blasenentleerung gehabt, etwa aufgrund einer Vergrößerung der Prostata oder einer Sphinkterschwäche. Unter normalen Umständen konnten sie die Inkontinenz durch sorgfältige Planung und Antizipation vermeiden. Dabei kam ihnen zugute, daß sie sich mühelos und ohne fremde Hilfe in einer bekannten Umgebung bewegen konnten. Der Verlust der Beweglichkeit nach dem Schlaganfall und der ungewohnte Tagesablauf im Krankenhaus führen zu Inkontinenz oder Retention. Sobald der Patient wieder selbständig gehen und sich selbst an- und auskleiden kann, wird das Problem der Inkontinenz durch die Rückkehr zum gewohnten Tagesablauf beseitigt.

Unabhängig von den Ursachen der Inkontinenz sollten alle, die sich um den Patienten kümmern, dabei helfen, regelmäßige Abstände einzuhalten, um ihm die Peinlichkeit der Inkontinenz zu ersparen. Diese Fürsorge sollte solange aufgewendet werden, bis der Patient wieder alleine zurechtkommt. Wird in der akuten Phase ein Dauerkatheter verwendet, sollte dieser sobald wie möglich entfernt werden, d. h. sowie der Patient beweglicher geworden ist und allein für sich sorgen kann. Spezifische Erkrankungen, wie z. B. Harnwegsinfektionen oder anhaltende Prostatastörungen, müssen entsprechend behandelt werden.

5.8 Konstipation

Im frühen Krankheitsstadium der Hemiplegie tritt fast immer Konstipation auf. Der Patient liegt im Bett, ohne sich zu bewegen; da er Schwierigkeiten beim Essen hat, kann er nur bestimmte Nahrungsmittel zu sich nehmen. Seine Flüssigkeitszufuhr ist reduziert, da er Mühe hat, Flüssigkeiten zu schlucken; auch ist er psychologisch durch die Gegenwart des Pflegers, dessen Hilfe er bedarf, gehemmt. Sein gewohnter Tagesablauf wird im Krankenhaus durcheinandergebracht und ihm fehlen die diätetischen und medizinischen Hilfsmittel, die er zu Hause normalerweise verwendet.

Verstopfung belastet den Patienten und wirkt sich auch in anderen Bereichen aus:

Er hat Schwierigkeiten, sich auf seine Rehabilitation zu konzentrieren und neigt unter Umständen zu Depressionen. Oft scheint er an Durchfall zu leiden, weil er den Darm nicht vollständig, entleeren kann. Der Druck des übervollen Darmes kann Störungen beim Wasserlassen oder bei der Kathederdrainage verursachen.
In schweren Fällen kann es zu Darmverschluß oder zu Atemschwierigkeiten kommen.
Die Darmentleerung kann ohne Probleme wieder ermöglicht werden, wenn eine Verstopfung von Anfang an durch die Verabreichung entsprechender Dosen von Laxantien vermieden wird. Der Patient sollte zur Toilette gebracht oder auf einen Nachtstuhl neben seinem Bett gesetzt werden, da die Darmentleerung im Bett für alle Menschen sehr schwierig ist.

5.9 Überlegungen

Wird der Patient von Anfang an dazu gebracht, sich den normalen Bewegungsmustern entsprechend zu bewegen, vollzieht sich der gesamte Rehabilitationsprozeß schneller und reibungsloser. Für Erwachsene ist es immer schwierig, eingefahrene Gewohnheiten zu ändern. Werden dem Patienten die in diesem Kapitel beschriebenen Hilfestellungen gegeben, dann wird er keine Angst haben, sich zu bewegen, und seine Schulter wird vor Verletzungen geschützt sein. Jede Stellung und jeder Bewegungsablauf bereiten den Patienten darauf vor, sich später selbständig zu bewegen. Auch wenn die Spastizität nicht vollständig verhindert werden kann, wird sie durch die korrekte Lagerung und Bewegung des Patienten in der akuten Phase erheblich gemindert.

Die Art, wie der Patient im Bett gelagert ist, sollte von ihm auch zu Hause beibehalten werden, wenn er keiner fremden Hilfe mehr bedarf. Er wird dann zwar nicht mehr so viele Lagerungskissen benötigen, doch sollte er grundsätzlich weiter die Seitenlage bevorzugen, da sie Hypertonus reduziert. Während der Rehabiltation lernt der Patient, sich selbständig im Bett umzudrehen und ohne fremde Hilfe die korrekte Stellung einzunehmen.

Die Zeit, die in der akuten Phase aufgewendet wird, ist eine nutzbringende Investition, da sie die Gesamtdauer des Rehabilitationsprozesses verkürzt.

6 Normalisierung des Haltungstonus und den Patienten lehren, sich selektiv und ohne übermäßigen Kraftaufwand zu bewegen

Die wohl wichtigste und schwierigste Aufgabe des Therapeuten ist es, eine Normalisierung des Tonus zu erreichen. Ohne diese kann sich der Patient nicht leicht und normal bewegen. Bei zu niedrigem Tonus, kann der Patient seinen Körper oder einzelne Körperteile nicht gegen die Schwerkraft halten. Bei zu hohem Tonus, wenn Spastizität ein Problem ist, kann sich der Patient nur unter großer Mühe entsprechend „stereotyper" Muster gegen diesen Widerstand bewegen. Eine dieser beiden Störungen kann überwiegen, meist jedoch treten sie zusammen auf. Auch kann der Muskeltonus zwischen den beiden Extremen schwanken. Er wird erheblich davon beeinflußt, wie sich der Patient im Laufe eines Tages bewegt oder wie er gelagert wird (Kapitel 5 und 10). Er sollte von Anfang an eine ausreichende Hilfestellung bekommen, um Spastizität soweit wie möglich zu verhindern und abnormale Bewegungsmuster gar nicht erst zur Gewohnheit werden zu lassen. Während der Behandlung sollte nach dem Grundsatz der Bewegungsförderung vorgegangen werden, nachdem der Tonus soweit wie möglich normalisiert worden ist. Die Behandlung besteht nicht aus einer Reihe von isolierten Übungen, sie ist vielmehr eine Folge von Bewegungsabläufen zur Erreichung eines bestimmten Zieles. Ist bei einer dieser Aktivitäten ein normaler Tonus erreicht worden, wird eine selektive Bewegung eingeübt und sodann funktionsgerecht eingesetzt. Auch wenn eigentlich kein Körperteil isoliert behandelt werden kann, da alle Körperteile in einer Wechselwirkung zueinander stehen, bezieht sich dieses Kapitel vor allem auf die Bewegungen des Rumpfes und der unteren Extremitäten; Kapitel 8 beschäftigt sich dann mit denen des Rumpfes und der oberen Extremitäten.

Die im folgenden beschriebenen Aktivitäten dienen zur Vorbereitung des Gehens; die selektiven Bewegungen sind dabei für eine korrekte Stand- und Schwungphase beim Gehen notwendig. Sie dienen darüber hinaus der Korrektur eines bereits etablierten anomalen Gehmusters. Bemüht sich der Patient, die Bewegungen seines Beines unter Kontrolle zu bekommen, muß unbedingt darauf geachtet werden, daß der Arm nicht in die Flektion zieht. Er sollte statt dessen seitlich vom Körper bleiben (siehe Abb. 6.2). Anfänglich mag es sich als notwendig erweisen, daß der Therapeut die Spastizität inhibiert; dann wird der Patient aufgefordert, den Arm willkürlich in der beschriebenen Position zu lassen. Die Aktivitäten sollten so durchgeführt werden, daß keine assoziierten Reaktionen auftreten. Auf diese Weise lernt der Patient, die assoziierten Reaktionen zu hemmen, die beim Gehen und beim funktionsgerechten Ausführen anderer Tätigkeiten häufig zum Problem werden können.

Es ist besser, eine solche intrinsische Inhibition der Spastizität anzustreben, als den Patienten die Hände gefaltet und die Arme gestreckt über den Kopf oder nach vorn halten zu lassen, während er Bewegungssequenzen mit den unteren Extremitäten ausführt. Es ergeben sich eine Reihe von Nachteilen, wenn der Patient den hemiplegischen Arm mit der gesunden Hand in Extension hält:

Häufig ist ein erheblicher Kraftaufwand dazu notwendig, und die gesunde Schulter kann durch das längere Verharren in dieser Stellung Schaden nehmen. Oft kann es auch zu einer Tendinitis supraspinatus kommen.

Der Kraftaufwand führt zu einem erhöhten Tonus in den unteren Extremitäten, die der Patient selektiv und ohne übermäßige Anstrengung zu bewegen versucht.

Hält der Patient im Stehen die Hände gefaltet vor sich, verstärkt sich die Flektion der Hüften und des Rumfpes, während er versucht, sie zu strecken.

Die funktionsgerechte Ausübung von Tätigkeiten, bei denen der Patient die gesunde Hand für komplexere Aufgaben benötigt, ist in dieser Haltung nicht möglich.

6.1 Aktivitäten im Liegen

6.1.1 Inhibition der Extensorspastizität im Bein

Der Patient liegt mit angezogenen Beinen auf dem Rücken und umfaßt die Knie mit seinen gefalteten Händen. Er hebt seinen Kopf vom Kissen und schaukelt leicht, so daß die Flektion des Rumpfes abwechselnd zu- und abnimmt (Abb. 6.1). Durch diese Bewegung wird die Extensorspastizität im Bein reduziert, die Skapula gleichzeitig protrahiert und die Flexorspastizität im Arm inhibiert. Der Patient hebt nun die gefalteten Hände hoch und versucht, die Beine in der Flektion zu halten; dann führt er die Hände wieder über die Knie und versucht die Beine aktiv zu beugen. Die gleiche Aktivität kann auch nur mit dem hemiplegischen Bein durchgeführt werden, während das gesunde Bein flach auf der Behandlungsbank ruht.

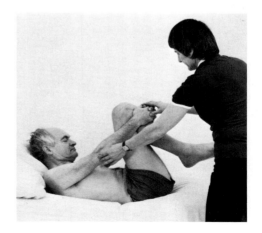

Abb. 6.1. Inhibition der Extensorenspastizität im Bein. Der Patient lernt, die Bewegung selbständig durchzuführen (rechtsseitige Hemiplegie)

6.1.2 Aktive Kontrolle des Beines durch das volle Bewegungsmaß hindurch

Der Therapeut hält den Fuß des Patienten bei flektiertem Bein in Dorsalflektion mit Pronation. Dann führt er das Bein zur Extension hin, während der Patient selbst das Gewicht seines Beines aktiv trägt und den Einfluß von Massenbewegungssynergien vermeidet. Der Patient versucht, das Bein in der Flektion zu halten, ohne es dabei zu abduzieren und die Hüfte nach außen zu rotieren. Wird das Bein dann nach unten auf den Behandlungstisch zubewegt, versucht der Patient zu verhindern, daß es beim Strecken in die Adduktion mit Innenrotation drückt (Abb. 6.2). Spürt der Therapeut, daß das Bein in die Extension drückt, fordert er den Patienten sofort auf, es wieder ein wenig anzuheben; erst dann fährt er mit der Bewegung fort. Dieser Bewegungsablauf wird solange wiederholt, bis der Patient das Bein den ganzen Bewegungsweg hindurch bis es flach auf der Behandlungsbank ruht, kontrollieren kann.

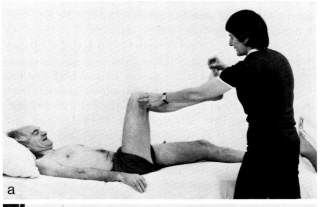

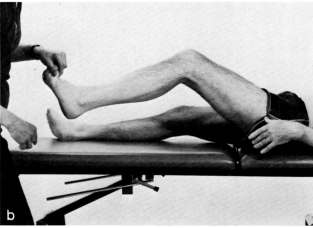

Abb. 6.2 a, b. Aktive Kontrolle der Beinbewegung. **a** Anfangs ist es für den Patienten einfacher, wenn sein Bein gebeugt gehalten wird (rechtsseitige Hemiplegie), **b** später muß er die Beinbewegung bei zunehmender Extension kontrollieren können (linksseitige Hemiplegie)

6.1.3 Placieren des Beines in verschiedene Stellungen

Der Therapeut bringt das Bein des Patienten in verschiedene Stellungen, die vom Patienten gehalten werden. Zu Anfang kann sich das auf eine vollständige Flektion der Hüfte und des Knies beschränken oder auf Positionen, in denen der Fuß auf die Liege gestützt ist. Je besser der Patient seine Bewegungen unter Kontrolle hat, desto komplexer können die Stellungen sein. Die Flektion der Hüfte mit Innenrotation und Adduktion ist eine wichtige Funktion ebenso wie Hüftflexion mit unterschiedlichen Graden an Knieextension, d. h. selektiver Knieextension.

6.1.4 Inhibieren der Knieextension bei gestreckter Hüfte

Das hemiplegische Bein des Patienten wird so gelagert, daß es seitlich über den Rand des Bettes oder der Behandlungsbank hängt. Der Therapeut hemmt die Plantarflektion völlig, indem er mit seinen Fingern die Zehen des Patienten in vollständige Dorsalflektion hebt und mit den Daumen im Bereich der Fußwurzelknochen Gegendruck ausübt (Abb. 6.3). Gleichzeitig wird das Knie des Patienten vom Therapeuten soweit flektiert, bis der Bewegung kein Widerstand mehr entgegengesetzt wird. Der Patient bewegt dann seinen Fuß aktiv auf die Liege zurück, wobei der Therapeut eine Hand vom Fuß löst, um das Knie des Patienten damit zu stützen (Abb. 6.4). Danach bewegt der Patient den Fuß wieder über den Bettrand hinaus und hält das Bein dabei flektiert. Die Fähigkeit, das Knie bei gestreckter Hüfte zu beugen, ist wichtig für die Einleitung der Schwungphase beim Gehen. Diese Übung befähigt den Patienten zudem, das Bein über den Bettrand hinauszubewegen, bevor er sich an der Bettkante aufsetzt.

6.1.5 Aktive Kontrolle der Hüftbewegungen

Der Patient liegt mit gebeugten Knien auf dem Rücken und stützt die Füße auf der Liege ab. In dieser Stellung bewegt er das hemiplegische Knie nach außen, während das andere Knie in der Ausgangsstellung gehalten wird. Er lernt dabei, diese Bewegung fließend auszuführen und sie jederzeit auf Anweisung des Therapeuten zu unterbrechen, ohne das Bein in die Abduktion fallen zu lassen. Der Patient kann auch versuchen, das betroffene Knie in der Ausgangsstellung zu halten und das andere Knie zu bewegen.

6.1.6 Brücke (selektive Hüftextension)

In der oben beschriebenen Ausgangsposition hebt der Patient das Gesäß an und hält dabei das Becken gerade. Der Therapeut unterstützt diese Bewegung, indem er eine Hand auf den Schenkel des Patienten auf der hemiplegischen Seite legt, das Knie des Patienten nach unten drückt und dabei die Oberschenkelkondylen nach vorn in Richtung des Fußes zieht. Beim Strecken der hemiplegischen Hüfte leistet

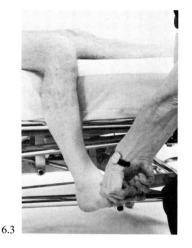
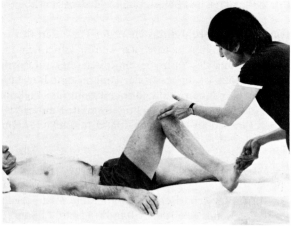
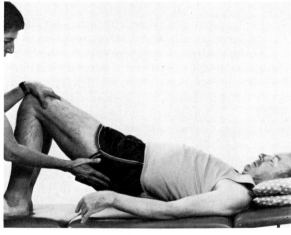
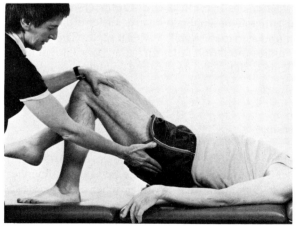

Abb. 6.3. Hemmung der Knieextension bei gestreckter Hüfte. Die Therapeutin inhibiert auch die Plantarflektion des Fußgelenkes. Dabei darf der Fußballen nicht berührt werden, da sonst die Extensorenspastizität verstärkt würde (rechtsseitige Hemiplegie)

Abb. 6.4. Selektive Bewegung des Beines seitlich über die Bettkante nach Inhibition. Der Arm bleibt an der Seite und zieht nicht in die Flektion (rechtsseitige Hemiplegie)

Abb. 6.5. Brücke mit Facilitation (linksseitige Hemiplegie)

Abb. 6.6. Brücke mit Anheben des gesunden Beines (linksseitige Hemiplegie)

der Therapeut dem Patienten durch leichtes Klopfen mit gestreckten Fingern Hilfestellung, um die Aktivität in der Glutealregion zu stimulieren (Abb. 6.5). Dann wird der Patient aufgefordert, den gesunden Fuß vom Behandlungstisch hochzuheben, so daß sein gesamtes Körpergewicht auf der hemiplegischen Seite lastet (Abb. 6.6). Er muß weiterhin das Becken gerade halten und vermeiden, daß es auf der gesunden Seite nach hinten rotiert. Der Therapeut verringert seine Hilfestellung. So steuert der Patient selbst die Bewegung, ohne daß dabei das Knie in die Extension drückt oder zur Seite hinaus fällt. Wenn der Patient fähig ist, die Bewegung selbständig und leicht zu steuern, kann er das Gesäß heben und senken und dabei nur das hemiplegische Bein belasten. Ist der Patient in der Lage, diese Bewegung mühelos durchzuführen, wird er auch beim Gehen eine Blockierung des Knies vermeiden können. Je weiter die Füße bei dieser Aktivität vom Körper entfernt sind, desto größer ist die selektive Aktivität, die notwendig ist, die Knieflektion beim Strecken der Hüfte aufrecht zu erhalten.

6.1.7 Isolierte Knieextension

Der Patient liegt auf dem Rücken, wobei sein Fuß durch den Körper des Therapeuten in voller Dorsalflektion gehalten wird, und extendiert seine Knie isometrisch. Dabei kommt es zu einer statistischen Kontraktion der Extensormuskeln. Der Therapeut stimuliert diese Aktivität und fordert den Patienten auf, beim Anspannen der Oberschenkelmuskulatur nicht mit den Füßen oder Zehen gegen seinen Körper zu drücken (Abb. 6.7). Der Patient hat bei dieser Aktivität im allgemeinen weniger Schwierigkeiten, wenn er sie zunächst mit seinem gesunden Knie durchführt. Der Therapeut kann dem Patienten auch helfen, indem er dessen Knie leicht beugt, bevor der Patient versucht, es zu strecken. Sobald er dazu jedoch in der Lage ist, sollte die isometrische Kontraktion ganz ohne Kniebewegung eingeübt werden. Diese Übung ermöglicht es dem Patienten nicht nur, beim Stehen eine Plantarflektion des Fußes zu vermeiden, sie inhibiert auch die Spastizität in den Wadenmuskeln und kann vor einer Stimulierung der aktiven Dorsalflektion des Fußes durchgeführt werden.

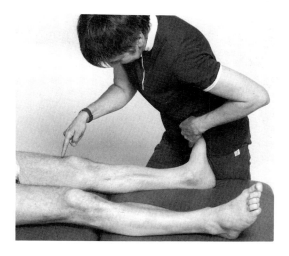

Abb. 6.7. Selektive Knieextension bei vollständiger Dorsalflektion des Fußes. Die Therapeutin zeigt mit dem Finger auf die Stelle, wo die Aktivität auftreten sollte (linksseitige Hemiplegie)

6.1.8 Stimulierung der aktiven Dorsalflektion von Fuß und Zehen

Die Dorsalflektion läßt sich am leichtesten stimulieren, wenn der Patient mit gebeugtem Bein auf dem Rücken liegt und den Fuß auf das Bett stützt. Im Liegen ist die Extensorspastizität im Bein reduziert, da der Patient sich nicht gegen die Schwere aufrecht halten muß. Der Patient sollte nicht versuchen, mit aller Kraft den Fuß hochzuziehen, sondern nur die Zehen leicht anheben und sie wieder entspannen. Ist diese Bewegung für den Patienten mit Kraftanstrengung verbunden, erhöht sich der Tonus der Antagonisten und verhindert die gewünschte Bewegung oder führt dazu, daß der Fuß in die Supination zieht. Es ist für den Patienten äußerst hilfreich, wenn der Therapeut ihm am gesunden Fuß den korrekten Bewegungsablauf erläutert. Um den Hypertonus der Antagonisten vor Einsetzen der Bewegung zu inhibieren, hält der Therapeut den ganzen Fuß des Patienten unterhalb des Knöchels fest auf den Behandlungstisch gepreßt und bewegt dann das Bein des Patienten ober-

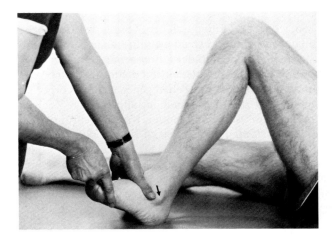

Abb. 6.8. Inhibition der Plantarflektion des Fußes. Die Zehen werden in vollständiger Dorsalflektion gehalten (linksseitige Hemiplegie)

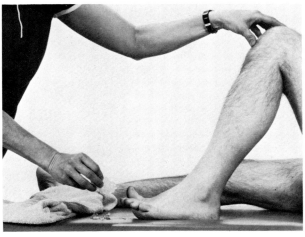

Abb. 6.9. Stimulation der aktiven Dorsalflektion mit Eis nach Inhibition der Antagonisten. Das Handtuch wird nicht unter den Fuß des Patienten gelegt, da dadurch zu leicht die Plantarflektion stimuliert wird (linksseitige Hemiplegie)

halb des Knöchels von der Adduktion in die Abduktion. Der Fuß wird durch die Bewegung des Beins proximal proniert. Diese Bewegung löst den Zug in die Supination und entspannt die kleinen Fußmuskeln. Der Therapeut drückt dann mit der Spanne zwischen gestrecktem Daumen und Zeigefinger das Fußgelenk des Patienten nach unten. Mit der anderen Hand hebt er dabei Zehen und Fuß des Patienten in die volle Dorsalflektion mit Pronation (Abb. 6.8). Spürt der Therapeut keinen Widerstand im Fuß gegen diese Bewegung, kann er unter aktiver Beteiligung des Patienten die Dorsalflektion stimulieren. Dabei sollte ein Reiz gewählt werden, der eine Dorsalflektion entsprechend dem normalen Muster ohne Supination hervorruft, und der Patient aufgefordert wird, gleichzeitig die Zehen zu heben. Folgende Stimuli haben sich als nützlich erwiesen und führen in fast allen Fällen zur gewünschten Reaktion:

Der Therapeut streicht mit einem Stück Eis rasch über die Zehenspitzen des Patienten oder schiebt etwas Eis zwischen den vierten und fünften Zeh (Abb. 6.9).
Der Therapeut streicht mit einem Stück Eis an der lateralen Fußseite entlang.
Der Therapeut streicht mit einer Flaschenbürste über Zehenspitzen und -rücken.
Der Therapeut klopft leicht mit einer Flaschenbürste auf die laterale Seite des Fußrückens.

Manchmal ist es notwendig, den ganzen Fuß in Eiswasser zu tauchen, bevor er auf die Stimulation mit der Flaschenbürste reagiert. Bei manchen Patienten ist nur sehr wenig Stimulation notwendig; oft genügt es, die Zehen leicht zu kitzeln oder die lateralen Zehen nach oben schnellen zu lassen, um eine Reaktion hervorzurufen. Unabhängig davon, welcher Stimulus sich als wirksam erweist, muß der Patient lernen, die Bewegung selbständig aktiv nachzuvollziehen. Er spürt die Bewegung selbst oder erhält vom Therapeuten ein Feedback, wenn die Bewegung korrekt ist. Sobald dies der Fall ist, verringert der Therapeut die Intensität des Stimulus und fordert den Patienten auf, die Bewegung solange zu wiederholen, bis schließlich nur noch eine mündliche Anweisung notwendig ist. Kann der Patient diese Bewegung ohne Schwierigkeiten durchführen, wird nach Inhibition die Aktivität auf gleiche Weise erst im Sitzen und schließlich im Stehen stimuliert. Die Fähigkeit, den Fuß aktiv ohne Supination in Dorsalflektion zu bewegen, ermöglicht es dem Patienten, auch ohne Gehapparat auszukommen. Dies ist bei der Behandlung von entscheidender Bedeutung.

6.2 Aktivitäten im Sitzen

6.2.1 Isolierte Extension und Flektion des Beckens

Meist sitzen Hemiplegiepatienten mit gestreckten Hüften und kompensatorisch gebeugter Wirbelsäule. Dadurch werden Bewegungen wie etwa das Aufstehen aus einer Sitzposition erschwert, und der Patient beugt den Rücken, um sein Gewicht nach vorn zu verlagern. Längeres Sitzen mit gestreckten Hüften führt zu einer Erhöhung des Extensortonus im gesamten Bein. Funktionelle Bewegungen werden dadurch behindert. Es hat keinen Sinn, den Patienten aufzufordern, gerade zu sitzen;

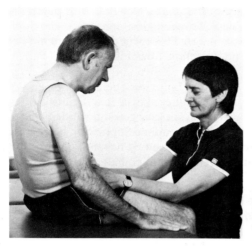 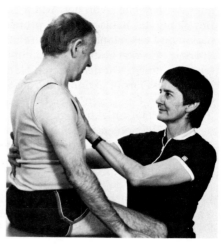

Abb. 6.10. Die typische Sitzhaltung mit unzureichender Hüftflektion sollte von der Basis her korrigiert werden (linksseitige Hemiplegie)

Abb. 6.11. Korrektur der Sitzhaltung des Patienten (linksseitige Hemiplegie)

er wird zwar die Schultern zurückziehen, die korrekte Stellung jedoch nur sehr kurze Zeit beibehalten. Seine Haltung muß von der Basis her korrigiert werden, d. h. dem Patienten muß zu der richtigen Beckenstellung verholfen werden (Abb. 6.10). Dabei steht oder kniet der Therapeut vor dem Patienten und hilft ihm mit einer Hand, die Lendenwirbelsäule zu strecken. Der Rumpf wird senkrecht über dem Becken ausgerichtet (Abb. 6.11). Mit der anderen Hand hilft der Therapeut dem Patienten, die Schulter ruhig zu halten, während er die Lendenwirbelsäule erst beugt und dann wieder streckt. Die Patienten verstehen eher, wie die Bewegung ablaufen soll, wenn man sie auffordert, den Bauchnabel zunächst nach vorn zu bewegen und ihn dann wieder nach hinten ziehen zu lassen. Diese Fähigkeit sollte zunehmend selektiver werden, bis schließlich keine zusätzliche Bewegung mehr im oberen Rumpf auftritt. Den individuellen Schwierigkeiten des Patienten entsprechend drückt der Therapeut entweder dessen Knie zusammen oder hält sie auseinander. Die Bewegung des Rumpfes gegen die unteren Extremitäten verringert die Spastizität um Hüfte und Knie.

6.2.2 Placieren des hemiplegischen Beins und Facilitation beim Übereinanderschlagen der Beine

Der Therapeut hält mit einer Hand die Zehen des Patienten in Dorsalflektion und hilft ihm mit der anderen Hand, sein Bein ohne Außenrotation und Abduktion anzuheben. Der Patient hält das Bein aus eigener Kraft und versucht, es langsam zum Boden zu senken (Abb. 6.12). Er sitzt dabei aufrecht, ohne sich zurückzulehnen oder die hemiplegische Seite zu retrahieren. Der Therapeut hilft ihm, das hemiplegische Bein über das gesunde Bein zu schlagen (Abb. 6.13). Diese Bewegung ist später not-

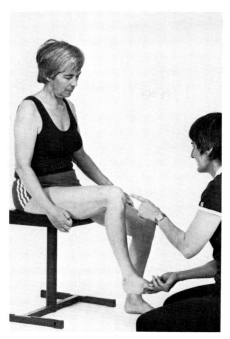 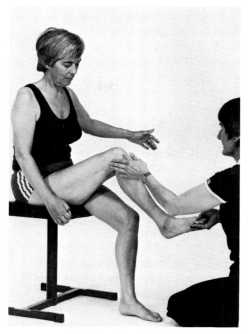

Abb. 6.12. Die Patientin lernt, die Bewegung ihres hemiplegischen Beines im Sitzen zu kontrollieren (rechtsseitige Hemiplegie)

Abb. 6.13. Die Patientin lernt, das hemiplegische Bein über das gesunde zu schlagen, ohne dabei mit der gesunden Hand nachzuhelfen (rechtsseitige Hemiplegie)

wendig, wenn er sich Hose, Socken und Schuhe anziehen will (siehe Kapitel 10). Der Patient muß in der Lage sein, das hemiplegische Bein über das andere zu schlagen und wieder zurückzuführen, ohne es dabei mit der gesunden Hand zu ziehen oder die Ferse des gesunden Beins vom Boden abzudrücken.

6.2.3 Aufstampfen mit der Ferse

Wenn die Ferse des Patienten auf den Boden gestampft wird, erhöht sich der Tonus in den Knieextensoren, und die Dorsalflektion des Fußes wird stimuliert. Der Patient spürt, daß die Ferse auf dem Boden aufgesetzt wird. Für Patienten mit Hypotonus im Bein und veränderter Sensibilität ist dies eine ausgezeichnete Vorübung, die es ihnen sofort erleichtert, aufzustehen und dabei das Körpergewicht auf das hemiplegische Bein zu verlagern. Der Therapeut hält mit einer Hand Fuß und Zehen des Patienten in vollständiger Dorsalflektion, während die andere Hand auf dem Knie des Patienten liegt. Nun hebt der Therapeut das Bein des Patienten am Fuß an und drückt dessen Knie nach unten, so daß die Ferse des Patienten auf den Boden schlägt. Das Fußgelenk muß dabei in Dorsalflektion fixiert bleiben, damit der Fußballen den Boden nicht berührt (Abb. 6.14).

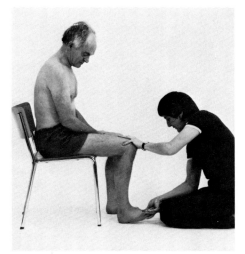 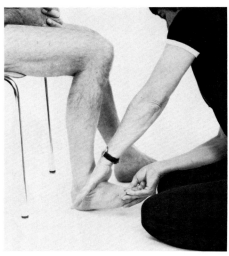

Abb. 6.14. Die Ferse des Patienten wird auf den Boden fest aufgestoßen, um den Tonus im hypotonischen Bein zu erhöhen, bevor er aufsteht. Auch die aktive Dorsalflektion wird stimuliert (rechtsseitige Hemiplegie)

Abb. 6.15. Die Ferse des Patienten wird kräftig auf dem Boden gerieben, um die Sensibilität zu verbessern (rechtsseitige Hemiplegie)

Der Patient kann auch versuchen, aktiv an dieser Stampfbewegung teilzunehmen, da durch sie die selektive Hüftextension bei gebeugtem Knie und Fuß gefördert wird. Wenn der Patient den Bodenkontakt der Ferse nicht spürt, kann der Therapeut sie auf dem Boden entlang auf den Patienten zuschieben. Er hält dabei den Fuß des Patienten zwischen gestrecktem Daumen und Zeigefinger in vollständiger Dorsalflektion und drückt ihn am Fußgelenk nach unten, während er mit der anderen Hand die Zehen des Patienten in Extension hält (Abb. 6.15).

6.2.4 Belastung durch Körpergewicht bei selektiver Extension

Sobald die untere Extremität des Patienten sorgfältig darauf vorbereitet worden ist, das Körpergewicht zu tragen, sollte das Aufstehen entsprechend dem normalen Bewegungsmuster ausgeführt werden. Wird dies nicht korrekt eingeübt, drücken sich die Patienten zumeist mit der gesunden Hand ab; dabei verlagern sie den größten Teil ihres Gewichtes auf die gesunde Seite und das hemiplegische Bein stößt in ein vollständiges Extensionsmuster. Dadurch wird das Gewicht zu weit nach hinten verlagert, die Bewegung bereitet dem Patienten Mühe und führt zu einer asymmetrischen Haltung, die das Spastizitätsmuster verstärkt.

Im Sitzen stellt der Patient beide Füße flach auf den Boden, seine gefalteten Hände liegen vor ihm auf einem Hocker. Dieser Hocker sollte so aufgestellt sein, daß der Kopf des Patienten weiter vorgeschoben ist als seine Füße, wenn er die Ellbogen streckt. So wird sichergestellt, daß das Aufstehen nach normalem Bewegungsmuster verläuft. Der Therapeut führt den Körper des Patienten, während die-

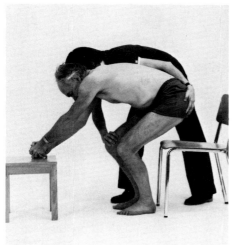
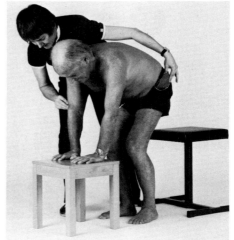
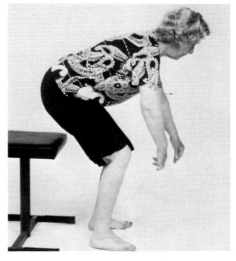

Abb. 6.16. Der Patient lernt entsprechend dem normalen Muster vom Sitzen aufzustehen. Der Hocker steht so, daß der Patient den Kopf über die Füße hinaus vorschiebt. Die Therapeutin hilft bei der Vorwärtsbewegung des hemiplegischen Knies (rechtsseitige Hemiplegie)

Abb. 6.17. Vorbereitung zum Aufstehen. Der Patient hebt die Hüften, die Hände bleiben auf dem Hocker (rechtsseitige Hemiplegie)

Abb. 6.18. Aufstehen mit freischwingenden Armen (rechtsseitige Hemiplegie)

ser seine Hüften vom Stuhl oder der niedrigen Liege abhebt. Er zieht dessen Knie mit einer Hand nach vorn über den Fuß und hält mit der anderen Hand den Trochanter der gegenüberliegenden Körperseite. Damit hilft er dem Patienten, den Körper anzuheben. Die Schulter des Therapeuten drückt gegen die Skapula des Patienten, um zu verhindern, daß dessen Rumpf nach hinten stößt (Abb. 6.16). Die Hilfestellung wird schrittweise verringert. Der Patient lernt so, die Position selbständig zu halten, und übt, die Hüften seitwärts und nach hinten auf die Liege hin zu bewegen.

Ist der Patient in der Lage, diese Aktivität mühelos durchzuführen, kann er die Hände, ohne sie zu falten, flach auf den Hocker vor sich legen und die Hüften anheben, ohne daß die hemiplegische Hand ihre Stellung verändert oder der Arm in

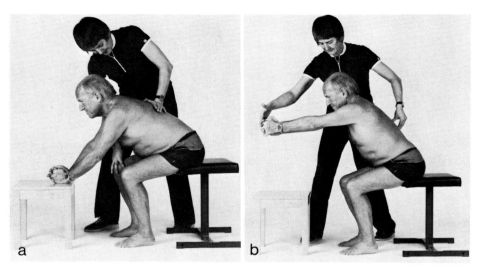

Abb. 6.19 a, b. Mit Hilfestellung wird der Rücken des Patienten extendiert, und er streckt ihn aktiv bei gebeugten Hüften. **a** Passiv: Die Therapeutin drückt die gebeugte Wirbelsäule nach unten und führt sie in die Extension. **b** Aktiv: Nach der passiven Extension hebt der Patient seine Hände vom Hocker und streckt den Rücken aktiv. Die Therapeutin drückt mit Daumen und Fingern auf die Wirbelsäule, um anzuzeigen, wo die Aktivität stattfinden soll (rechtsseitige Hemiplegie)

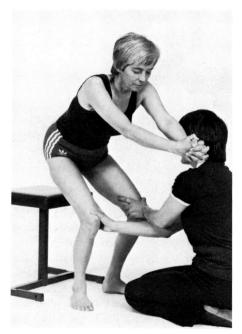

Abb. 6.20. Aufstehen ohne Adduktion des hemiplegischen Beines. Die Therapeutin facilitiert die korrekte Bewegung und der Patient versucht, die Knie gespreizt zu halten (rechtsseitige Hemiplegie)

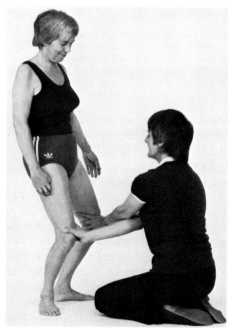

Abb. 6.21. Stehen mit gestreckten Hüften und abduzierten und außenrotierten Beinen. Die Patientin beugt die Knie und bringt das Becken selektiv vor (rechtsseitige Hemiplegie)

die Flektion zieht (Abb. 6.17). Schließlich kann er diese Bewegung dann ohne Hokker ausführen und dabei entweder die gefalteten Hände vor sich strecken oder beide Arme leicht nach vorn schwingen (Abb. 6.18). Oft muß der Therapeut dem Patienten helfen, die Hüften ausreichend zu beugen und den Rumpf bei gestreckter Wirbelsäule nach vorn zu lehnen. Diese Streckung wird zunächst passiv erreicht, indem der Therapeut Druck auf die Wirbelsäule ausübt (Abb. 6.19a) und den Patienten dann auffordert, den Rücken aktiv zu strecken (Abb. 6.19b).

Bei Patienten mit niedrigem Tonus tritt beim Aufstehen aus dem Sitzen eine vollständige Extensorensynergie im Bein auf. Das betroffene Bein wird adduziert und nach innen rotiert, die Ferse unter Umständen vom Boden abgehoben. Der Therapeut unterstützt die korrekte Bewegung, indem er sich vor den Patienten hinkniet und dessen Knie auseinander und nach vorn zieht, während der Patient aufsteht. Dazu kreuzt der Therapeut die Arme und faßt die Oberschenkel des Patienten in Höhe der Oberschenkelkondylen (Abb. 6.20). Diese Hilfestellung wird vom Therapeuten langsam abgebaut, bis der Patient lernt, keinen Druck gegen die Hände des Therapeuten auszuüben.

Im Stehen hält der Patient die Hüften extendiert, abduziert und nach außen rotiert. Er beugt die Knie so weit wie möglich, ohne die Fersen vom Boden abzuheben (Abb. 6.21). Patienten, die in der Therapie bereits Fortschritte gemacht haben, können bis in die Hocke gehen oder sich auf eine niedrige Stufe setzen und mit nach außen gerichteten Knien wieder aufstehen.

6.3 Aktivitäten im Stehen zur Schulung der Belastung des hemiplegischen Beines

6.3.1 Verbesserung der Hüftextension mit Außenrotation

Der Patient steht auf seinem hemiplegischen Bein und stellt den gesunden Fuß rechtwinklig davor. Er verlagert sein Gewicht nicht auf den gesunden Fuß, sondern versucht, diese Position möglichst genau einzunehmen und das Becken beidseitig vorgeschoben zu halten (Abb. 6.22a). Dann wird der gesunde Fuß im rechten Winkel hinter die Ferse des hemiplegischen Fußes gestellt (Abb. 6.22b).

6.3.2 Stehen auf gerollter Bandage unter den Zehen zur Erhaltung der Dorsalflektion

Unter die Zehen des hemiplegischen Fußes wird eine Bandage von entsprechender Größe gelegt (Abb. 6.23). Dann steht der Patient auf und verlagert sein ganzes Gewicht auf das hemiplegische Bein. Er hält das gesunde Bein hoch und beugt und streckt das hemiplegische Knie; er streckt es jedoch nur soweit, daß ein Zurückschnappen in die volle Extension vermieden wird, bevor er es wieder beugt. Der Therapeut legt seine Hände auf den Beckenkamm des Patienten und hält dessen Becken so in der korrekten Position. Sinn dieser Aktivität ist es zu verhindern, daß der Patient bei Belastung des Beins die Zehen zusammenkrallt. Durch diese Bewegung wird die Plantarflektion des Fußes so wirksam inhibiert, daß häufig unmittel-

101

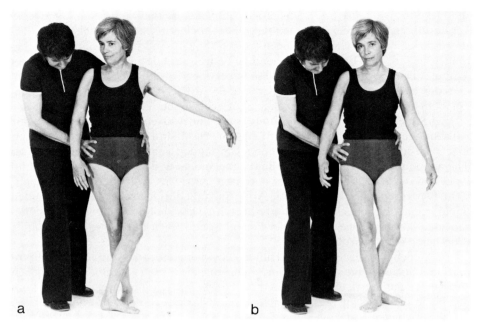

Abb. 6.22 a, b. Belastung des hemiplegischen außenrotierten Beines mit extendierter Hüfte (rechtsseitige Hemiplegie). **a** Der gesunde Fuß wird im rechten Winkel vor den Standfuß gesetzt. **b** Der gesunde Fuß steht im rechten Winkel hinter dem hemiplegischen Fuß. Die linke Beckenseite der Patientin bleibt vorgeschoben

bar danach die aktive Dorsalflektion stimuliert werden kann. Darüber hinaus trägt diese Aktivität dazu bei, eine Verkürzung der Achillessehne zu verhindern.

Patienten mit gestörter Sensibilität im hemiplegischen Bein sollten ein Gefühl für die richtige Gewichtsbelastung entwickeln, damit sie lernen, ihr Bein auch ohne fremde Hilfe zu belasten. Anfangs kann dazu noch eine umfassende Hilfestellung notwendig sein, um den Bewegungsablauf zu ermöglichen. Dazu stellt sich der Therapeut auf die hemiplegische Seite des Patienten und umklammert mit seinen Knien dessen betroffenes Knie. Er umfaßt den Patienten mit beiden Armen, zieht ihn zu sich heran und fordert ihn auf, das gesunde Bein hochzuheben (Abb. 6.24). Durch abwechselnde Abduktion und Adduktion seiner eigenen Beine beugt und streckt der Therapeut das hemiplegische Knie des Patienten. Sobald er spürt, daß der Patient aktiver an der Bewegung teilnimmt, löst der Therapeut seine Knie leicht von dem des Patienten und bestätigt ihm mündlich, daß er die Bewegung nunmehr korrekt ausführt.

Hat der Patient Angst, auf dem hemiplegischen Bein zu stehen, oder glaubt er, dies nur bei hyperextendiertem Knie zu können, kann der Therapeut ihm diese Angst nehmen, indem er ihn von vorn stützt. Dazu setzt er sich auf einen Hocker, hält das hemiplegische Knie des Patienten zwischen seinen eigenen Knien und verhindert durch Adduktion seiner Beine mit den Oberschenkelknochen, daß das Bein des Patienten nach hinten in die Hyperextension drückt. In dieser Stellung hat der

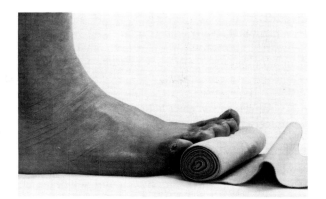

Abb. 6.23. Eine Bandage wird zur Inhibierung der Flektion unter die Zehen des Patienten gelegt. Mit abnehmender Spastizität wird der Durchmesser der Rolle vergrößert (rechtsseitige Hemiplegie)

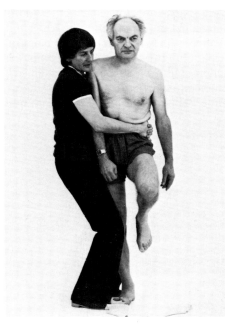
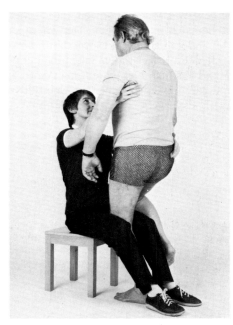

6.24   6.25

Abb. 6.24. Belastung des hemiplegischen Beines mit vollständiger Unterstützung. Die Therapeutin facilitiert die Flektion und Extension des Knies mit ihren Beinen. Der Patient beginnt, aktiv an der Bewegung teilzunehmen. Sein Gewicht muß auf das hemiplegische Bein verlagert werden (rechtsseitige Hemiplegie)

Abb. 6.25. Der Patient wird so gehalten, daß er ohne Angst auf dem hemiplegischen Bein stehen kann und das Knie dabei nicht überstreckt. Die Therapeutin verlängert die spastische Körperseite während der Belastung (linksseitige Hemiplegie)

Therapeut beide Hände frei, um den Patienten bei der Extension der Hüften zu unterstützen und die Haltung des Beckens und des Rumpfes zu korrigieren (Abb. 6.25). Mit den Knien bewegt der Therapeut den Patienten sanft hin und her und fordert ihn auf, nicht mit dem gesunden Bein gegen seines zu drücken. Ein solcher Druck wird vom Patienten ausgeübt, wenn er die Adduktion nutzen will, um die Extension in vollständiger Synergie zu verstärken. Spürt der Therapeut, daß der Patient an Selbstvertrauen gewonnen hat, fordert er ihn auf, mit dem gesunden Bein Seitwärts- oder Rückwärtsschritte zu machen, und verringert seine Hilfestellung, indem er immer weniger Druck mit dem Knie ausübt.

6.3.3 Aufstehen von einer hohen Behandlungsbank unter Belastung des hemiplegischen Beines

Der Patient rutscht an den Rand des Behandlungstisches und stellt seinen hemiplegischen Fuß mit auswärts rotiertem Bein flach auf den Boden. Der Therapeut führt den Fuß des Patienten zum Boden und hält dabei Fuß und Zehen in Dorsalflektion. Der Patient verharrt in dieser Stellung und beugt und streckt das Knie selektiv. Er streckt es jedoch nur soweit, daß es nicht in die Extension zurückschnappt und die Zehen sich nicht beugen. Der Therapeut unterstützt die Bewegung des Knies mit der anderen Hand und sorgt dafür, daß der Patient seinen Körper aufrecht hält und sich nicht zur gesunden Seite hin über den Behandlungstisch lehnt oder sich mit der Hand abstützt. Der Patient hebt dann das andere Bein von der Bank und stellt sich mit geschlossenen Füßen auf den Boden. Sein hemiplegisches Knie ist dabei immer noch leicht gebeugt. Er hebt dann das gesunde Bein hoch, rotiert das Becken und

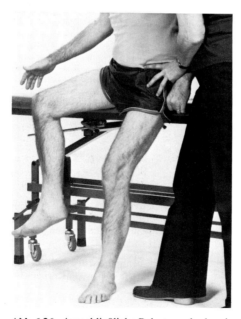

Abb. 6.26. Ausschließliche Belastung des hemiplegischen Beines beim Aufstehen von einer hohen Bank oder beim Hinsetzen. Das Knie bleibt während der gesamten Bewegung leicht gebeugt (linksseitige Hemiplegie)

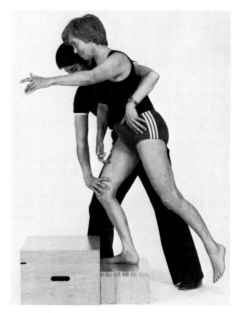

Abb. 6.27. Der hemiplegische Fuß wird auf eine Stufe vor der Patientin aufgesetzt. Die Patientin versucht, ihren gesunden Fuß hochzubringen und ihn dann wieder weit nach hinten zu führen, um von der Stufe herunterzusteigen (rechtsseitige Hemiplegie)

setzt sich wieder auf den Behandlungstisch (Abb. 6.26). Diese Aktivität ist außerordentlich nützlich, denn sie erfordert eine von der Rotationsbewegung unabhängige Extension der hemiplegischen Hüfte.

6.3.4 Stufensteigen unter Belastung des hemiplegischen Beines

Für Patienten ist es oft schwierig, das Körpergewicht auf dem hemiplegischen Bein zu tragen, ohne das Bein in einer bestimmten Stellung fixiert zu halten. Um dem Patienten ein Gefühl für seine Bewegungsfähigkeit bei Belastung zu vermitteln, wird der hemiplegische Fuß auf eine Stufe vor den Patienten gestellt, und der Patient wird aufgefordert, seinen anderen Fuß hochzubringen. Dann steigt er wieder hinunter, indem er den gesunden Fuß sehr langsam so weit wie möglich hinter sich aufsetzt. Je besser der Patient seine Hüfte bewegen kann, desto höher kann die Stufe sein, um ihn stärker zu fordern. Der Therapeut hilft dem Patienten dabei, den hemiplegischen Fuß in der richtigen Stellung auf die Stufe zu setzen. Er legt seine Hand auf den Schenkel des Patienten und zieht dessen Knie nach vorn bis über die Fußspitze. Er hilft dem Patienten, auf die Stufe zu steigen, indem er mit einer Seite seines Beckens die Hüftextension des Patienten fördert. Mit der anderen Hand umfaßt der Therapeut die gesunde Hüfte des Patienten und schiebt mit Arm und Schulter dessen Rumpf nach vorn bis über den vorgestellten Fuß (6.27). Der Therapeut verringert seine Hilfestellung langsam, bis es ausreicht, daß er vor dem Patienten steht und vielleicht dessen hemiplegischen Arm gestreckt nach vorn hält, während der Patient die beschriebene Aktivität durchführt.

6.4 Aktivitäten im Stehen zur Schulung selektiver Bewegung des hemiplegischen Beines

Für Hemiplegiepatienten ist es schwierig, Schritte mit dem betroffenen Bein zu machen. So ziehen sie oft das Bein nach vorn, ohne Hüfte und Knie zu beugen. Das Becken auf der hemiplegischen Seite wird hochgezogen, als würde der Patient eine Beinschiene tragen. Andere Patienten wiederum heben das Bein aktiv nach vorn in einem völligen Flektionsmuster und halten den Fuß dabei in Supination. Viele Patienten sind nicht in der Lage, das Körpergewicht richtig diagonal nach vorn auf das gesunde Bein zu verlagern, und versuchen, das hemiplegische Bein zu bewegen, während es noch teilweise belastet ist.

6.4.1 Loslassen von Hüfte und Knie

Der Patient steht mit geschlossenen Füßen und entspannt Hüfte und Knie, so daß sie nach vorn fallen. Das Becken wird gleichzeitig nach vorn und unten bewegt. Der Therapeut kniet vor dem Patienten und unterstützt die Bewegung, indem er dessen Becken mit einer Hand nach vorn und unten führt und mit der anderen Hand von vorn das Knie des Patienten vorzieht (Abb. 6.28 a). Würde der Therapeut von hinten gegen das Knie des Patienten drücken, so könnte dies den Patienten auffordern,

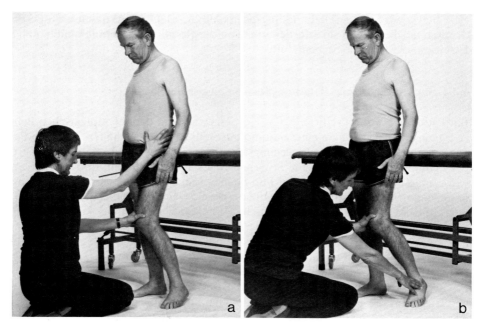

Abb. 6.28 a, b. Stehen mit Belastung der gesunden Seite und Entspannung der Extensoren im hemiplegischen Bein (linksseitige Hemiplegie). **a** Bei parallel stehenden Füßen ist die Aktivität für den Patienten einfacher, da der Extensorentonus dann nicht so hoch ist. **b** Steht der hemiplegische Fuß wie in Schrittstellung hinten, verstärkt sich die Spastizität in der gesamten Extremität. Die Therapeutin hält den Fuß so, daß er nicht in die Plantar-Inversion drücken kann

Widerstand zu leisten. Dann stellt der Patient den hemiplegischen Fuß wie beim Gehen nach hinten und wiederholt den oben beschriebenen Bewegungsablauf am Ort. In dieser Stellung ist das Bewegungssegment für ihn schwieriger durchzuführen, da die Extensorspastizität im gesamten Bein aufgrund der Hüftextension erhöht wird. Wenn jetzt Knie und Hüfte vorfallen, muß die Ferse vom Boden gehoben werden. Der Therapeut fordert den Patienten auf, die Ferse nach innen fallen zu lassen, um zu verhindern, daß der Fuß in die Inversion stößt (Abb. 6.28 b). Bei Beugung des Knies wird das Bein häufig in einem vollständigen Flektionsmuster abduziert und der Patient versucht, das hemiplegische Knie in Richtung auf das gesunde Knie loszulassen. Da eine Koordination der Bewegungen den meisten Patienten noch schwerfällt, beugen sie beide Beine, um die Flektion des hemiplegischen Beines zu ermöglichen. Ist der Patient nicht in der Lage, eine solche beidseitige Flektion zu verhindern, kann der Therapeut ihm helfen, indem er sich auf einen Hocker setzt und das gesunde Knie mit seinem eigenen bremst, wobei er die Bewegung des betroffenen Beins mit seiner Hand führt (Abb. 6.29). Wenn der Therapeut spürt, daß das gesunde Bein des Patienten gestreckt bleibt, kann er die Hilfestellung allmählich abbauen.

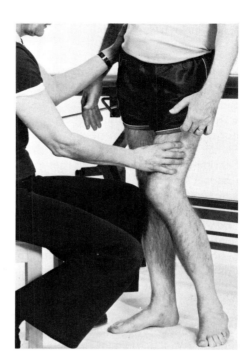

Abb. 6.29. Es wird verhindert, daß das gesunde Bein simultan flektiert, wenn das hemiplegische Bein entspannt wird (linksseitige Hemiplegie)

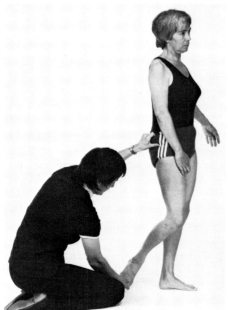

Abb. 6.30. Kleine Schritte nach hinten mit dem hemiplegischen Fuß. Das Becken wird weder hochgezogen noch nach hinten bewegt (rechtsseitige Hemiplegie)

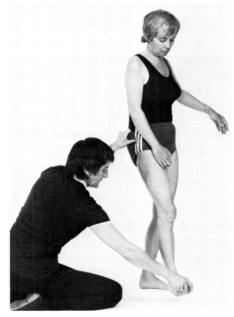

Abb. 6.31. Der hemiplegische Fuß wird wie ein Pendel nach vorn geschwungen, ohne daß das Bein dabei aktiv gehoben wird (rechtsseitige Hemiplegie)

6.4.2 Rückwärtsschritte mit dem hemiplegischen Bein

Die Fähigkeit, rückwärts zu gehen, ist für viele funktionelle Tätigkeiten, wie etwa das Hinsetzen, von entscheidender Bedeutung. Schritte nach hinten sind auch Teil der Ausgleichsreaktionen, durch den das Gleichgewicht gehalten wird. Durch das Einüben des Rückwärtsgehens lernt der Patient, sein Bein selektiv zu bewegen, während er das gesamte Körpergewicht auf das gesunde Bein verlagert. Auch das normale Gehen nach vorn wird auf diese Weise verbessert. Der Patient belastet im Stehen die gesunde Seite und führt mit dem hemiplegischen Bein mehrere kleine Schritte nach hinten aus. Der Therapeut kniet dabei an seiner hemiplegischen Seite und legt eine Hand auf das Becken des Patienten, um zu verhindern, daß sein Becken nach oben zieht, während der Patient versucht, daß Bein nach hinten in eine vollständige Extension zu bringen. Mit der anderen Hand hält der Therapeut Fuß und Zehen des Patienten in Dorsalflektion und führt die Bewegung entsprechend dem normalen Muster, d.h. das Bein wird aktiv gebeugt und die Hüfte gestreckt (Abb. 6.30). Kann der Therapeut aufgrund eines zu großen Widerstandes das Bein des Patienten nicht entsprechend dem normalen Muster bewegen, stützt sich der Patient leicht mit der gesunden Hand auf der Behandlungsbank ab; der Therapeut fordert ihn dann auf, sich überhaupt nicht aktiv zu bewegen, sondern nur sein Bein von ihm führen zu lassen. Er bewegt dann das Bein des Patienten entsprechend dem korrekten Bewegungsmuster in einer Abfolge von ganz kleinen Schritten nach hinten, so daß der Patient ein Gefühl dafür entwickeln kann, wie die Bewegung ablaufen sollte. Wenn kein Widerstand mehr spürbar ist, gibt ihm der Therapeut das Zeichen, daß die Bewegung jetzt korrekt ist, und fordert ihn auf, sie mit ihm zusammen zu wiederholen. Hat der Patient so erst einmal gelernt, die Bewegung durchzuführen, muß er versuchen, sie auch ohne Abstützen mit der Hand zu bewältigen. Wenn der Fuß hinten aufgesetzt ist, wird der Patient aufgefordert, diese Stellung zu halten, ohne gegen den Boden zu drücken. Der Therapeut fürht den Fuß dann in einer Pendelbewegung wieder nach vorn, wie es dem normalen Bewegungsablauf beim Gehen entspricht (Abb. 6.31). Dabei sollte der Patient nicht gebeten werden, bei der Vorwärtsbewegung kleine Schritte zu machen, da dies eine aktive Flektion von Hüfte und Knie begünstigen würde, die nicht dem normalen Muster entspricht. Hat der Patient gelernt, auf diese Weise Rückwärtsschritte zu machen, kann der Therapeut ihm beim automatisch ablaufenden Rückwärtsgehen Hilfestellung leisten, indem er mit beiden Händen das Becken des Patienten führt (siehe Kapitel 9).

6.4.3 Placieren des hemiplegischen Beines

Um mit dem hemiplegischen Bein, ohne sich festzuhalten, einen normalen Schritt vorwärts zu machen, muß der Patient auf dem gesunden Bein stehen und das Gleichgewicht halten können, ohne dabei das hemiplegische Bein einzusetzen. Er steht mit dem Rücken zu einer hohen Behandlungsbank und hält dabei das Gleichgewicht, während der Therapeut das hemiplegische Bein des Patienten frei in der Luft bewegt. Dann hält der Patient sein Bein selbst aktiv, während der Therapeut es zum Boden zurückführt, bis es diesen berührt. Dabei soll es nicht mit Körpergewicht belastet werden (Abb. 6.32). Das Placieren ist im Stehen wesentlich schwieri-

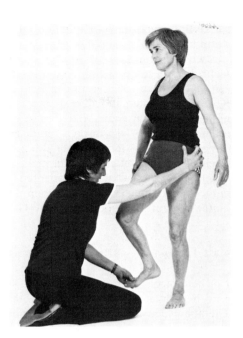

Abb. 6.32. Die Patientin steht auf dem gesunden Bein und hält ihr hemiplegisches Bein aktiv während des gesamten Bewegungsablaufs, bis es auf den Boden aufgesetzt wird (rechtsseitige Hemiplegie)

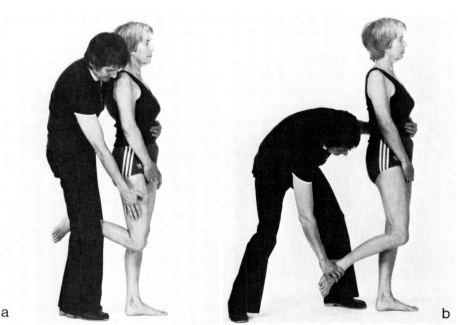

a b

Abb. 6.33 a, b. Die Extensorenspastizität wird inhibiert, während die Patientin auf dem gesunden Bein steht (rechtsseitige Hemiplegie). **a** Die Therapeutin steht hinter der Patientin und hält deren hemiplegisches Bein zwischen den Knien; dadurch wird das Knie der Patientin trotz Hüftextension gebeugt gehalten. **b** Wenn das hemiplegische Bein entspannt ist, setzt die Therapeutin den Fuß der Patientin sanft auf den Boden auf. Die Patientin bemüht sich, das Bein nicht in die Extension drücken zu lassen

ger als im Liegen, da der Patient die aufrechte, gegen die Schwerkraft gestreckte Position halten muß und daher der Extensortonus im Bein höher ist.

Bei Hüftextension erhöht sich die Extensorspastizität im gesamten Bein noch mehr. Um diese Spastizität zu inhibieren und den Patienten in die Lage zu versetzen, mühelos auf dem gesunden Bein stehen zu können, beugt der Therapeut das Knie des Patienten, indem er dessen Fuß hinten anhebt. Der Therapeut steht dabei hinter dem Patienten und hält dessen Unterschenkel zwischen seinen Knien. Er ermuntert ihn dazu, sein Becken gerade zu halten und den Oberschenkel in Richtung des anderen Knies loszulassen (Abb. 6.33 a). Spürt der Therapeut, daß das hemiplegische Bein des Patienten nicht mehr in die Flektion zieht oder in die Extension drückt, führt er den Fuß des Patienten langsam zum Boden zurück. Der Patient bemüht sich, keinen Druck auszuüben und versucht, seinen Fuß einfach nur locker hinter sich auf dem Boden ruhen zu lassen (Abb. 6.33 b).

6.4.4 Loslassen des Beines während es passiv vorgezogen wird

Der hemiplegische Fuß des Patienten wird auf eine breite Bandage gestellt. Während der Patient versucht, die Aktivität im gesamten Bein zu hemmen, zieht der Therapeut den Fuß mit der Bandage nach vorn. Diese Bewegung entspricht der Schwungphase beim Gehen und verbessert das Loslassen von Hüfte und Knie der hinteren Seite und die Knieextension wenn das Bein nach vorne kommt. Da der Patient versucht, sich nicht aktiv zu bewegen, wird der Fuß beim Vorwärtsschwingen

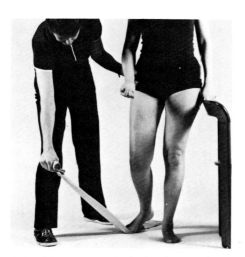
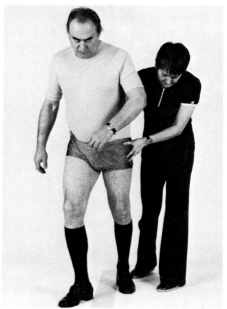

Abb. 6.34. Entspannung des hemiplegischen Beines. Der Fuß wird auf einer Bandage nach vorn gezogen, ohne daß dieser Bewegung von der Patientin Widerstand entgegengesetzt wird (rechtsseitige Hemiplegie)

Abb. 6.35. Gehen entlang einer ausgerollten Bandage, die nur mit den Fersen berührt werden darf (linksseitige Hemiplegie)

des Beins nicht durch eine Überaktivität des M. tibialis anterior in die Supination gezogen. Diese Entspannung der Beinmuskulatur ist für die Schwingbewegung notwendig. Zu Beginn muß sich der Patient unter Umständen dabei leicht an einer Stuhllehne abstützen (6.34). Später soll er dann lernen, das Bein zu entspannen, ohne sich festzuhalten.

6.4.5 Gehen auf einer Linie mit auswärts rotierten Beinen

Vor dem Patienten befindet sich eine Linie oder eine ausgerollte Bandage. Beim Vorwärtsgehen versucht der Patient, diese nur mit den Fersen zu berühren (Abb. 6.35). Die dadurch hervorgerufene Außenrotation des gesunden Beines verbessert die selektive Extension der hemiplegischen Hüfte während der Standphase. Auch die nachfolgende Schwungphase wird selektiver durchgeführt.

6.5 Auf die Seite rollen

Durch die Betonung der Rumpfrotation ist das seitliche Rollen eine der wirksamsten Übungen zur Inhibierung der Spastizität im gesamten Körper. Da der Patient nicht gegen die Schwere das Gleichgewicht halten muß, kann er sich frei und ohne Angst bewegen. Weiterhin lernt er, sich ohne Anstrengung zu bewegen. Das Rollen stimuliert auch die Reaktionen, die zum Ausrichten des Kopfes führen. Diese Bewegungssequenz sollte nur auf einer breiten Unterlage durchgeführt werden, zum Beispiel auf einem Bett, auf einer Matte auf dem Boden, auf einer hoch gelagerten Matte oder auf zwei nebeneinander stehenden Behandlungstischen. Wird der Patient aufgefordert, auf einer normalen Behandlungsbank zu rollen, hat er Angst, hinunterzufallen und bewegt sich nicht frei und entsprechend dem normalen Muster. Die Hilfestellung für die Rollübung wird in den Kapiteln 5 und 11 beschrieben.

6.6 Überlegungen

Sobald der Patient ohne fremde Hilfe zurechtkommt, besteht die Gefahr, daß sich seine Spastizität erhöht, wenn er sich nicht selektiv und mühelos bewegt. Therapeut und Patient müssen ein hohes Maß an Konzentration und Genauigkeit aufbringen, um den Patienten in die Lage zu versetzen, sich ohne Rückgriff auf primitive Massensynergien zu bewegen. Der Therapeut muß die genauen Muster des normalen Bewegungsablaufs kennen, bevor er dem Patienten dabei helfen kann, die ausschließliche Verwendung abnormaler stereotyper Synergien zu vermeiden. Die in diesem Kapitel beschriebenen Aktivitäten können nur dann zum Erfolg führen, wenn sie mit äußerster Genauigkeit durchgeführt werden. Je begeisterter ein Patient versucht, die ihm gestellten Aufgaben zu bewältigen, dest größer ist das Risiko, daß er bei den Anweisungen des Therapeuten Kompensations- oder Ausweichmechanismen benutzt. Der Therapeut muß den Patienten genau beobachten und mit seinen Händen oder auf andere Art diese Ausweichbewegungen verhindern, bis der Patient selbständig dazu in der Lage ist, diese zu vermeiden.

7 Wiedererlernen von Gleichgewichtsreaktionen im Sitzen und Stehen

Eines der wichtigsten Ziele der Therapie besteht darin, dem Patienten wieder zu ermöglichen, sich ohne Angst und ohne die Aufmerksamkeit anderer auf sich zu ziehen, in der Öffentlichkeit zu bewegen. Um so weit zu kommen, muß der Patient lernen, in jeder Körperhaltung schnell und automatisch gegen die Schwerkraft zu reagieren. Außerdem muß er auch eine Art Schutz- oder Ausgleichsmechanismus entwickeln, der ihn vor dem Fallen bewahrt, sollte er doch einmal das Gleichgewicht verlieren.

Der Patient muß nicht nur beim Gehen, sondern praktisch bei jeder Tätigkeit, die er im Verlauf eines Tages ausführt, das Gleichgewicht halten können. Die Fähigkeit, die Balance in den verschiedensten Positionen zu halten, bildet die Grundlage für all jene komplexen Tätigkeiten, die ihrerseits wieder die Voraussetzung dafür sind, daß der Patient für sich selbst sorgen, arbeiten und auch seine Freizeit angenehm verbringen kann. Je länger der Patient nach dem Schlaganfall im Bett liegt, ohne sich zu bewegen, seinen Körper nicht selber stützen und nicht gegen die Schwerkraft bewegen muß, desto größer wird seine Angst sein, wenn er schließlich in eine aufrechte Haltung gebracht wird. Er sollte daher so früh wie möglich, am besten schon in der ersten Woche, das Bett verlassen und sich an Bewegungen seines Körpers von der Mittellinie in alle Richtungen gewöhnen. Dabei muß er auch lernen, wieder eine aufrechte Haltung einzunehmen. Solange der Patient sich noch nicht vor dem Fallen bewahren kann, müssen alle unbedingt entsprechende Vorkehrungen treffen, denn ein Sturz würde den Patienten so erschrecken, daß sich seine ohnehin vorhandene Unsicherheit noch verstärken würde.

7.1 Aktivitäten im Sitzen

Die im folgenden beschriebenen Aktivitäten kann der Patient im Sitzen durchführen. Dabei sitzt er anfangs auf der Bettkante oder auf einer Behandlungsbank in der krankengymnastischen Abteilung der Klinik und später auf einem Stuhl. Wenn der Patient Gleichgewichtsreaktionen im Sitzen ausführt, ohne dabei zunächst die Füße aufzustützen, wird die Aktivität in Kopf und Rumpf stärker stimuliert. Stehen beide Füße auf dem Boden, kommt es zu Überreaktionen im gesunden Bein, die normale Reaktionen anderer Körperteile verzerren oder verhindern. Trotzdem sollte der Patient auch solche Bewegungen durchführen, bei denen seine Füße auf dem Boden stehen, denn schließlich muß er meist in dieser Stellung im täglichen Leben sein Gleichgewicht halten.

Bewegungen zur seitlichen Gewichtsverlagerung sollten zu beiden Seiten hin durchgeführt werden. Ohne entsprechende Vorbereitung sind die meisten Patienten nicht einmal in der Lage, ihr Gewicht richtig zur gesunden Seite hin zu verlagern; sie können dies nur, wenn sie sich dabei mit der gesunden Hand abstützen. Auch in späteren Rehabilitationsphasen sind Bewegungen zur seitlichen Gewichtsverlagerung immer dann sinnvoll, wenn die Reaktionen des Patienten noch zu schwach oder zu langsam sind. Je mehr Fortschritte ein Patient macht, desto weniger Hilfestellung ist für diese Aktivitäten notwendig und desto schneller können sie durchgeführt werden.

7.1.1 Seitliche Verlagerung zum Stütz auf den Unterarm

Der Patient lehnt sich zur Seite, bis sein Ellbogen die Liege berührt, und richtet sich dann wieder auf. Der Therapeut steht dabei vor dem Patienten und leistet ihm Hilfestellung, indem er mit seinem Unterarm die nach oben gerichtete Schulter des Patienten stützt. Mit der anderen Hand führt er Hand oder Arm des Patienten (Abb. 7.1 a). Er drückt mit seinem Unterarm auf die Schulter des Patienten, um die Reaktion zu erleichtern, die den Kopf des Patienten Kopf vertikal ausrichtet. Richtet sich der Patient von der gesunden Seite her auf, hält der Therapeut die betroffene Hand des Patienten fest, so daß dieser sich nicht damit abstützen kann. Dadurch ist er gezwungen, in seiner hemiplegischen Seite Aktivität zu entwickeln (Abb. 7.1 b).

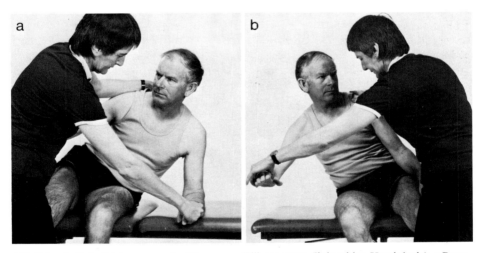

Abb. 7.1 a, b. Seitwärtsbewegung im Sitzen zum Ellbogenstütz (linksseitige Hemiplegie). **a** Bewegung zur hemiplegischen Seite, **b** zur gesunden Seite. Der Patient kehrt ohne Zuhilfenahme seiner Hände in die aufrechte Stellung zurück

7.1.2 Gewichtsverlagerung zur Seite

Der Therapeut sitzt an der hemiplegischen Seite des Patienten und zieht ihn zu sich heran, um sein Gewicht seitlich zu verlagern. Dabei sollte der Rumpf des Patienten seitlich verlängert werden. Der Therapeut unterstützt diese Verlängerung, in dem er mit einer Hand unter die Achsel des Patienten greift. Während er den Patienten zu sich heranzieht, legt er die andere Hand auf die Seitenflexoren der gegenüberliegenden Seite, um bei der Verkürzung dieser Rumpfseite zu helfen (Abb. 7.2a). Solange der Patient diesen Bewegungsablauf nicht perfekt beherrscht, sollte der Therapeut auf keinen Fall Zug auf den hemiplegischen Arm des Patienten ausüben, da die Schulter bei Abduktion sehr leicht verletzt werden kann.

Diese Bewegung wird wiederholt, und allmählich verstärkt sich die aktive Beteiligung des Patienten. Der Therapeut fordert ihn auf, eine bestimmte Position zu halten, und verringert die Hilfestellung oder er bittet ihn, selbst ohne Hilfe die richtige Position einzunehmen. Die Gewichtsverlagerung zur anderen Seite hin erfordert eine aktive Verkürzung der hemiplegischen Seite und eine vertikale Ausrichtung des Kopfes. Um diese Verkürzung zu stimulieren, umgreift der Therapeut mit seiner Daumen-Zeigefingerspanne die Seite des Patienten und übt mit der Hand festen Druck auf die Seitenflexoren des Rumpfes aus. Mit der anderen Hand drückt er auf die Schulter des Patienten, um bei der Gewichtsverlagerung zur Seite eine vertikale Ausrichtung des Kopfes zu stimulieren (Abb. 7.2b). Der Therapeut fordert den Patienten auf, seine gesunde Hand nicht zum Abstützen zu benutzen, sondern sie statt dessen seitlich anzuheben.

Die Hilfestellung des Therapeuten wird nach und nach verringert, bis der Patient sich frei und mühelos zu beiden Seiten hin bewegen kann und der Therapeut

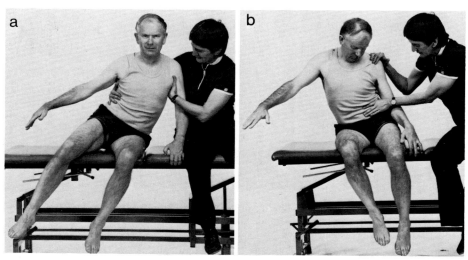

Abb. 7.2a, b. Gleichgewichtsreaktionen im Sitzen (linksseitige Hemiplegie). **a** Gewichtsverlagerung zur hemiplegischen Seite. Die Therapeutin fördert die Verlängerung der Rumpfseite. **b** Gewichtsverlagerung zur gesunden Seite. Die Therapeutin fördert die Verkürzung der Rumpfseite

nur noch vor ihm stehen und seinen Arm leicht führen muß, um ihm die gewünschte Bewegungsrichtung anzuzeigen.

7.1.3 Sitzen mit übereinandergeschlagenen Beinen – Gewichtsverlagerung auf die Seite des unteren Beines

Diese Bewegungsabfolge fördert die Außenrotation des Beins, das mit dem Körpergewicht belastet wird. Es ist besonders wichtig, daß der Patient in dieser Stellung das Gleichgewicht halten kann, da er später in dieser Haltung Socken und Schuhe anzieht. Der Therapeut steht vor dem Patienten und legt ihm den Arm so um die Schulter, daß er mit seiner Armbeuge dem Patienten dabei hilft, den Kopf vertikal auszurichten. Die andere Hand legt er auf den Trochanter auf der anderen Seite. So unterstützt er den Patienten bei der Gewichtsverlagerung und hilft ihm, die Gesäß-

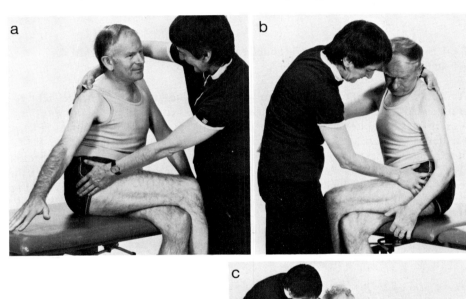

Abb. 7.3 a–c. Sitzen mit übereinandergeschlagenen Beinen. Gewichtsverlagerung zur Seite des unteren Beines. **a** Zur hemiplegischen Seite (linksseitige Hemiplegie), **b** zur gesunden Seite (linksseitige Hemiplegie), **c** gleicher Bewegungsablauf, aber der Fuß ist auf dem Boden aufgesetzt (rechtsseitige Hemiplegie)

hälfte von der Sitzfläche abzuheben (Abb. 7.3 a). Dann fordert er den Patienten auf, diese Bewegung zu wiederholen, ohne dabei den Kopf gegen den Arm des Therapeuten zu drücken. Nach und nach verringert der Therapeut die Hilfestellung, bis schließlich der Patient den Bewegungsablauf korrekt und ohne Unterstützung vollziehen kann. Bei der Gewichtsverlagerung zur gesunden Seite hin schlägt der Patient die Beine so übereinander, daß das hemiplegische Bein oben liegt. Dadurch führt er eine normale Reaktion mit Verlängerung der belasteten Seite aus (Abb. 7.3 b).

Auch die Gewichtsverlagerung mit übereinandergeschlagenen Beinen mit dem Fuß des unteren Beines flach auf dem Boden stehend sollte zu beiden Seiten hin geübt werden. Wenn das Bett oder die Behandlungsbank nicht höhenverstellbar sind, sollte der Patient auf einem Stuhl sitzen, neben dem rechts und links jeweils ein weiterer Stuhl aufgestellt ist. Diese seitlich aufgestellten Stühle geben dem Patienten ein Gefühl der Sicherheit und können auch bei anderen Bewegungen eingesetzt werden, bei denen der hemiplegische Arm mit Gewicht belastet wird (Abb. 7.3 c).

7.1.4 Stimulation von Kopf- und Rumpfreaktionen durch Seitwärtsdrehen der gebeugten Knie

Wenn der Patient durch die Bewegung beider Beine aus dem Gleichgewicht gebracht wird, sind sehr viel stärkere Reaktionen des Kopfes und des Rumpfes notwendig (siehe Kapitel 2). Der Therapeut sitzt auf einem Stuhl oder einem Hocker vor dem Patienten, dessen Füße auf die Knie des Therapeuten gestellt sind. Dadurch hat der Therapeut eine Hand frei, um damit die gesunde Hand des Patienten als Vorsichtsmaßnahme leicht festzuhalten. So kann er ihn vor dem Fallen bewahren, sollte er das Gleichgewicht verlieren (Abb. 7.4). Mit der anderen Hand dreht er die Knie des Patienten zunächst nur langsam zur Seite, bis dessen gesamtes Körper-

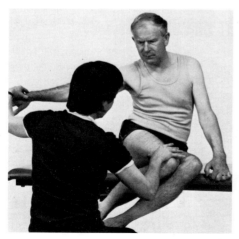

Abb. 7.4. Stimulation von Kopf- und Rumpfreaktionen. Die Therapeutin hält zur Sicherheit die gesunde Hand (linksseitige Hemiplegie)

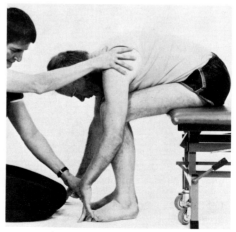

Abb. 7.5. Der Patient berührt seine Zehen. Dabei bleiben beide Füße flach auf dem Boden (linksseitige Hemiplegie)

gewicht auf dieser Seite ruht. Dieser Bewegungsablauf wird dann zur anderen Seite hin wiederholt. Wenn die Reaktionen des Patienten allmählich besser werden, kann später die Geschwindigkeit der Übung erhöht werden und die Bewegungsrichtung ohne vorherige Ankündigung geändert werden.

7.1.5 Vorbeugen und Berühren des Bodens mit den Fingern

Der Patient sitzt so, daß seine Füße auf dem Boden ruhen. Der Therapeut kniet vor dem Patienten und führt dessen Hände nach vorn auf die Zehen zu. Dabei macht er dem Patienten klar, daß die hemiplegische Hand zuerst die Zehen berühren muß (Abb. 7.5). Beide Füße des Patienten müssen dabei flach auf dem Boden aufliegen und dürfen nicht weggedrückt werden. In manchen Fällen läßt sich dieser Bewegungsablauf anfangs nicht vollständig durchführen. Der Patient beugt sich dann zunächst nur soweit nach vorn, daß er sich wieder aufrichten kann, ohne dabei die Fersen vom Boden abzuheben. Die gleiche Bewegung kann auch mit gefalteten Händen wiederholt werden.

7.1.6 Vorbeugen mit gefalteten Händen

Der Patient streckt seine gefalteten Hände nach vorn und bewegt sie dann in alle Richtungen, wobei seine Füße flach auf den Boden aufgesetzt bleiben. Dabei stützt der Therapeut zunächst das hemiplegische Knie des Patienten. Diese Bewegung wird abwechslungsreicher für den Patienten und stimuliert seine automatischen Reaktionen, wenn er dabei einen Ball in verschieden Richtungen rollt oder einer anderen Person einen Ballon zuspielt.

7.2 Aktivitäten im Stehen mit Belastung beider Beine

7.2.1 Beide Knie gebeugt, Verlagerung des Gewichtes zur Seite

Aus der Ausgangsposition verlagert der Patient sein Körpergewicht von einer Seite zur anderen. Seine Hüften sind dabei leicht gebeugt und rotieren wie beim Skifahren. Die Arme sind entpsannt und schwingen seitlich mit. Der Therapeut unterstützt die Bewegung, indem er seine Hände auf beide Beckenseiten des Patienten legt, dessen Hüften nach vorn schiebt und die Rotationsbewegung fördert (Abb. 7.6).

7.2.2 Mit gefalteten Händen einen Ball wegstoßen

Oft haben Patienten Angst, ihr Körpergewicht nach vorn zu verlagern. Wenn sie sich jedoch auf eine entsprechende Aufgabe, wie etwa das Rollen eines Balles, konzentrieren, wird das Körpergewicht spontan verlagert. Der Therapeut faßt das Bek-

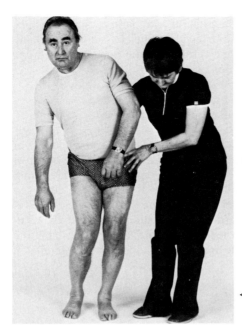
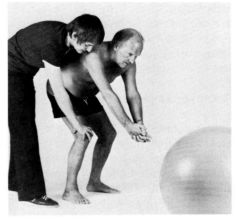

Abb. 7.7. Gewichtsverlagerung zur hemiplegischen Seite im Stehen. Beide Knie sind gebeugt (linksseitige Hemiplegie)

◁ **Abb. 7.6.** Das Rollen eines Balles nimmt dem Patienten die Angst, sich im Stehen vorzubeugen (rechtsseitige Hemiplegie)

ken des Patienten mit beiden Händen und hilft ihm, das Gleichgewicht zu halten und das Körpergewicht mit beiden Beinen zu tragen (Abb. 7.7). Diese Bewegung kann auch in Schrittstellung durchgeführt werden, damit der Patient lernt, das Gewicht nach vorn auf ein Bein zu verlagern.

7.2.3 Spielen mit einem Ballon

Der Patient spielt mit einem Ballon; er schlägt ihn mit gefalteten Händen von sich weg oder tippt ihn wiederholt in die Luft. Kann der Patient erst einmal sein Gleichgewicht besser halten und ohne Mühe Schritte machen, sollte er dazu ermutigt werden, diese spielerische Bewegung mit Vorwärtsschritten zu verbinden (siehe Abb. 8.11 a).

7.2.4 Verlagerung des Schwerpunktes nach hinten

Wird der Schwerpunkt des Patienten nach hinten verlagert, muß er die normalen Gleichgewichtsreaktionen wieder erlernen. Der Therapeut gibt ihm dabei zunächst vollständige Hilfestellung und unterstützt die Vorwärtsbewegung von Rumpf und Armen. Wird die korrekte Reaktion nicht sorgfältig gelernt, besteht die Gefahr, daß der Patient die Hüften gestreckt hält und nach hinten fällt. Die Bewegung soll langsam ausgeführt werden, und der Patient sollte dabei bewußt die Haltung von Kopf, Rumpf und Armen korrigieren. Später wird die Geschwindigkeit des Bewegungs-

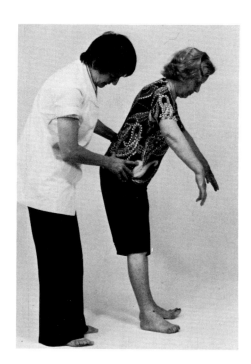

Abb. 7.8. Gleichgewichtsreaktionen: Der Schwerpunkt der Patientin wird im Stehen nach hinten verlagert (rechtsseitige Hemiplegie)

ablaufes soweit erhöht, bis die Reaktionen selbst dann noch automatisch erfolgen, wenn der Therapeut den Patienten unvermittelt und ohne vorherige Ankündigung am Becken nach hinten zieht (Abb. 7.8). Da die Dorsalextension des Fußes Teil der normalen Gleichgewichtsreaktion ist, dient diese Bewegungssequenz auch dazu, die Aktivität im hemiplegischen Fuß zu stimulieren.

7.3 Aktivitäten im Stehen mit Belastung des hemiplegischen Beines

Soll der Patient genügend Selbstvertrauen wiedererlangen, um ohne Hilfestellung gehen zu können, muß er in der Lage sein, sein hemiplegisches Bein zu belasten, ohne dabei Angst zu haben, das Gleichgewicht zu verlieren. Durch die Belastung dieser Extremität entwickelt er eine bessere Sinneswahrnehmung und eine Normalisierung des Tonus im hemiplegischen Bein. Dabei sollte die Hüfte gestreckt und das hemiplegische Knie auf keinen Fall überstreckt sein. Die Überstreckung des Knies wird durch die Retraktion des Beckens auf der hemiplegischen Seite und die unzureichende aktive Hüftextension hervorgerufen. Das Bein wird steif gemacht, und in den meisten Fällen drückt der Fuß dabei im totalen Extensionsmuster in die Plantarflektion. Da dann das Körpergewicht auf einer statischen „Säule" ruht, werden normale dynamische Gleichgewichtsreaktionen unmöglich gemacht, und der Patient ist, wenn überhaupt, nur unter größten Schwierigkeiten in der Lage, mit einem schnellen Schritt das verlorene Gleichgewicht wiederzuerlangen.

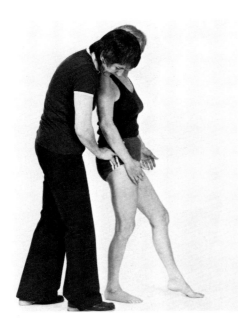

Abb. 7.9. Die Patientin steht auf dem hemiplegischen Bein und macht Schritte nach vorn und nach hinten mit dem gesunden Bein. Die Therapeutin unterstützt die Hüftextension (rechtsseitige Hemiplegie)

Abb. 7.10 a, b. Die Patientin steht auf dem hemiplegischen Bein und setzt den gesunden Fuß auf eine Stufe (rechtsseitige Hemiplegie). **a** Stufe vor ihr, **b** Stufe neben ihr
▽

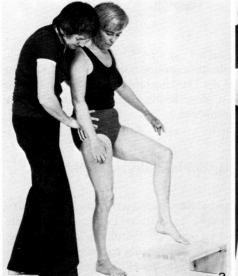
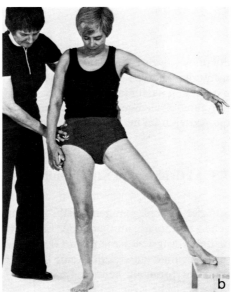

Während der Aktivitäten für die Gewichtsübernahme auf das hemiplegische Bein hilft der Therapeut dem Patienten, eine Überstreckung des Knies zu vermeiden, indem er dessen Becken so facilitiert, daß die Hüftextension gefördert wird.

1. Aus dem Stand macht der Patient mit dem gesunden Bein kleine Schritte nach vorn, nach hinten und zur Seite und belastet dabei das hemiplegische Bein. Er

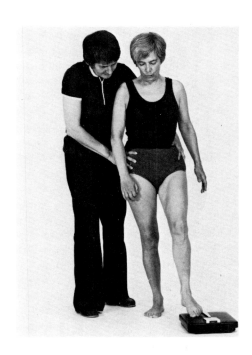

Abb. 7.11. Die Patientin steht auf dem hemiplegischen Bein und setzt ihren gesunden Fuß vorsichtig auf eine Waage (rechtsseitige Hemiplegie)

verlagert das Körpergewicht nicht sofort auf das gesunde Bein, sondern versucht, sich auf dem hemiplegischen zu halten (Abb. 7.9).
2. Der Patient stellt den gesunden Fuß vor sich auf eine niedrige Stufe. Dabei setzt er den Fuß langsam und vorsichtig auf, ohne ihn ruckartig aufschlagen zu lassen (Abb. 7.10 a). Während er auf dem hemiplegischen Bein balanciert, kann er mit dem gesunden Fuß rhythmisch leicht vor sich auf die Stufe auftippen. Später, wenn er seine Bewegungen besser unter Kontrolle hat, sollte er den Fuß dabei auch etwas nach links und rechts bewegen. Wenn die Stufe seitlich vom Patienten aufgestellt wird, lernt er, die Extension der hemiplegischen Hüfte unter Abduktion besser zu steuern. Dazu stellt er seinen Fuß auf die Stufe, ohne das Gewicht vom hemiplegischen Bein zu verlagern (Abb. 7.10 b.)
3. Im Stand belastet der Patient sein hemiplegisches Bein und tritt mit dem gesunden Fuß einen Ball gegen eine Wand oder einer anderen Person zu. Er setzt dabei nur so viel Kraft ein, daß er sein hemiplegisches Bein unter Kontrolle behält und verhindern kann, daß es in ein vollständiges Extensionsmuster stößt.
4. Der Patient stellt seinen gesunden Fuß auf eine Waage, die entweder vor oder neben ihm steht. Er übt dabei, den Fuß so leicht aufzusetzen, daß die Waage bei Berührung nicht ausschlägt (Abb. 7.11).

Sowohl die Bewegungen mit dem Ball als auch die mit der Waage sind sehr nützlich, da sie den Patienten dazu zwingen, auf seinem hemiplegischen Bein zu balancieren, ohne dabei den Kopf zur Stabilisierung des Gleichgewichtes zu fixieren. Er schaut automatisch auf den Ball, den er bewegen muß, oder auf die Waage, um sie abzulesen.

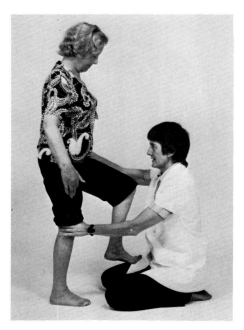 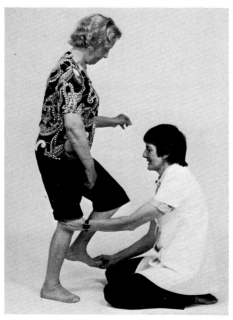

Abb. 7.12. Die Patientin steht auf dem hemiplegischen Bein und stellt den gesunden Fuß auf das Knie der Therapeutin. Dabei wird das Knie der Patientin nicht überstreckt (rechtsseitige Hemiplegie)

Abb. 7.13. Die Therapeutin bewegt den gesunden Fuß der Patientin in verschiedene Richtungen (rechtsseitige Hemiplegie)

5. Der Patient steht mit dem Rücken zu einer hohen Behandlungsbank und stellt seinen gesunden Fuß vorsichtig auf das Knie des vor ihm knienden Therapeuten (Abb. 7.12). Dann setzt er den Fuß hinter sich auf, ohne dabei das Körpergewicht vom hemiplegischen Bein zu nehmen. Der Therapeut kann aus seiner knienden Position dem Patienten besonders gut Hilfestellung an Hüfte und Knie leisten und die dynamische Gewichtsbelastung beim Beugen und Strecken des Knies fördern. Er kann auch mit den Fingern unter die Zehen des hemiplegischen Fußes fassen. Hiermit verhindert er zum einen, daß der Patient seine Zehen verkrallt, und zum anderen fördert er die Gleichgewichtsreaktionen im Fuß.

Sobald der Patient gelernt hat, das Gleichgewicht auf dem hemiplegischen Bein besser zu halten, kann der Therapeut dessen gesunden Fuß mit einer Hand langsam in alle Richtungen bewegen. Der Patient muß auf die jeweilige Bewegung entsprechend reagieren (Abb. 7.13). Bei dieser Aktivität sollte der Patient seine Hände nicht falten, da er sie unter Umständen spontan bewegen muß, um das Gleichgewicht auf dem hemiplegischen Bein zu halten.

7.4 Aktivitäten mit wechselnder Belastung beider Beine

7.4.1 Treppensteigen

Beim Treppensteigen wird das Gewicht automatisch von einem Bein auf das andere verlagert. Für Erwachsene ist das Treppensteigen eine alltägliche Tätigkeit, die bei Patienten häufig zu einem ausgesprochen normalen Bewegungsmuster führt. Es kann auch mit Patienten ausgeführt werden, die noch nicht ohne fremde Hilfe gehen können, und führt zu einer Verbesserung der Gehfähigkeit. Für eine vollständige Rehabilitation ist es von größter Bedeutung, daß der Patient mühelos Treppen steigen kann, denn er wird diese Fähigkeit im täglichen Leben oft brauchen. Der Patient muß von Anfang an lernen, beim Treppensteigen nach dem normalen Bewegungsmuster vorzugehen, das heißt, einen Fuß vor den anderen und nicht beide Füße auf dieselbe Stufe zu setzen.

Beim Hinaufgehen sollte wie folgt vorgegangen werden:

1. Wenn der Therapeut oder der Patient es für notwendig erachten, hält der Patient sich mit der gesunden Hand am Treppengeländer fest, jedoch nur so wenig wie nötig und ohne den ganzen Unterarm auf das Geländer zu stützen. Dann verlagert er das Gewicht auf das hemiplegische Bein und stellt den gesunden Fuß auf die erste Stufe (Abb. 7.14a).
2. Der Patient verlagert das Körpergewicht so weit wie möglich nach vorn über den gesunden Fuß. Dabei bewegt der Therapeut seine Hand vom Knie zum Schienbein des Patienten und setzt dessen Fuß mit einer kreisförmigen Bewegung auf die nächsthöhere Stufe (Abb. 7.14b). Die meisten Patienten bedürfen am Anfang einer solchen Hilfestellung, da bei der Hüftextension der Extensorentonus im ganzen Bein erhöht wird und ihm eine aktive Flektion von Hüfte und Knie erschwert. Der Therapeut legt dann seine andere Hand von hinten auf die gesunde Beckenseite des Patienten und stützt ihn mit Arm und Hand, während sein hemiplegisches Bein angehoben wird.
3. Sowie der hemiplegische Fuß die richtige Stellung erreicht hat, legt der Therapeut seine Hand auf den Oberschenkel des Patienten und drückt ihn nach vorn und nach unten, um das Knie auf eine Linie über den Fuß zu bringen. Währenddessen stellt der Patient seinen gesunden Fuß auf die nächste Stufe. Die Knie dürfen zu keinem Zeitpunkt voll gestreckt sein; der Patient sollte sich vielmehr entsprechend dem normalen Muster ähnlich wie beim Fahrradfahren rhythmisch bewegen.

Sobald der Patient an Selbstvertrauen gewonnen hat und seine Bewegungen besser steuern kann, sollte er bei diesem Bewegungsablauf die Hände vor sich gefaltet halten (Abb. 7.14c) oder die Arme frei schwingen lassen (Abb. 7.14d). Der Therapeut spürt, wenn der Patient die Bewegungen seines Beins aktiv steuert, und reduziert die Hilfestellung soweit, daß nur noch das Becken beidseitig gestützt wird. Auch diese Unterstützung wird schrittweise weiter abgebaut, bis der Patient allein zurechtkommt.

Den meisten Patienten fällt es schwerer, Treppen herunter- als hinaufzusteigen, besonders wenn das hemiplegische Bein nach vorn gesetzt werden muß. Bei dieser

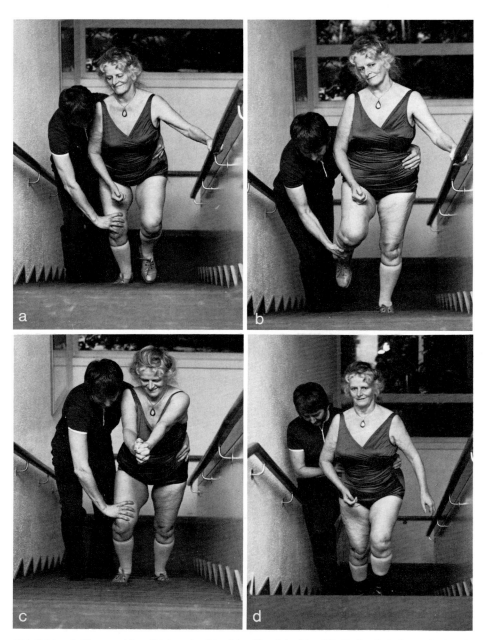

Abb. 7.14a–d. Treppen hinaufsteigen (rechtsseitige Hemiplegie). **a** Die Patientin belastet das hemiplegische Bein und setzt ihren gesunden Fuß auf die nächsthöhere Stufe. **b** Die Therapeutin bewegt ihre Hand kreisförmig über das Schienbein der Patientin nach unten und hilft ihr, den hemiplegischen Fuß auf die nächste Stufe zu setzen. **c** Die Therapeutin zieht das Knie der Patientin nach vorn, während diese ihren gesunden Fuß auf die nächste Stufe setzt. Sobald sie sich sicherer fühlt, kann die Patientin die Bewegung mit gefalteten Händen ausführen. **d** Die Patientin muß nicht mehr am Geländer festhalten, und die Therapeutin leistet kaum noch Hilfestellung

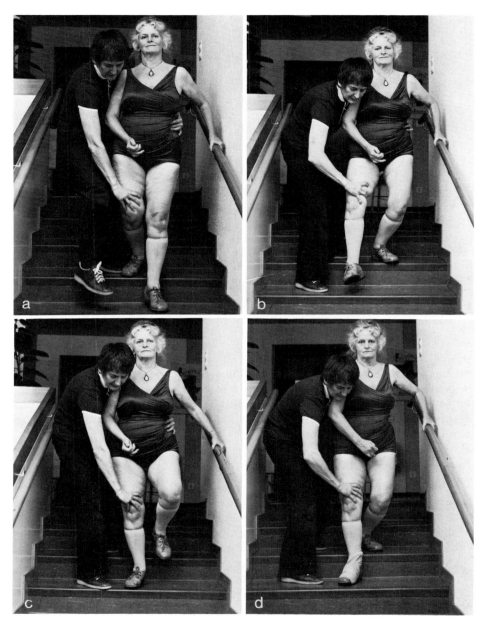

Abb. 7.15 a–e. Treppen heruntersteigen (rechtsseitige Hemiplegie). **a** Die Patientin setzt zuerst ihren gesunden Fuß auf die nächste Stufe. Die Therapeutin zieht das hemiplegische Knie nach vorn. **b** Während die Patientin ihren hemiplegischen Fuß nach unten bewegt, verhindert die Therapeutin eine Adduktion. **c** Sobald der hemiplegische Fuß aufgesetzt wird, verlagert die Patientin ihr Gewicht mit Hilfe der Therapeutin nach vorn, ohne das Knie zu überstrecken. **d** Eine Bandage verhindert die Supination des Fußes in den frühen Bewegungssequenzen. **e** Die Patientin muß sich nicht mehr am Geländer festhalten und stützt sich nur noch leicht mit der gesunden Hand an der Wand ab

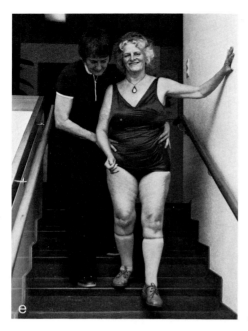

Abb. 7.15 e (Legende siehe S. 125)

Bewegung zieht es stark in die Adduktion und wird schräg am gesunden Bein vorbeigeführt; dabei gerät der Fuß über das vollständige Extensionsmuster in die Inversion. Der Patient kann, wenn überhaupt, nur unter großen Schwierigkeiten den Fuß flach auf die nächste Stufe aufsetzen und bekommt unter Umständen Angst, wenn er die Treppe hinunterschaut.

Es sollte wie folgt vorgegangen werden:

1. Der Patient hält sich leicht am Geländer fest. Der Therapeut steht neben ihm an der hemiplegischen Seite und fordert ihn auf, zuerst das gesunde Bein nach unten zu führen. Die Hand des Therapeuten liegt dabei knapp über dem hemiplegischen Knie des Patienten; und zieht das Knie nach vorn, bis es ausreichend gebeugt ist, so daß der andere Fuß auf die nächstuntere Stufe gesetzt werden kann (Abb. 7.15 a). Die andere Hand des Therapeuten liegt auf der gesunden Beckenseite des Patienten, sein Arm unterstützt von hinten die Vorwärtsbewegung der Hüfte bis über den gesunden Fuß.
2. Die Hand des Therapeuten bleibt auf dem hemiplegischen Bein des Patienten liegen, während dieser es nach vorn bewegt. Sowie das Bein adduziert wird, führt der Therapeut es nach außen und drückt wiederum mit dem anderen Arm das Becken nach vorn (Abb. 7.15 b).
3. Sobald der Patient seinen Fuß korrekt auf die nächstuntere Stufe aufgesetzt hat, zieht der Therapeut das Knie des Patienten nach vorn, um zu verhindern, daß es bei der Belastung des Beins vollständig gestreckt wird (Abb. 7.15 c). Dann setzt der Patient das gesunde Bein auf die nächste Stufe auf.

Der Patient sollte unbedingt dazu angehalten werden, von Anfang an jeweils nur einen Fuß auf eine Stufe zu setzen. Wenn es ihm zunächst noch schwerfällt, die Inversion des Fußes unter Kontrolle zu bekommen, sollte bei den ersten Versuchen der Fuß zum Schutz fest bandagiert werden, um Patienten und Therapeuten größere Sicherheit zu geben (Abb. 7.15 d).

Sobald der Patient den korrekten Bewegungsablauf erlernt hat, braucht er sich nicht mehr am Geländer festzuhalten. Im Zwischenstadium kann er zur Sicherheit die gesunde Hand an der Wand neben sich entlangführen (Abb. 7.15 e). Fühlt er sich erst einmal sicher genug, stützt er sich überhaupt nicht mehr ab, und der Therapeut führt das Becken des Patienten und hilft ihm, bei der Bewegung das Gleichgewicht zu halten. Auch diese Hilfestellung wird schrittweise abgebaut, bis der Patient schließlich sicher und ohne fremde Hilfe die Treppe hinauf- und heruntergehen kann (siehe Kapitel 9).

7.4.2 Bewegungen auf dem Schaukelbrett

Ein Schaukelbrett kann sehr nützlich sein, um Gleichgewichtsreaktionen im Stehen wieder zu erlernen. Selbst Patienten, die noch nicht ohne fremde Hilfe gehen können, lernen, ihr Körpergewicht richtig zu verlagern, wenn sie die Bewegung des Bretts spüren und sehen, und die Kontrolle ist sehr einfach. Das Brett kippt zur Seite oder nach vorn, bis es mit der Kante den Boden berührt. Um dem Patienten bei Bewegungen auf einem solchen Brett die Angst zu nehmen, kann der Therapeut ihm anfangs vollständige Hilfestellung leisten, indem er ihn falls nötig mit beiden Armen umfaßt und ihn zu sich heranzieht, bis er sich sicherer fühlt. Diese Hilfestellung kann später allmählich abgebaut werden.

Gewichtsverlagerung zur Seite

Der Patient stellt sich zunächst mit gespreizten Beinen so auf das Schaukelbrett, daß seine Füße parallel zu den Kanten des Bretts stehen, und schaukelt von einer Seite zur anderen. Dazu setzt er zuerst den hemiplegischen Fuß mit Hilfe des Therapeuten auf das Brett. Der Therapeut steht dicht neben dem Patienten an dessen hemiplegischer Seite und stützt dessen Hüfte mit seiner eigenen ab. Während der Patient seinen gesunden Fuß in die richtige Stellung bringt, stabilisiert der Therapeut das Knie des Patienten mit einer Hand (Abb. 7.16 a). Steht der Patient sicher auf dem Brett, hilft der Therapeut ihm, aufrecht zu stehen und dabei beide Beine gleichmäßig zu belasten. Der Patient verlagert dann sein Körpergewicht mit einer Bewegung der Hüfte zum Therapeuten hin, der weiterhin neben ihm steht und den korrekten Bewegungsablauf unterstützt.

Der Therapeut faßt mit der einen Hand unter die Achsel des Patienten und verlängert dessen hemiplegische Seite, während er mit der anderen gleichzeitig die gesunde Seite verkürzt (Abb. 7.16 b). Die Arme des Patienten schwingen frei an beiden Seiten. Sobald er in der Lage ist, den beschriebenen Bewegungsablauf selbständig korrekt nachzuvollziehen, stellt sich der Therapeut an die andere Seite, um die Aktivität in Gegenrichtung zu wiederholen (Abb. 7.16 c). Vielen Patienten fällt es ebenso schwer, ihr Körpergewicht korrekt auf die gesunde Seite zu verlagern; sie müssen dazu jedoch in der Lage sein, um beim Gehen während der Schwungphase mit dem

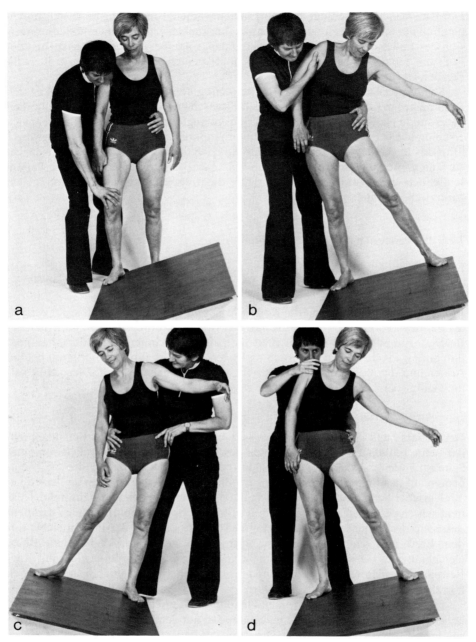

Abb. 7.16 a–d. Seitliche Bewegung des Schaukelbrettes (rechtsseitige Hemiplegie). **a** Zuerst wird der hemiplegische Fuß auf das Brett gesetzt; die Therapeutin führt dabei das Knie nach vorn. **b** Gewichtsverlagerung zur hemiplegischen Seite. Die Therapeutin verlängert die Rumpfseite und hält mit ihrer Hüfte die der Patientin in der Extension. **c** Gewichtsverlagerung auf das gesunde Bein. Die Therapeutin hat ihre Position verändert, so daß die Patientin sich auf sie zubewegt. **d** Die Therapeutin leistet weniger Hilfestellung

hemiplegischen Bein mühelos Schritte machen zu können. Sobald der Patient sich besser nach beiden Seiten bewegen kann, stellt sich der Therapeut hinter ihn und hält sein Becken, um kleinere Haltungskorrekturen vorzunehmen und die Gewichtsverlagerung zu steuern (Abb. 7.16 d).

Gewichtsverlagerung nach vorn und nach hinten

Es ist für den Patienten schwieriger, sein Körpergewicht auf dem Schaukelbrett nach vorn und nach hinten zu verlagern. Diese Bewegungen sollten deshalb auch nicht durchgeführt werden, bevor er in der Lage ist, sein Gewicht sicher und korrekt zu beiden Seiten hin zu verlagern. Dann aber ist sie sehr nützlich, da der Patient lernt, sein Gewicht weit nach vorn über das Standbein zu bringen, wie es auch für das Gehen erforderlich ist. Die Aktivität dient auch der Förderung von Gleichgewichtsreaktionen, wenn das Körpergewicht auf dem hinteren Bein ruht und Rumpf und Arme durch Beugung der Hüften nach vorn bewegt werden. Die korrekten Reaktionen müssen gelernt werden, da Patienten sonst häufig bei Verlagerung ihres Gewichts nach hinten den Körper gestreckt halten und sich abrupt rückwärts bewegen.

Der Therapeut hilft dem Patienten, mit dem hemiplegischen Bein zuerst auf das Schaukelbrett zu steigen und den Fuß an den Rand des Brettes zu stellen. Das ande-

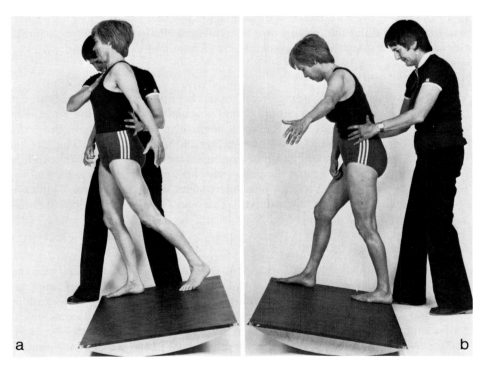

Abb. 7.17 a, b. Bewegung des Schaukelbrettes nach vorn und hinten (rechtsseitige Hemiplegie). **a** Belastung des vorderen Beines. Die Bewegung wird von der Therapeutin, wenn nötig, mit den Händen unterstützt. **b** Belastung des hinteren Beines. Die Therapeutin unterstützt die Neigung des Rumpfes nach vorn

re Bein wird nachgezogen und dann der hemiplegische Fuß vorsichtig weiter vorn aufgesetzt. Die Füße sollten parallel zueinander stehen und das Becken symmetrisch nach vorn ausgerichtet sein. Wenn der Patient dann das Gewicht nach vorn verlagert, hilft der Therapeut ihm mit den Händen, die richtige Stellung einzunehmen. Dazu steht er neben dem Schaukelbrett an der hemiplegischen Seite des Patienten und legt seine flache Hand auf das Brustbein des Patienten, während er mit der anderen Hand dessen Becken von hinten in die für das Standbein notwendige Hüftextension führt (Abb. 7.17 a). Wenn der Patient dann sein Körpergewicht nach hinten verlagert, unterstützt der Therapeut die Beugung der Hüften und die notwendige Neigung des Rumpfes nach vorn (Abb. 7.17 b).

Diese Aktivität wird auch in umgekehrter Beinstellung durchgeführt. Dies ist für den Patienten schwieriger, da er das hinten stehende hemiplegische Bein trotz der starken Dorsalflektion im Fußgelenk und der möglicherweise gestörten Sensibilität in diesem Bein, das er ja nicht mehr sehen kann, gestreckt halten muß.

7.4.3 Seitwärtsschritte die Beine überkreuzend

Die Fähigkeit, Seitwärtsschritte zu machen, ist ein wichtiger Bestandteil der Gleichgewichts- und Schutzmechanismen des Menschen. Durch diese Bewegungssequenz lernt der Patient auch, das Körpergewicht abwechselnd auf beide Seiten zu verlagern. Die Bewegung wird zunächst langsam und sorgfältig mit ausreichender Hilfestellung durchgeführt und solange wiederholt, bis der Patient automatisch schnelle Seitwärtsschritte machen kann, wenn sein Gewicht seitlich verlagert wird.

Schritte zur hemiplegischen Seite hin

Der Patient verlagert sein Körpergewicht auf das hemiplegische Bein und führt das andere vor diesem vorbei. Dabei muß darauf geachtet werden, daß das Knie nicht in die Hyperextension stößt. Der Therapeut unterstützt die Bewegung, indem er die Hände auf beide Beckenseiten des Patienten legt und so eine Retraktion auf der hemiplegischen Seite verhindert. Diese Bewegung erfordert eine recht starke Adduktion des Standbeins und eine Verlängerung der hemiplegischen Seite. Falls nötig, sollte der Therapeut diese Verlängerung unterstützen, indem er mit einer Hand unter die Achsel des Patienten faßt, während dieser das Gewicht vollständig über das hemiplegische Bein verlagert (Abb. 7.18 a).

Schritte zur gesunden Seite hin

Die Bewegungssequenz bleibt unverändert, aufgrund der Probleme des Patienten ist jedoch eine andere Hilfestellung notwendig. Wenn der Patient das hemiplegische Bein seitwärts über das gesunde kreuzt, muß ihm geholfen werden, es zu adduzieren und die gesamte Seite loszulassen, um den Fuß flach auf den Boden aufsetzen zu können. Dazu drückt der Therapeut fest auf den Beckenkamm des Patienten und unterstützt ihn bei der Gewichtsverlagerung (Abb. 7.18 b). Bei dem nachfolgenden Seitwärtsschritt mit dem gesunden Bein hilft der Therapeut dem Patienten ebenfalls, die Hüfte gestreckt zu halten.

Diese Bewegung kann dadurch schwieriger gestaltet werden und dem Patienten eine vollständige Körperbeherrschung abverlangen, wenn er die Seitwärtsschritte

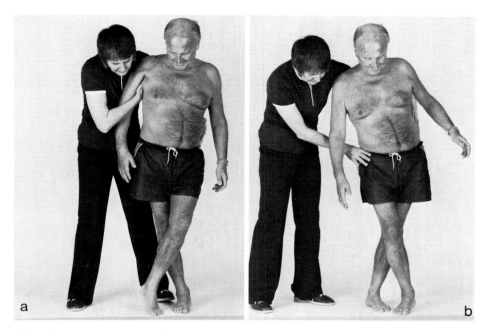

Abb. 7.18 a, b. Seitwärtsgehen. Ein Bein wird vor dem anderen vorbeigeführt (rechtsseitige Hemiplegie). **a** Zur hemiplegischen Seite: Der Patient macht einen Schritt mit dem gesunden Fuß, ohne das hemiplegische Knie dabei zu überstrecken. Die Therapeutin facilitiert dabei die Verlängerung seiner Rumpfseite. **b** Zur gesunden Seite: Die Therapeutin facilitiert die Bewegung des Beckens nach vorn und unten

entlang einer Linie auf dem Boden machen muß. Diese Linie, die zum Beispiel aus einer ausgerollten Bandage bestehen kann, verhindert, daß der Patient zur Kompensation diagonal zur Seite läuft.

7.5 Aktivitäten im Stehen mit Belastung des gesunden Beines

Der Patient muß lernen, ohne Schwierigkeiten auf dem gesunden Bein zu stehen und dabei das hemiplegische Bein entspannt zu halten, da diese Stellung die Voraussetzung für die Schwungphase beim Gehen ist. Um diese Fähigkeit zu lehren, kniet sich der Therapeut vor den Patienten und hebt dessen hemiplegischen Fuß in immer kürzeren Abständen und immer unvermittelter hoch. Schließlich sollte der Patient das Bein so entspannt halten können, daß der Therapeut den Fuß auf den Boden zurückführen kann, ohne daß der Patient dabei irgendeinen Druck ausübt (Abb. 7.19).

Viele Patienten, denen es schwerfällt, ihr Körpergewicht korrekt auf die gesunde Seite zu verlagern, um das hemiplegische Bein für das Vorwärtsschwingen zu entlasten, lernen häufig ihr Gewicht spontan zu verlagern, wenn sie mit dem hemiplegischen Fuß einen Gegenstand bewegen.

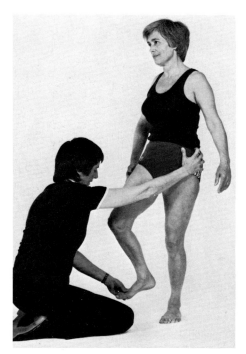 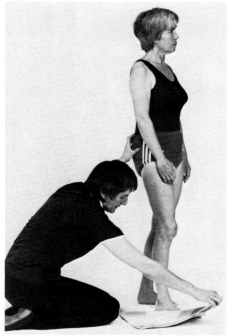

Abb. 7.19. Die Patientin steht auf dem gesunden Bein und kontrolliert die Bewegung ihres hemiplegischen Beines während des gesamten Bewegungsablaufs, ohne es dabei in die Extension zu drücken (rechtsseitige Hemiplegie)

Abb. 7.20. Der hemiplegische Fuß wird auf einem Handtuch nach vorn gezogen; die Patientin bemüht sich, dieser Bewegung keinen Widerstand entgegenzusetzen (rechtsseitige Hemiplegie)

7.5.1 Mit dem hemiplegischen Fuß einen Fußball wegstoßen

Der Ball wird so vor den Patienten gelegt, daß dieser zuerst mit dem gesunden Bein einen Schritt nach vorn machen kann, um dann das hemiplegische Bein nach vorn zu schwingen und gegen den Ball zu stoßen. Die Bewegung kann auch so durchgeführt werden, daß der Therapeut dem Patienten hilft, vor dem Tritt gegen den Ball den hemiplegischen Fuß nach hinten zu bewegen. Der Patient sollte nicht versuchen, aus einer Ausgangsstellung mit nebeneinander stehenden Füßen den Ball wegzustoßen, da dann nicht wie beim Gehen ein Vorwärtsschwingen erfolgt, sondern stattdessen das Bein aktiv gebeugt wird. Jeder weiß schon seit seiner Kindheit, wie man sich bewegen muß, um gegen einen Ball zu treten. Es ist wirklich erstaunlich, wie normal sich Patienten hierbei bewegen, auch wenn sie sonst das hemiplegische Bein nicht entsprechend den Anweisungen des Therapeuten bewegen können. Patienten jeden Alters haben viel Spaß an diesen Bewegungen.

7.5.2 Vorwärtsschieben eines Handtuchs oder eines Papierstückes mit dem hemiplegischen Fuß

Der Patient stellt seinen Fuß auf ein Handtuch und schiebt es nach vorn; der Therapeut hilft ihm dann, es wieder zurückzuschieben. Fällt dem Patienten diese Bewegung zunächst noch schwer, weil er den Fuß in einem vollständigen Extensionsmuster gegen den Boden drückt oder ihn in totaler Flektion zu stark anhebt, bringt ihm der Therapeut die richtige Bewegung bei, indem er das Bein des Patienten entsprechend passiv bewegt. Dazu stellt der Patient seinen Fuß ganz locker auf das Handtuch, ohne aber den Kontakt mit dem Handtuch zu verlieren, während der Therapeut es vorsichtig nach vorn zieht (Abb. 7.20). So bekommt der Patient ein Gefühl dafür, wie der korrekte Bewegungsablauf aussehen muß und lernt allmählich, ihn selber aktiv durchzuführen.

7.6 Überlegungen

Die Angst vor dem Fallen ist dem Menschen angeboren, auch wenn sie unterschiedlich stark ausgeprägt ist. Sie wird durch schmerzhafte Erfahrung am eigenen Leibe noch verstärkt. Bei vielen Menschen mit Behinderungen, wie zum Beispiel Hemiplegikern, ist diese Angst ganz besonders ausgeprägt, und sie sind deshalb oft ungerechtfertigter Kritik ausgesetzt oder werden gar zum Psychiater geschickt, obwohl diese Angst doch ganz natürlich und ihrem Zustand angemessen ist.

Es ist für den Therapeuten nicht immer einfach zu verstehen, warum der Patient eine derartige Angst hat. Eine junge Patientin versuchte, dies in Worte zu fassen. Als sie bei einem Spaziergang von ihrem Mann ausgescholten wurde, weil sie nicht den Mut hatte, über eine freie Fläche zu gehen, obwohl sie am Tag zuvor noch dazu in der Lage gewesen war, hielt sie ihm entgegen: „Du hast ja keine Ahnung, was ich sehe und fühle!". Vielleicht kann man die Angst der Hemiplegiepatienten leichter verstehen, wenn man sich vor Augen hält, daß bei ihnen alle oder fast alle zur Erhaltung oder Wiedererlangung des Gleichgewichts notwendigen Reaktionen (siehe Kapitel 2) beeinträchtigt oder gar nicht vorhanden sind, es sei denn, sie sind mit großer Sorgfalt wieder gelernt worden.

Zusammenfassend läßt sich folgendes sagen:

1. Die Kopfhaltung ist durch Hypertonus oder Überaktivität der gesunden Seite fixiert oder auch durch eine bestimmte Körperhaltung, mit der der Patient versucht, sich aufrecht zu halten. Daher kann er den Kopf nicht frei bewegen, um sein Gleichgewicht zu halten.
2. Der Rumpf wird wegen des Hypertonus oder Hypotonus und der Überaktivität auf der gesunden Seite nicht ausreichend verlängert bzw. verkürzt.
3. Die Beine können nicht abduziert und nicht als Gegengewicht eingesetzt werden. Daher ist der Patient nicht in der Lage, sich durch schnelle Schritte vor dem Fallen zu schützen. Wegen der Spastizität reagiert das hemiplegische Bein zu langsam, und häufig kann der Patient auch mit dem gesunden Bein keine schnellen Schritte machen, da er dazu das hemiplegische Bein belasten müßte.

4. Der hemiplegische Arm kann weder mit Extension und Abduktion noch mit Schutzextension reagieren, da er entweder durch den Hypertonus gegen die Rumpfseite des Patienten gezogen wird oder aufgrund des Hypotonus nicht unvermittelt aktiv bewegt werden kann. Ein ungeübter Patient ist daher ausschließlich auf seine gesunde Hand angewiesen, mit der er sich irgendwo festhalten oder abstützen kann, um das Gleichgewicht zu halten. Beim Gehen oder Stehen kann er sich mit dieser Hand auf eine Krücke stützen; aber auch das schützt ihn nicht davor, zur hemiplegischen Seite oder rückwärts zu fallen. Schon eine geringfügige Abweichung von der Mittellinie reicht aus, um ihn das Gleichgewicht verlieren zu lassen, weil der Stock dann vom Boden abgehoben wird.

Soll der Patient fähig werden, sich frei und ohne Angst zu bewegen und ohne Stock zu gehen, müssen seine Gleichgewichtsreaktionen wiederhergestellt und irgendeine Form von Schutzmechanismus geschaffen werden. Für alle Aufgaben des täglichen Lebens muß er seine gesunde Hand funktionsgerecht einsetzen können. Das ist nicht möglich, wenn er sie dazu braucht, das Gleichgewicht zu halten. Die Wiederherstellung der Gleichgewichtsreaktionen ist daher ein wesentlicher Bestandteil einer jeden erfolgreichen Rehabilitation. Selbst Patienten, deren willkürliche Muskelaktivität in Arm und Bein nur in sehr begrenztem Maße wiederhergestellt ist, sind erstaunlich gut in der Lage, Gleichgewichtsreaktionen wiederzuerlernen, und sich die Fähigkeit anzueignen, im Stehen und Gehen durch schnelle Schritte das Gleichgewicht wiederherzustellen. Erst wenn ein Patient keine Schwierigkeiten mehr hat, das Gleichgewicht zu halten, wird auch seine Angst verschwinden.

8 Aktivitäten zur Förderung der wiederkehrenden Funktionen in Arm und Hand bei gleichzeitiger Minimierung assoziierter Reaktionen

Da die Rehabilitation vor allem darauf abzielt, den Patienten in die Lage zu versetzen, wieder zu laufen und Verrichtungen des täglichen Lebens selbständig auszuführen, werden Arm und Hand häufig vernachlässigt. Der Patient entwickelt daher immer größere Fertigkeiten darin, alle Tätigkeiten mit einer Hand zu verrichten, so daß das Potential der betroffenen Hand unter Umständen nie wieder vollständig ausgeschöpft wird. Da jeder einzelne Teil des Körpers die anderen Teile beeinflußt, muß selbst in Fällen, in denen der Arm oder die Hand gar nicht mehr aktiv bewegt werden können, eine Behandlung stattfinden. Wenn der Arm ausgeprägte assoziierte Reaktionen aufweist, die ihn in das spastische Flektionsmuster ziehen, so werden der Gang des Patienten und seine Reaktionen zur Erhaltung des Gleichgewichts beeinträchtigt und behindern ihn bei seinen alltäglichen Verrichtungen. Die dauernde zwanghafte Aufwärtsbewegung seines Arms wirkt zudem aus ästhetischen Gründen belastend.

Von Beginn der Krankheit an muß deshalb der Arm des Patienten vollständig mobil erhalten und das Auftreten des spastischen Flektionsmusters reduziert werden. Selbst wenn der Arm noch hypoton ist, sollten möglichst viele der im folgenden beschriebenen Aktivitäten sorgfältig durchgeführt werden. In allen Phasen der Rehabilitation ist es ein wesentlicher Bestandteil der Behandlung, das Auftreten von Spastizität im Arm oder im Körper zu unterbinden und die aktive Bewegung weitestgehend zu ermöglichen. Die folgenden Sequenzen, die der Patient im Liegen, Sitzen oder Stehen einübt, zeigen, wie die Spastizität im Arm durch proximale und distale Inhibition verringert und die aktive Bewegung stimuliert werden kann. Sollte eine der Bewegungen durch eine schmerzhafte Verkürzung bestimmter Muskelgruppen behindert werden, muß der Therapeut vorsichtig aber bestimmt darauf hinarbeiten, die verlorengegangene Dehnfähigkeit wiederherzustellen. Schmerzen oder Kontrakturen werden wiederkehrende aktive Bewegungen hemmen oder den Patienten daran hindern, vorhandene Funktionen zu benutzen.

8.1 Aktivitäten in Rückenlage

1. Bevor der Therapeut den Arm des Patienten bewegt, verringert er die Spastizität des Körpers, um die freie Beweglichkeit der Skapula zu gewährleisten. Der Therapeut flektiert das Bein des Patienten, verlängert dadurch dessen Rumpfseite und bringt das Becken in eine Vorlage. Dabei ruht das Knie des Patienten auf dem anderen Bein (Abb. 8.1 a). Der Therapeut arbeitet so lange, bis das Becken

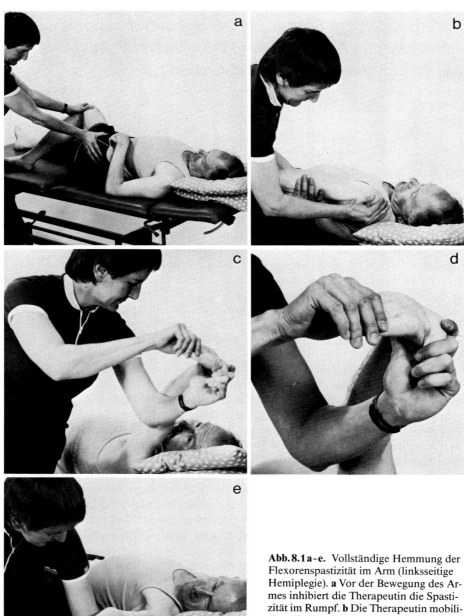

Abb. 8.1 a–e. Vollständige Hemmung der Flexorenspastizität im Arm (linksseitige Hemiplegie). **a** Vor der Bewegung des Armes inhibiert die Therapeutin die Spastizität im Rumpf. **b** Die Therapeutin mobilisiert die Skapula und stützt mit der Hand den Humeruskopf. **c** Der gestreckte Arm wird bei Außenrotation in die volle Flexion bewegt. **d** Die Therapeutin inhibiert die Flexorenspastizität in der Hand. Dazu gibt sie Gegendruck mit dem Daumen auf den Handrücken des Patienten. **e** Der Arm wird rechtwinklig vom Körper abduziert

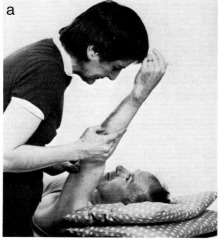
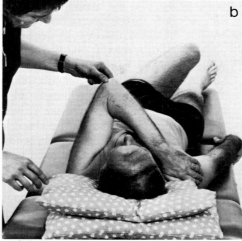
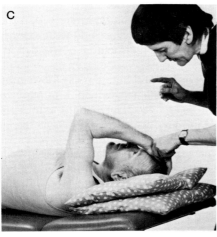

Abb. 8.2 a–c. Der Patient lernt, sich aktiv zu bewegen, ohne sich dabei anzustrengen (linksseitige Hemiplegie). Er bewegt seine Hand **a** zur Stirn der Therapeutin (die Finger bleiben dabei entspannt), **b** zu seiner kontralateralen Schulter, **c** zum eigenen Kopf

auf der betroffenen Seite in der Vorlage gehalten wird und das Bein ohne zusätzliche Unterstützung in der gewünschten Position bleibt. Ist der Tonus tatsächlich reduziert, werden Bein und Becken ihre Lage nicht verändern, ohne daß der Patient dazu aktiv beitragen muß oder der Therapeut den Fuß oder das Gesäß des Patienten mit einem Kissen oder Sandsack stützen muß. Falls jedoch bei der Bewegung des Armes das Bein in die Extension stößt oder das Knie zur Seite kippt, muß der Therapeut die Inhibition der Seite wiederholen, bevor er mit seiner Arbeit fortfahren kann. Für den Therapeuten ist die passive Haltung der Beinposition ein Zeichen dafür, daß der Tonus nicht zunimmt und das Bein sollte deshalb nicht mechanisch gestützt werden.

2. Der Therapeut hält mit einer Hand den hemiplegischen Arm des Patienten an seiner Körperseite und bewegt mit der anderen Hand die Skapula des Patienten mit Protraktion in die Elevation. Der Handballen wird unterhalb der Spina sca-

pulae gelegt und die Skapula nach vorn und oben bewegt, wobei der Patient aufgefordert wird, dieser Bewegung keinen Widerstand entgegenzusetzen (Abb. 8.1 b). Bei der Bewegung der Skapula wird die Spastizität sowohl proximal als auch distal verringert und der Therapeut führt den Arm dann langsam in eine Außenrotation.
3. Sobald die Bewegung der Skapula keine Schwierigkeiten mehr bereitet, führt der Therapeut den Arm des Patienten nach vorn und oben in die Flektion, wobei die Protraktion der Skapula und die Extension des Ellbogens unverändert bleiben. Der Therapeut öffnet dann die Hand des Patienten, indem er dessen Daumen von der Handinnenfläche nach außen bewegt und das Handgelenk und die Finger vollständig streckt (Abb. 8.1 c). Der Daumen des Therapeuten wird dabei gegen den dorsalen Teil des Handgelenks aufgesetzt und bildet so einen Drehpunkt, mit dessen Hilfe der Widerstand der Flexoren des Handgelenks und der Finger überwunden werden kann (Abb. 8.1 d).
4. Sobald der gestreckte Arm vollständig angehoben ist, sollte er vom Therapeuten zusätzlich in horizontale Abduktion bei Supination des Unterarms gebracht werden. Der Therapeut legt dabei seinen Ellbogen unter den des Patienten und hält diesen damit in der Extension. Dadurch wird gleichzeitig verhindert, daß die Schulter des Patienten in die Retraktion zieht (Abb. 8.1 e). Durch diese Bewegung wird die Erhaltung der vollen Extensibilität der Schulterflexoren sowie der Innenrotatoren gewährleistet.
5. Sobald der Spastizität des Armes inhibiert worden und eine passive Bewegung ohne Widerstand möglich ist, kann der Patient versuchen, seinen Arm aktiv zu bewegen. Er sollte sich dabei jedoch nicht anstrengen. Der Patient kann vom Therapeuten aufgefordert werden, seine Hand an dessen Stirn ruhen zu lassen (Abb. 8.2 a). Dann ist es möglich, daß der Patient seine Hand mit entsprechender Unterstützung zu seiner anderen Schulter bewegt, ohne daß der Arm in ein vollständiges Flektionsschema gezogen wird (Abb. 8.2 b). Ebenso kann der Patient

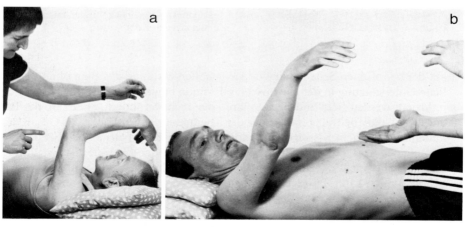

Abb. 8.3 a, b. Placieren des Armes bei freier Hand. **a** Mit unterschiedlichem Grad an Ellbogenflektion (linksseitige Hemiplegie). **b** Absenken des Arms zur Rumpfseite mit gestrecktem Ellbogen und entspannten Fingern (rechtsseitige Hemiplegie)

seine Hand zu seinem eigenen Kopf führen, sie dort ruhen lassen (Abb. 8.2 c) und dann zurück zur Stirn des Therapeuten bewegen.

6. Im Vergleich dazu ist es für den Patienten schwieriger, den Arm in verschiedenen Positionen zu halten und dabei die Hand frei und ohne Unterstützung in der Luft hängen zu lassen (Abb. 8.3 a). Wenn der Patient Arm und Hand wieder für verschiedene Funktionen einsetzen will, muß er lernen, die verschiedenen Bewegungsschritte auf diese Weise zu kontrollieren. Dieser Lernvorgang wird für ihn in dem Maße schwieriger, wie der Arm in immer komplexeren Positionen placiert wird. Hierzu gehören insbesondere diejenigen Positionen, die stärker von den spastischen Mustern oder Massensynergien bestimmt werden. Das ist zum Beispiel der Fall, wenn der Patient den Arm langsam zu seiner Körperseite hinabsenkt, ohne daß dabei der Ellbogen flektiert oder die Hand zur Faust geballt wird (Abb. 8.3 b).

8.2 Aktivitäten im Sitzen

Im täglichen Leben benutzen wir unsere Hände vor allem, wenn wir sitzen oder stehen. In diesen Stellungen ziehen wir uns an oder essen, schreiben, arbeiten und spielen wir. Aktivitäten, die dazu dienen, dem Patienten die aktive Bewegung mit entsprechender Unterstützung zu ermöglichen, werden aus diesem Grunde vorzugsweise im Sitzen oder Stehen durchgeführt. In diesen Stellungen kann der Therapeut zudem das bewährte Prinzip anwenden, die proximalen Körperteile gegen die distalen spastischen Komponenten zu bewegen, um Hypertonus zu vermindern.

1. Der Patient sitzt auf der Behandlungsbank und hält dabei seine Arme in Außenrotation nach hinten gestreckt. Während beide Hände flach auf der Oberfläche des Behandlungstisches ruhen, verlagert er sein Gewicht von einer Seite auf die andere. Der Therapeut unterstützt die notwendige Bewegung der Skapula und die Verkürzung und Dehnung der entsprechenden Seite mit den Händen. Wenn der Patient sein Gewicht nach links verlagert, wird die linke Seite verlängert, so daß Schultergürtel und Skapula sich in die Elevation bewegen können. Die rechte Seite wird entsprechend verkürzt und der Schultergürtel wird heruntergeschoben. Der Therapeut kann mit seinen Ellbogen die des Patienten in der Extension halten, bis dieser seiner Hilfe nicht mehr bedarf (Abb. 8.4 a).

2. Der Therapeut placiert den Arm des Patienten so an dessen Seite, daß er nach außen rotiert ist und die Finger gestreckt sind. Der Therapeut unterstützt nun mit seinem Unterarm den Ellbogen des Patienten in der Extension und mit seiner Hand die Schulter des Patienten in der Vorlage. So kann der Patient sein Gewicht auf diese Seite verlagern (Abb. 8.4 b). Auch bei dieser Übung muß die Skapula eleviert und die Seite gedehnt werden. Der Patient verlagert sein Gewicht von einer Seite auf die andere, indem er sich proximal gegen den spastischen Arm bewegt. Sobald die Spastizität inhibiert ist, hilft der Therapeut dem Patienten nicht mehr. Er kann ihn jetzt auffordern, seinen Ellbogen selektiv zu beugen und zu strecken, d. h. ohne den Rumpf zu bewegen, um Flektion und Extension am Ellbogen zu erzeugen und ohne eine Innenrotation der Schulter einzusetzen, um die Extension zu verstärken.

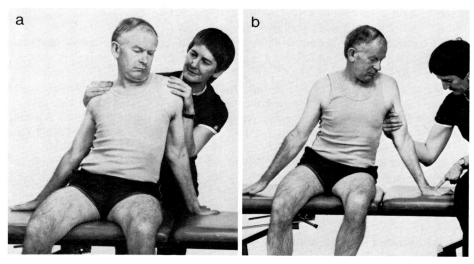

Abb. 8.4a, b. Hemmung des Hypertonus im Arm durch Bewegung des Körpers proximal gegen die distalen spastischen Komponenten (linksseitige Hemiplegie). **a** Der Patient bewegt sich mit gestreckten Armen von einer Seite zur anderen und legt dabei die Hände flach auf dem Tisch hinter sich auf. **b** Der Patient verlagert das Gewicht zum Arm hin und stützt dabei den gestreckten hemiplegischen Arm neben sich auf. Die Skapula wird eleviert, und die Hand bleibt gestreckt

3. Da in sehr vielen Fällen die Skapula bei der Spastizität in der gesamten oberen Extremität eine wesentliche Rolle spielt, sollte der Therapeut besondere Sorgfalt darauf verwenden, den Hypertonus in diesem Bereich zu inhibieren.
    a) Der Therapeut bewegt die Schulterspitze des Patienten nach oben und nach vorn in Richtung auf dessen Nase und arbeitet so gegen das spastische Muster. Er fordert den Patienten auf zu versuchen, dieser Bewegung keinen Widerstand entgegenzusetzen. Sobald kein solcher Widerstand mehr spürbar ist, kann der Patient aktiv mitarbeiten. Während sich der Patient aktiv bewegt, hält der Therapeut seine Hand in voller Dorsalflektion, wobei die Finger gestreckt sind (Abb. 8.5 a).
    b) Indem der Patient seine Arme vor der Brust kreuzt und beugt, zieht er mit seiner gesunden Hand die betroffene Skapula nach vorn in die Protraktion. Mit fließenden, kontinuierlichen Bewegungen dreht er seinen Rumpf hin und her und läßt dabei die betroffene Hand entspannt auf der anderen Schulter liegen (Abb. 8.5 b). Bei dieser Aktivität muß darauf geachtet werden, daß die Knie des Patienten die Ausgangsposition nicht verlassen, da die Drehbewegung sonst mit den Hüften und nicht mit dem Rumpf durchgeführt wird. Wenn die Spastizität ausreichend inhibiert ist, verringert der Patient nach und nach die Unterstützung seines hemiplegischen Arms, bis dieser schließlich selbständig in der gewünschten Haltung verbleibt. Mit Hilfe des Therapeuten kann der Patient dann die hemiplegische Hand von der Schulter fort und wieder zurück bewegen.
4. Der Patient stützt im Sitzen seine gefalteten Hände auf einen vor ihm plazierten Tisch oder auf einen Behandlungstisch. Mit gestreckten Ellbogen bewegt er sich

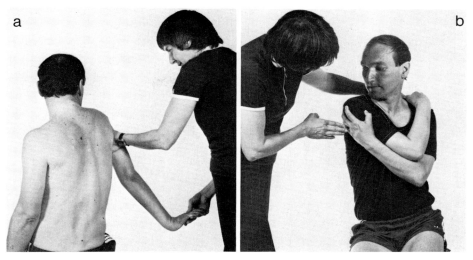

Abb. 8.5 a, b. Hemmung der Retraktion und Depression der Skapula (rechtsseitige Hemiplegie). **a** Die Schulterspitze wird bei gestrecktem und außenrotiertem Arm auf die Nase zu bewegt. **b** Der Patient rotiert den Rumpf mit vor der Brust gekreuzten Armen zur gesunden Seite. Mit der gesunden Hand führt er seine hemiplegische Schulter nach vorn

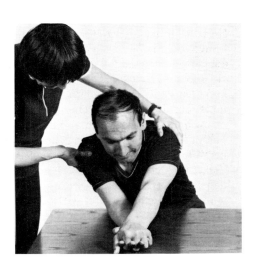

Abb. 8.6. Hemmung der Pronation des Unterarmes. Der Patient verlagert das Gewicht von einer Seite zur anderen (rechtsseitige Hemiplegie)

erst zur einen, dann zur anderen Seite, um die Spastizität im Arm und in der Hand zu hemmen (Abb. 8.6). Werden die Hände weit genug zur gesunden Seite hin bewegt, erfolgt eine Protraktion der Skapula. Eine darauf folgende Bewegung über den Tisch hin zur anderen Seite verlagert das Gewicht zur hemiplegischen Seite. Der Therapeut hilft dann dem Patienten, seine Handballen unter sein Kinn zu plazieren, wobei die Ellbogen auf dem Tisch bleiben und die Finger

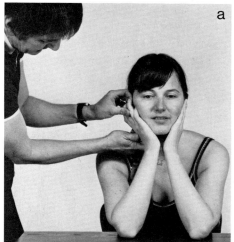 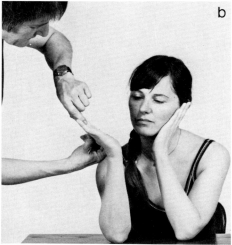

Abb. 8.7 a, b. Selektive Flektion des Ellbogens mit Supination (rechtsseitige Hemiplegie). **a** Die Patientin stützt das Kinn auf die Hände; die Finger bleiben dabei entspannt. **b** Die Therapeutin bewegt die hemiplegische Hand vom Gesicht weg, die Patientin führt sie wieder zurück

an den Gesichtsseiten liegen. Spürt der Therapeut, daß die Finger entspannt sind, führt er die hemiplegische Hand vom Gesicht weg und fordert den Patienten auf, sie vorsichtig zurückzubewegen (Abb. 8.7 a, b). Diese Bewegung unterstützt eine selektive Flektion des in Supination befindlichen Ellbogens, ohne daß dabei die Finger gebeugt werden. Bleibt die Hand entspannt, wird der Patient aufgefordert, sie weiter zu strecken, bevor er sie wieder unter sein Kinn legt.

5. Um dem Patienten zu helfen, seine Bewegungen fließend und ohne Hyperaktivität auszuführen, legt der Therapeut die ausgestreckte Hand des Patienten auf seine eigene und fordert ihn auf, der Bewegung seiner Hand zu folgen (Abb. 8.8 a). Hat der Patient Fortschritte gemacht, kann der Therapeut die Komplexität erhöhen, indem er die Geschwindigkeit der Bewegung erhöht und ihre Richtung ändert. Legt der Patient beide Hände auf die des Therapeuten und fordert dieser den Patienten auf, die Bewegungen beider Hände gleichzeitig mitzuvollziehen, wird die Aufgabe zwar schwieriger, hat jedoch den Vorteil, daß eine Hyperaktivität des gesunden Armes, den er ja auch angemessen mitbewegen muß, vermieden wird (Abb. 8.8 b).

6. Der Patient folgt der Hand des Therapeuten nach vorn und oben und der Therapeut unterstützt die Bewegung mit kurzen, schnellen approximierenden Stimuli, die über den Handballen des Patienten wirken (Abb. 8.8 c).

7. Sehr häufig wird dem Patienten eine Bewegung erleichtert, wenn ein Ball eingesetzt wird, denn diese Bewegungsabläufe sind dem Patienten vertraut. Außerdem gestaltet sich durch einen Ball die Behandlung für den Patienten auch interessanter.

   a) Der Patient legt seine gefalteten Hände auf den Ball und schiebt ihn soweit wie möglich nach vorn (Abb. 8.9 a). Er kann ihn auch weit hinüber zur gesunden Seite schieben, um seine Schulter vorwärtszubewegen. Diese Aktivität inhibiert

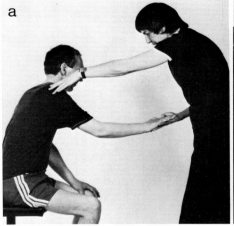
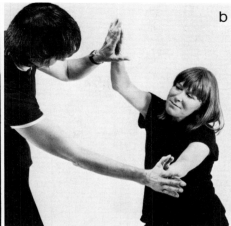
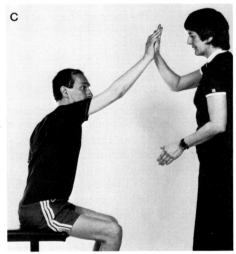

Abb. 8.8 a–c. Bewegen ohne Anstrengung (rechtsseitige Hemiplegie). **a** Die hemiplegische Hand des Patienten liegt auf der Hand der Therapeutin und folgt deren Bewegung. **b** Die Patientin folgt auch komplexeren Bewegungen der Therapeutin mit beiden Händen. **c** Der Patient folgt mit seiner Hand der Hand der Therapeutin nach vorn und oben. Die Therapeutin gibt mit ihrem Handballen schnell sich wiederholende Approximationen

die Spastizität und regt den Patienten zudem dazu an, sein Gewicht nach vorn zu verlagern. Das kommt nicht nur seinem Arm zugute, sondern es werden gleichzeitig auch andere Bewegungsabläufe wieder eingeprägt. Bewegt der Patient den Ball in Richtung seiner hemiplegischen Seite, führt das zu einer spontanen Belastung dieser Seite.

b) Nach Reduzierung des Hypertonus kann die Aktivität in der betroffenen Extremität stimuliert werden, indem der Patient Hilfe erhält, den Ball mit einer Hand zu bewegen. Die selektive Bewegung wird trainiert, wenn er den Ball steuert, ohne seine Finger zu beugen (Abb. 8.9b). Aus der gleichen Ausgangsposition kann er außerdem den Ball von einer Seite zur anderen bewegen. Dabei sollte die Schulter jedoch stabilisiert sein und die Bewegung nur aus dem Ellbogen heraus stattfinden. Der Patient kann den Ball auch mit dem Handrücken wegstoßen.

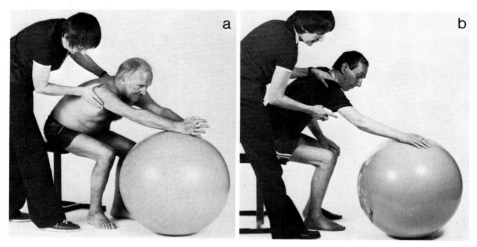

Abb. 8.9 a, b. Der Patient bewegt im Sitzen einen Ball, um selektive Bewegung im Arm zu facilitieren (rechtsseitige Hemiplegie). **a** Mit gefalteten Händen, **b** mit der hemiplegischen Hand

8.3 Aktivitäten im Stehen

Das Wegstoßen des Balles mit dem Handrücken kann der Patient auch im Stehen üben. In dieser Stellung kann er seinen Arm ungehinderter bewegen und verlagert automatisch ohne Angst sein Gewicht nach vorn (Abb. 8.10a). Der Therapeut unterstützt die Bewegung und sorgt außerdem dafür, daß keine abnormalen Bewegungen wie etwa Adduktion der Hüfte oder Retraktion der Schulter auftreten.

Außerdem kann der Patient mit beiden Händen den Ball fallenlassen und ihn wieder auffangen. Hierbei führt ihn der Therapeut und hält Daumen und Finger des Patienten während des Bewegungsablaufs in der erforderlichen Extension (Abb. 8.10b, c).

Der Patient kann den Ball auch entweder nur mit der hemiplegischen Hand oder abwechselnd mit beiden Händen aufprellen. Der Therapeut führt dabei die betroffene Hand, damit der Patient die Bewegung fließend und rhythmisch ausführen kann (Abb. 8.10d). Sobald wie möglich, sollte der Therapeut den Patienten den Bewegungsablauf ohne seine Hilfe fortsetzen lassen (Abb. 8.10e). Sowohl das Fallenlassen und Auffangen als auch das Aufprellen des Balls sind besonders nützlich, wenn man sie mit der Gehbewegung kombiniert. Das Gehen läuft automatisch ab, und der Patient konzentriert sich auf den Ball, anstatt nur auf den Boden zu schauen.

Ein Luftballon kann oftmals die Extensoraktivität ohne zu große Anstrengung stimulieren, und die Koordination zwischen Hand und Auge findet spontan statt. Der Patient stößt den Ballon entweder mit gefalteten Händen (Abb. 8.11a) oder nur mit der hemiplegischen Hand (Abb. 8.11b) in die Luft. Dabei sollte er mit seinem Arm die gesamte Körperseite nach vorn schwingen und nicht versuchen, die Bewegung nur aus der Schulter heraus durchzuführen. Es ist sehr interessant zu beobachten, wie oft Muskeln im Schulterbereich, die bisher inaktiv waren, plötzlich aktiv

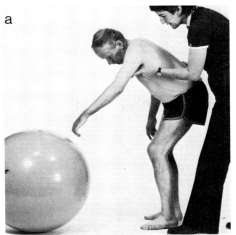
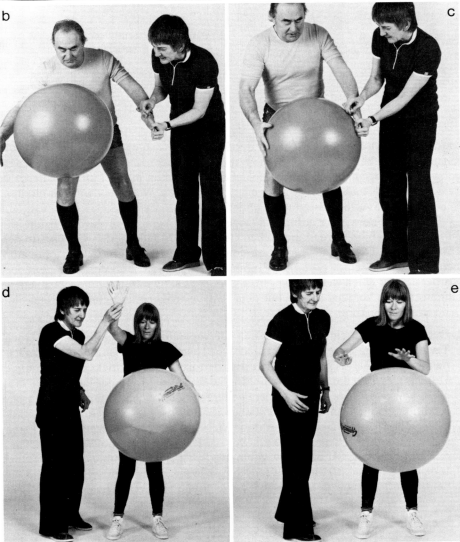

Abb. 8.10 a–e. Im Stehen wird mit dem Ball die Aktivität im Arm stimuliert. **a** Wegstoßen des Balls mit dem Handrücken (linksseitige Hemiplegie). **b, c** Fallenlassen und Wiederauffangen des Balles. Die Therapeutin führt die hemiplegische Hand des Patienten (linksseitige Hemiplegie). **d, e** Aufprellen des Balles abwechselnd mit der rechten und mit der linken Hand. Die Therapeutin führt zunächst noch die hemiplegische Hand, bis die Patientin ihrer Hilfe nicht mehr bedarf

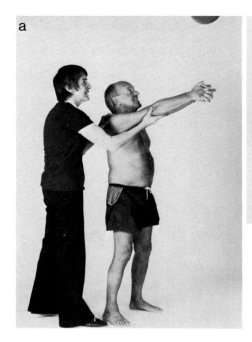
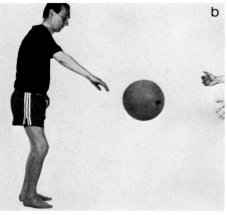

Abb. 8.11 a, b. Stoßen eines Ballons zur Stimulation der Extensorenaktivität in Arm und Hand (rechtsseitige Hemiplegie). **a** Mit gefalteten Händen, **b** mit der hemiplegischen Hand, sobald der Arm wieder eine gewisse aktive Bewegungsfähigkeit aufweist

werden, wenn die Skapula während der Schwungbewegung zum Stoßen des Ballons nach vorn bewegt wird. Patienten, die eine bessere Kontrolle über die Bewegung ihres Armes haben, können versuchen, den Ballon in der Luft zu halten, indem sie ihn mehrmals immer wieder nach oben stoßen. Wenn sie dabei dem Ballon folgen, wird die Automatisierung der Schrittfolge gefördert.

Bevor eine Bewegung normal vollzogen werden kann, muß die Spastizität immer wieder inhibiert werden. Im Stehen gibt es viele Möglichkeiten, das Prinzip der proximalen Bewegung zur Reduktion von exzessivem Tonus in den Extremitäten anzuwenden. Um eine vollständige Inhibition zu erzielen, muß der Therapeut den Körper des Patienten weiter bewegen, als dieser es aktiv selbst könnte. Nach jedem inhibitorischen Vorgang sollten mit dem Arm Aktivitäten ausgeführt werden, um den verbesserten Tonus zu nutzen.

1. Der Patient stützt seine Hände vor sich auf eine Behandlungsbank oder auf einen Tisch, wobei die Finger gestreckt sind. Der Therapeut hält den Ellbogen des Patienten gestreckt, bis die Spastizität reduziert ist und der Patient den Arm ohne Hilfe in dieser Stellung halten kann. In dieser Stellung kann der Patient sein Gewicht von einer Seite auf die andere verlagern oder seinen Rumpf drehen, während die Schultern unbeweglich bleiben. Er kann außerdem seine Brustwirbelsäule vollständig beugen und auf diese Weise seine Skapula protrahieren. Dann sollte er die Wirbelsäule strecken, bevor die Flektion wiederholt wird. Der Thorax wird gegen die Skapula bewegt, um die Spastizität zu inhibieren.

Indem er das gesunde Bein abwechselnd vorn und hinten aufsetzt, während die betroffene Hüfte am Behandlungstisch gelehnt bleibt, verlagert der Patient sein

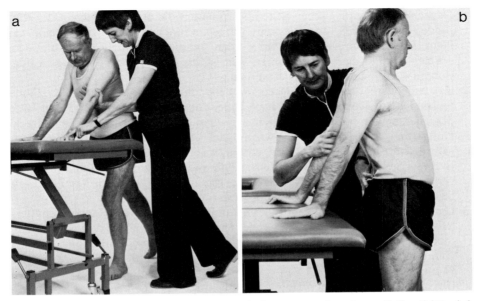

Abb. 8.12a, b. Der Patient stützt sich im Stehen auf seine ausgestreckten Arme, die Spastizität wird inhibiert (linksseitige Hemiplegie). **a** Der Patient stützt die Hände auf die Behandlungsbank vor sich auf und macht mit dem gesunden Bein einen Schritt nach hinten, während die Therapeutin ihm dabei hilft, die Ellbogen gestreckt zu halten. **b** Der Patient stützt die Hände auf einer Bank hinter sich auf, bewegt die Hüften so weit wie möglich nach vorn und streckt dabei die gesamte Wirbelsäule

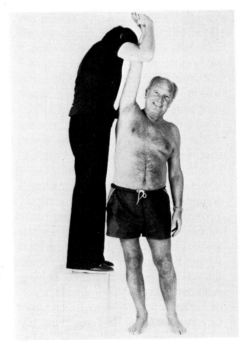

Abb. 8.13. Inhibition der Flexorenspastizität im Arm durch Verlängerung der Rumpfseite. Die Therapeutin hält den gestreckten Arm des Patienten vollständig flektiert und außenrotiert. Der Patient verlagert sein Gewicht auf das hemiplegische Bein (rechtsseitige Hemiplegie)

Gewicht zur hemiplegischen Seite und stimuliert die aktive Extension des stützenden Arms (Abb. 8.12a). Die Arme können in zunehmendem Maße in eine Außenrotation mit Supination geführt werden, um die größtmögliche Inhibition zu erzielen. Sobald diese Inhibition erreicht ist, kann die selektive Ellbogenextension für Bewegungen ausgenutzt werden.

2. Der Patient steht mit dem Rücken zur Behandlungsbank und stützt die Hände hinter sich auf, wobei die Arme nach außen rotiert und gestreckt sind. Mit Hilfe des Therapeuten bewegt der Patient sein Gesäß von der Bank weg und streckt Hüften und Wirbelsäule so weit wie möglich (Abb. 8.12b). Wird der Patient aufgefordert die Knie zu extendieren, erhöht das noch die Streckung in den Hüften. In dieser Stellung kann er außerdem sein Gewicht von einer Seite auf die andere verlagern oder sein Becken rotieren. Dabei sollte insbesondere die hemiplegische Seite so weit wie möglich vorgeschoben werden.

3. Um die Seite zu verlängern und der Skapula Bewegungsfreiheit zu verschaffen, hält der Therapeut die Arme des Patienten in vollständiger Flexion und Außenrotation. Mit der einen Hand erhält der Therapeut dabei die volle Inhibition der Hand des Patienten, mit der anderen Hand hält er dessen Schulter vorn und außenrotiert.

Um auf der erforderlichen Höhe zu stehen, muß der Therapeut wahrscheinlich auf einen Stuhl steigen (Abb. 8.13). Der Patient verlagert nun sein Gewicht über das hemiplegische Bein und wieder zurück, um auf diese Weise die Verlängerung der Seite und Inhibition zu erhöhen. Durch die proximale Hemmung wird die Spastizität im gesamten Arm verringert.

4. Patienten haben oft Schwierigkeiten, die Extension des Ellbogens aufrechtzuerhalten, wenn sie ihren Arm abduzieren. Um den starken Zug der Flexoren vollständig zu inhibieren, stellt sich der Therapeut hinter den Patienten. Mit einer Hand hält er dessen Handgelenk und Finger in voller Dorsalextension, wobei der Daumen abduziert sein sollte (Abb. 8.14). Mit der anderen Hand verhindert er eine kompensatorische Bewegung der Schulter. Während der betroffene Arm des Patienten gestreckt in der Außenrotation gehalten wird, dreht sich dieser soweit wie möglich in die entgegengesetzte Richtung, wobei der andere Arm ebenfalls ausgestreckt gehalten werden sollte (Abb. 8.14b). Die Hand des gesunden Armes wird dann vor dem Körper zur betroffenen Hand hin bewegt und der Patient versucht bei jeder Wiederholung dieser Sequenz mit nachlassender Spastizität immer weiter nach hinten zu kommen.

5. Der Therapeut hält die Hände des Patienten in der gleichen Stellung und führt dabei dessen Arme seitlich aufwärts, während der Patient sich bemüht, den Bewegungsablauf aktiv zu unterstützen (Abb. 8.14c). Gleichzeitig sollte der Patient vermeiden, daß sein Ellbogen zurück in die Flektion zieht, wenn der Grad der Abduktion allmählich erhöht wird. Sobald der Therapeut spürt, daß der hemiplegische Ellbogen in die Flektion ziehen will, bewegt er die Hände des Patienten wieder nach unten. Ist es dem Therapeuten nicht möglich, beide Hände des Patienten gleichzeitig zu fassen, kann er den Patienten auffordern, seinen gesunden Arm selbst entsprechend zu bewegen. Der Therapeut kann dann die Extension des Ellbogens mit seiner freien Hand stimulieren oder unterstützen.

6. Der Patient faltet zunächst seine Hände und dreht die Handfläche nach außen, so daß sie von ihm weg zeigen. Mit den Handflächen drückt er dann gegen das

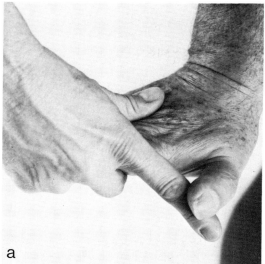

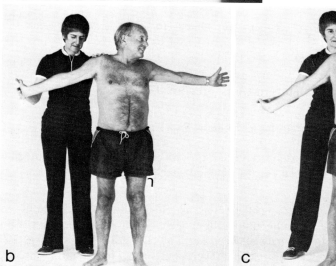
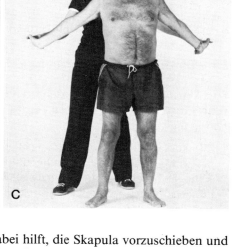

Abb. 8.14 a–c. Inhibition zur Ermöglichung der Ellbogenextension bei aktiver Abduktion des Armes (rechtsseitige Hemiplegie). **a** Griff zur Hemmung der Flexorenspastizität in der Hand. **b** Die Therapeutin hält den gestreckten Arm des Patienten in der Abduktion, während dieser sich wegdreht. **c** Abduktion der Arme ohne Flektion des Ellbogens

Brustbein des Therapeuten, der ihm dabei hilft, die Skapula vorzuschieben und die Ellbogen zu strecken. In dieser Stellung bewegt der Patient seine Hände über den Kopf, bis die Schultern vollständig eleviert sind. Er drückt seine Hände nach oben gegen die eine Hand des Therapeuten, während dieser mit der anderen die Schulter des Patienten in der vorgeschobenen Stellung hält. Der Patient verlagert dann sein Gewicht seitlich über das hemiplegische Bein und dehnt die hemiplegische Seite so stark wie möglich (Abb. 8.15). Er wiederholt nun mehrmals diese Seitwärtsbewegung und versucht bei jeder Wiederholung, die Rumpfseite stärker zu dehnen. Die Flexorspastizität in der Hand wird drastisch verringert, und häufig kann danach die Extension der Finger stimuliert werden.

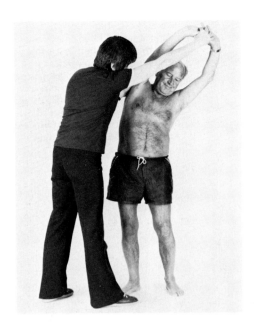

Abb. 8.15. Inhibition der Flexorenspastizität in Arm und Hand (rechtsseitige Hemiplegie). Der Patient dreht seine gefalteten Hände so, daß die Handflächen nach oben zeigen, und führt die Hände zur gesunden Seite hin

8.4 Stimulation aktiver und funktionsgerechter Bewegung

8.4.1 Durch Anwendung exzitatorischer Stimuli

Zur Aktivierung der Fingerextensoren oder zur Erweiterung bereits vorhandener Aktivität stehen dem Therapeuten drei sehr nützliche Stimulationsmethoden zur Verfügung.

1. Der Therapeut stützt den Arm des Patienten mit einer Hand und streicht mit seiner anderen Hand fest und schnell über die Extensorgruppe des Unterarms vom Ellbogen bis zu den Fingerspitzen („sweep-tapping", Bobath) (Abb. 8.16a, b). Bei dieser streichenden Bewegung hält der Therapeut seine Finger starr gestreckt. Vom Handgelenk des Patienten abwärts übt der Therapeut Druck nach unten auf den Handrücken aus und streicht schnell weiter nach oben über die Finger des Patienten hinweg. Nachdem der gesamte Vorgang einige Male wiederholt worden ist, kann es sein, daß der Patient spontan die Finger streckt; sollte das nicht der Fall sein, kann der Therapeut ihn auffordern, dies vorsichtig zu versuchen.
Beim Wiedererlernen der Fingerextension muß unbedingt darauf geachtet werden, daß eine dorsale Extension des Handgelenks so lange vermieden wird, bis der Patient in der Lage ist, die aktive Extension der Finger bei gestrecktem Handgelenk aufrechtzuerhalten. Wird er dazu gebracht, das Handgelenk zu strecken, bevor er seine Finger extendieren kann, verstärkt die Wirkung der Tenodese deren Flexorspastizität, und die Hand kann weder geöffnet noch funktionsgerecht gebraucht werden. Der Therapeut sollte deshalb nach der Stimulation den Pa-

Abb. 8.16 a, b. „Sweep-tapping" zur Stimulation der Fingerextension (rechtsseitige Hemiplegie)

Abb. 8.17 a, b. Inhibition der Flexorenspastizität in der Hand mit Eis (linksseitige Hemiplegie). **a** Hand vor der Inhibition, **b** Hand unmittelbar nach dem Eintauchen in zerstoßenes Eis
▽

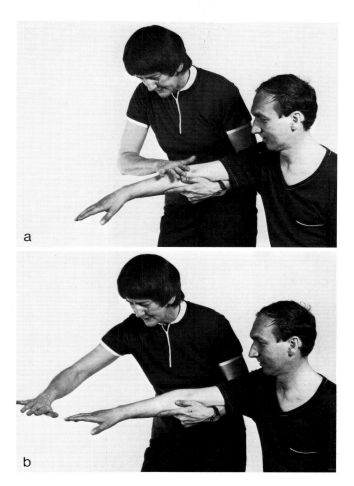

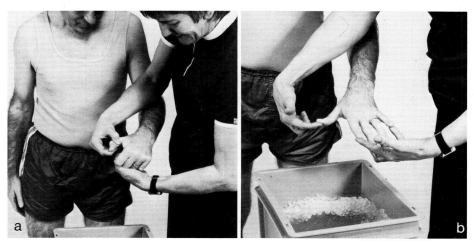

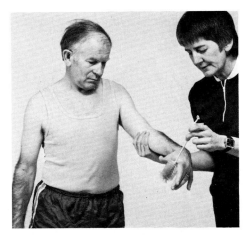

Abb. 8.18. Stimulation der Aktivität in der Hand mit einer Flaschenbürste (linksseitige Hemiplegie)

Abb. 8.19 a, b. Greifen nach einem Stab und Lösen des Griffes (rechtsseitige Hemiplegie). **a** Die Patientin läßt ihre Hände den Stab hinaufwandern. **b** Die Patientin läßt den Stab kurz los und fängt ihn sofort wieder auf
▽

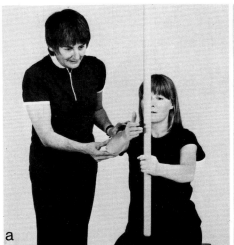
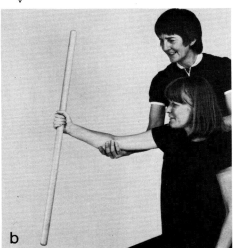

tienten zu dem Versuch ermuntern, nur die Fingerspitzen zu heben, so daß die Fingerextension der Handgelenksextension vorausgeht.

2. Legt der Patient seine Hand in eine Mischung aus zerstoßenem Eis und Wasser, tritt eine Reflexrelaxation der Flexorenspastizität von Fingern und Handgelenk ein (Abb. 8.17 a, b). In vielen Fällen ist nach einem solchen Eintauchen in Eiswasser absolut kein Widerstand gegen eine passive dorsale Extension mehr vorhanden, und unter Umständen kann der Patient danach in der Lage sein, seine Finger zu strecken. Patienten, deren Hand nicht ausgeprägt spastisch ist, scheinen zudem positiv auf die intensive Stimulation zu reagieren, so daß als Ergebnis die Hand bewegt werden kann. Um optimale Resultate zu erzielen, muß das Mischungsverhältnis zwischen Wasser und Eis stimmen: Dem Eis darf gerade nur so viel Wasser zugefügt werden, daß die betroffene Hand des Patienten ohne Schwierigkeiten in das Gemisch gleiten kann. Der Therapeut hält die Hand des

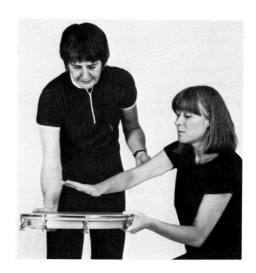

Abb. 8.20. Die Patientin spielt Tamburin (rechtsseitige Hemiplegie)

Patienten in das Eiswasser, um abschätzen zu können, wie lange sie eingetaucht bleiben sollte. Als Erfahrungswert gilt, daß der Patient seine Hand dreimal mit einem zeitlichen Abstand von einigen Sekunden für jeweils drei Sekunden eintauchen muß, ehe die Spastizität vollständig inhibiert ist.
3. Der Therapeut stützt den Arm des Patienten in der Vorwärtsextension und zieht eine Flaschenbürste an dessen Handinnenfläche entlang. Er fordert den Patienten auf, diese Bürste vorsichtig festzuhalten, zieht sie aus seiner Hand heraus und bittet ihn dann, noch einmal danach zu greifen. Sehr häufig ist der Patient durchaus in der Lage, die Finger weit genug zu strecken, um dieser Aufforderung Folge zu leisten (Abb. 8.18).

Wenn in den Fingern während der Stimulation Aktivität zu sehen ist, setzt der Therapeut bei der Übung Hilfsmittel ein, die die wieder auftretenden Bewegungen funktionsgerecht werden lassen. Einige Beipsiele:

1. Der Patient hält einen Holzstab vor sich, und zwar entweder horizontal oder vertikal (Abb. 8.19a). Er löst nun die hemiplegische Hand vom Stab und greift damit nach oben über die gesunde Hand, um den Stab wieder zu umfassen. Soweit es notwendig erscheint, hilft ihm der Therapeut dabei. Anschließend wiederholt der Patient den Vorgang, wobei er jedoch dieses Mal die gesunde Hand bewegt und den Stab mit der hemiplegischen Hand hält. Der Therapeut sorgt dafür, daß der betroffene Arm nicht in die Flektion zieht und daß der Patient seine Ellbogen gestreckt hält.
Mit zunehmender Geschicklichkeit des Patienten sollte dieser den Stab mit seiner hemiplegischen Hand vertikal vor sich halten, ihn kurz loslassen und, wenn er ein kleines Stück nach unten gefallen ist, schnell wieder auffangen (Abb. 8.19b). Die Zunahme seiner Geschicklichkeit kann der Patient daran messen, wie oft er den Stab loslassen und wieder auffangen kann, bis er ihn schließlich am oberen Ende hält.

2. Beim Tamburinspielen gibt es viele Möglichkeiten, die Hand auf die verschiedensten Arten einzusetzen; zudem besteht noch ein akustisches Feedback. Der Patient kann mit der flachen Hand auf das Tamburin schlagen, mit kreisenden Bewegungen darüber streichen und dann darauf schlagen oder auch abwechselnd mit einzelnen Fingern darauf tippen (Abb. 8.20). Durch Veränderungen in der Position des Tamburins werden die Supination und die Pronation des Unterarms sowie das Heben des gestreckten Arms unterstützt, ohne daß die Finger gebeugt werden. Will man einen Trommelschlegel verwenden, um Tamburin zu spielen, benötigt man eine noch feinere Kontrolle über Handgelenk und Finger.

8.4.2 Durch Einsatz der Extensionsschutzreaktion

Die meisten Patienten sind, wenn sie sich zu weit zur hemiplegischen Seite hin gebeugt haben, nicht mehr in der Lage, sich mit dem hemiplegischen Arm abzufangen. Die sogenannte „Fallschirmreaktion" versagt, da die Aktivität der Extensoren nicht ausreicht. Dies gilt insbesondere, wenn aus Angst vor dem Hinfallen der Flexortonus ansteigt. Bei Patienten, die ihre oberen Extremitäten zumindest noch teilweise aktiv bewegen können, kann eine protektive Extension ermöglicht werden. Diese dient nicht nur zum Schutz, sondern stimuliert auch die Aktivität der Extensoren und erhöht die Geschwindigkeit bestehender motorischer Funktionen.

Im Sitzen

Zur Vorbereitung auf die schützende Extensionsreaktion im Arm wird der Patient aufgefordert, sich zu seiner hemiplegischen Seite zu lehnen und sich dabei so weit

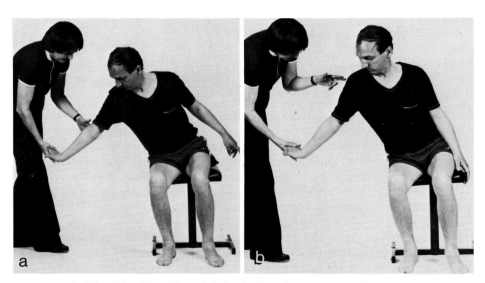

Abb. 8.21 a, b. Die aktive Extension wird durch die schützende Extensionsreaktion stimuliert (rechtsseitige Hemiplegie). **a** Die Therapeutin unterstützt die Extension des Ellbogens. **b** Der Patient hält den Ellbogen gestreckt

wie möglich selbst mit dem Arm abzustützen. Der Therapeut zieht den Patienten vorsichtig noch weiter zur Seite, um ihn aus dem Gleichgewicht zu bringen und drückt dann von unten den Handballen des Patienten schnell nach oben. Dabei nähert er die Gelenke der oberen Extremität einander an und verursacht eine stabilisierende Kontraktion der Stützmuskulatur. Zu Beginn stützt der Therapeut noch den gestreckten Ellbogen des Patienten mit einer Hand (Abb. 8.21 a); dann verringert er seine Unterstützung, in dem Maße wie die Aktivität zunimmt, und erinnert schließlich den Patienten nur noch daran, seine Schulter vorn zu halten (Abb. 8.21 b).

Später, wenn der Patient auf einer Behandlungsbank sitzt, zieht der Therapeut ihn immer mehr zur Seite hin und läßt dann die Hand des Patienten los, so daß sie schnell auf die Oberfläche gestützt wird. Diese Aktivität kann in verschiedene Richtungen, und, wenn die Geschicklichkeit des Patienten zunimmt, auch im Stehen durchgeführt werden.

Im Stehen und beim Gehen

Der Therapeut hält den Patienten an seinem gesunden Arm und stößt ihn vorwärts oder seitwärts zur Behandlungsbank, einem Tisch oder einer Wand hin. Der Patient fängt sich mit seinem ausgestreckten hemiplegischen Arm ab; der Therapeut steuert dabei die Geschwindigkeit des gesamten Vorgangs und sorgt dafür, daß der Patient nicht stürzt, indem er seinen gesunden Arm führt.

Im Knien

Auch auf der Matte kann die schützende Extension geübt werden. Die Übung im Knien durchzuführen, hat den Vorteil, daß der Therapeut den Patienten zur Stimulation der Aktivität sehr leicht aus dem Gleichgewicht bringen kann. Außerdem ist der Therapeut in dieser Stellung in der Lage, beim Patienten die Extension der Finger und des Handgelenks zu steuern, indem er dessen betroffene Hand offenhält. Im gesunden Arm hemmt der Patient die Reaktion bewußt, da dieser sonst bei der Bewegung dominieren und vor dem anderen den Boden erreichen würde.

8.4.3 Durch Einsatz der Hand zur Verrichtung einfacher Aufgaben

Wie schon in Kapitel 1 beschrieben kann dem Patienten geholfen werden, sich verlorene Fähigkeiten wieder anzueignen, indem er entsprechende, ihm vertraute Aktivitäten ausführt. Gegenstände und Ereignisse seiner Umwelt können dazu beitragen, daß er normale Bewegungsmuster aus seinen Speichersystemen oder seinem Gedächtnis abzurufen vermag.

Sobald die hemiplegische Hand oder der hemiplegische Arm zumindest teilweise wieder aktiv bewegt werden können, sollte der Patient dazu ermutigt werden, diese Extremität sowohl während der Behandlung als auch im täglichen Leben so oft wie möglich zu benutzen. Auch wenn es dem Patienten nicht möglich ist, seine Hand aktiv zu bewegen, sollte der Therapeut diese als therapeutische Maßnahme bei den Aktivitäten führen. Die Sensibilität und die Empfindungsfähigkeit der hemiplegischen Seite können auf diese Weise verbessert und die Wiedererlangung der potentiell möglichen aktiven Beweglichkeit stimuliert werden.

Im Folgenden sind als Beispiele eine Reihe von Tätigkeiten aufgeführt, bei deren Ausübung der Patient in der Lage ist, die hemiplegische Hand selbst dann zu benutzen, wenn er sie nur in sehr beschränktem Maße aktiv bewegen kann. Der beste Weg, assoziierte Reaktionen zu verhindern, wie sie etwa auftreten, wenn der Patient sich bemüht, eine Aufgabe nur mit seiner gesunden Hand auszuführen, besteht

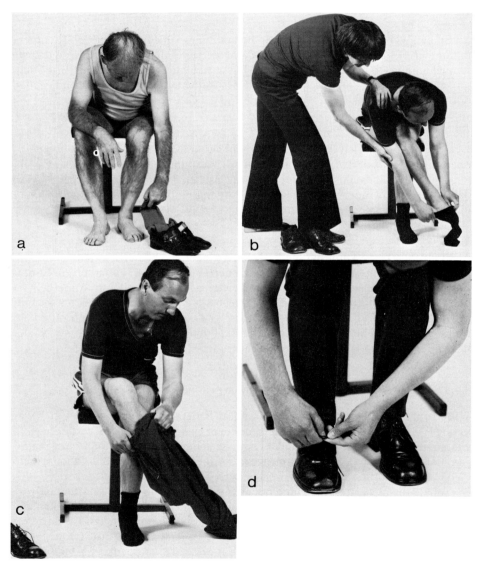

Abb. 8.22 a–d. Einfache Aktivitäten mit der hemiplegischen Hand beim Anziehen: **a** Aufheben einer Socke. **b** Anziehen einer Socke mit beiden Händen. **c** Hochziehen der Hose mit beiden Händen. **d** Schnürsenkel binden

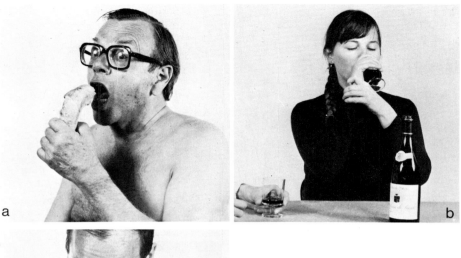
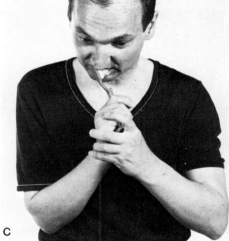

Abb. 8.23 a–c. Einfache Aktivitäten mit der hemiplegischen Hand im Alltag: **a** Brötchen essen (linksseitige Hemiplegie). **b** Trinken aus einem Glas (rechtsseitige Hemiplegie). **c** Zähneputzen unter Zuhilfenahme der gesunden Hand (rechtsseitige Hemiplegie)

darin, selbst bei sehr einfachen Tätigkeiten den hemiplegischen Arm oder die hemiplegische Hand mitzubenutzen.

1. Beim Anziehen können einige relativ einfache Bewegungen mit dem hemiplegischen Arm ausgeführt werden. Es handelt sich hierbei um solche Bewegungen, die keine besondere Stabilisierung der Schulter erfordern.
    a) Der Patient hebt einen Socken mit seiner hemiplegischen Hand auf (Abb. 8.22 a) und zieht sie dann mit seiner gesunden Hand an.
    b) Wenn irgend möglich, benutzt der Patient beide Hände, um seine Socken anzuziehen. Der Therapeut hilft ihm dabei so wenig wie möglich (Abb. 8.22 b).
    c) Der Patient benutzt beide Hände, um sich die Hose anzuziehen (Abb. 8.22 c).
    d) Minimale Aktivitäten in den Fingern und im Daumen reichen bereits aus, damit der Patient sich die Schnürsenkel binden kann; er benutzt dabei die hemi-

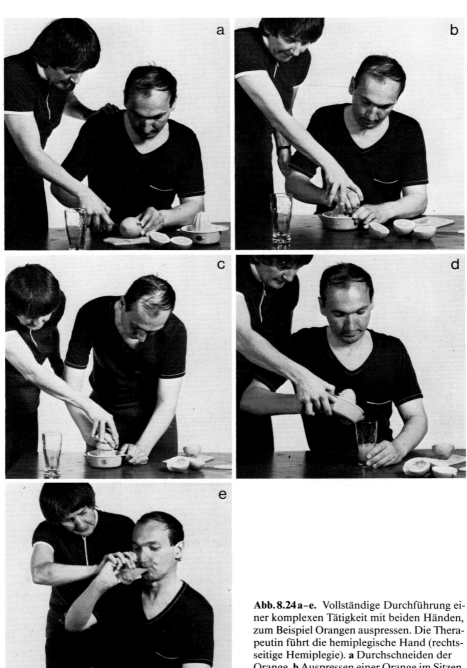

Abb. 8.24 a–e. Vollständige Durchführung einer komplexen Tätigkeit mit beiden Händen, zum Beispiel Orangen auspressen. Die Therapeutin führt die hemiplegische Hand (rechtsseitige Hemiplegie). **a** Durchschneiden der Orange. **b** Auspressen einer Orange im Sitzen. **c** Auspressen einer Orange im Stehen (automatisches Stehen verbessert das Gleichgewicht). **d** Eingießen von Orangensaft in ein Glas. **e** Trinken

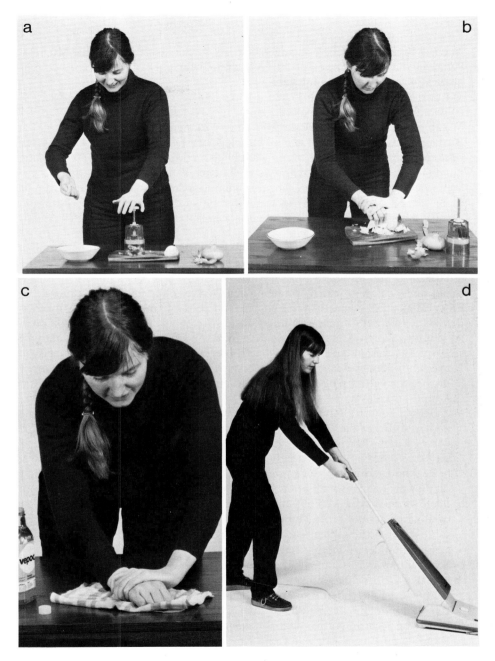

Abb. 8.25 a–d. Vermeiden assoziierter Reaktionen und Stimulation der aktiven Bewegungen durch den gleichzeitigen Einsatz beider Hände (rechtsseitige Hemiplegie). **a** Wird nur die gesunde Hand zum Zwiebelhacken verwendet, zieht der hemiplegische Arm in die Flektion. **b** Beim Zwiebelhakken mit beiden Händen wird auch der hemiplegische Arm mitbeteiligt. **c** Möbel polieren. **d** Staubsaugen

plegische Hand nur dazu, ein Ende des Schnürsenkels festzuhalten (Abb. 8.22 d).

2. Auch andere Tätigkeiten des täglichen Lebens bieten dem Patienten die Möglichkeit, seine hemiplegische Hand zur Verrichtung einfacher Aufgaben einzusetzen; als Beispiele können genannt werden:
   a) Essen eines Toasts oder Brötchens (Abb. 8.23 a)
   b) Trinken aus einem Glas (Abb. 8.23 b)
   c) Zahnpaste auf die Zahnbürste drücken und zähneputzen (Abb. 8.23 c).
   Zu Beginn muß der Patient seine hemiplegische Hand unter Umständen noch mit seiner gesunden stützen, bis er schließlich merkt, daß er diese Unterstützung nicht mehr benötigt und sie schrittweise abbauen kann.

3. Wenn der Patient eine komplexere, aus mehreren Schritten bestehende Aufgabe zu bewältigen hat, führt der Therapeut ihm dabei die hemiplegische Hand und versetzt ihn so in die Lage, alle Bewegungen entsprechend dem normalen Ablauf zu vollziehen (vgl. Kap. 1).
   Eine solche Aufgabe wäre zum Beispiel, eine Orange in zwei Hälften zu teilen (Abb. 8.24 a), sie auszupressen (Abb. 8.24 b, c), den Saft in ein Glas zu gießen (Abb. 8.24 d) und ihn dann zu trinken (Abb. 8.24 e). Das Aufräumen und Abwaschen sowie das Abtrocknen der benutzten Geräte gehört zu dieser Sequenz.

4. Eine Tätigkeit, die eigentlich mit einer Hand verrichtet werden könnte, mit beiden Händen auszuführen, verhindert das Auftreten von assoziierten Reaktionen im hemiplegischen Arm und der Patient lernt wieder, seine Bewegungen aktiv zu steuern. Aus diesem Grunde ist es von größter Bedeutung, daß die hemiplegische Hand schon, bevor der Patient die oberen Extremitäten wieder aktiv bewegen kann, bei der Verrichtung von Tätigkeiten eingesetzt wird. In Frage kommen dafür zum Beispiel:
   a) Zwiebeln hacken: Benutzt der Patient dazu nur seine gesunde Hand, zieht die andere sofort in die Flektion (Abb. 8.25 a). Wenn der Patient eine andere Art von Gerät zu diesem Zweck verwendet, kann er beide Hände benutzten und die betroffene Hand mit der gesunden festhalten. Dadurch wird eine assoziierte Reaktion vermieden, der ganze Körper wird symmetrischer ausgerichtet und die Bewegungen normalisieren sich (Abb. 8.25 b).
   b) Staubwischen oder Möbel polieren: Der Patient kann mit gefalteten Händen staubwischen oder seine Möbel oder auch sein Auto polieren. Wenn möglich sollte dabei die hemiplegische Hand flach auf dem Staubtuch oder Lappen liegen und mit der anderen gehalten werden (Abb. 8.25 c).
   c) Schneeräumen, Zusammenharken von Blättern oder Staubsaugen: Der Patient faßt den Griff des jeweiligen Geräts mit der hemiplegischen Hand und sorgt dann mit der gesunden Hand dafür, daß sie während der Ausübung der Tätigkeit an ihrem Platz bleibt (Abb. 8.25 d).
   d) Bügeln ist recht zeitaufwendig, und wenn der Patient dabei nur seine gesunde Hand benutzt, wird der betroffene Arm dann für längere Zeit in die Flektion gezogen. Werden beim Bügeln jedoch beide Hände eingesetzt, wird diese einfache Tätigkeit zu einer sinnvollen therapeutischen Maßnahme (Abb. 8.26 a); manchmal ist der Patient sogar in der Lage, die Bewegung mit der hemiplegischen Hand allein durchzuführen, während er den Stoff vor dem Bügeleisen mit der anderen Hand glattstreicht (Abb. 8.26 b). Sollte es sich als notwendig

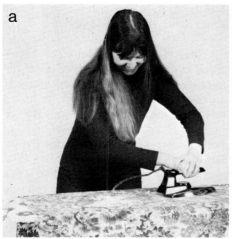 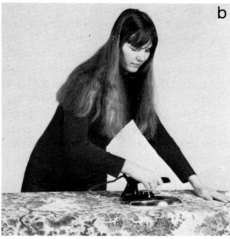

Abb. 8.26a, b. Stimulation aktiver Bewegung durch den gleichzeitigen Einsatz beider Hände (rechtsseitige Hemiplegie). **a** Bügeln mit beiden Händen. **b** Für kurze Zeit macht die hemiplegische Hand alleine weiter

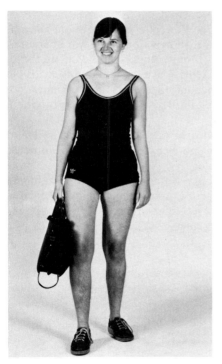 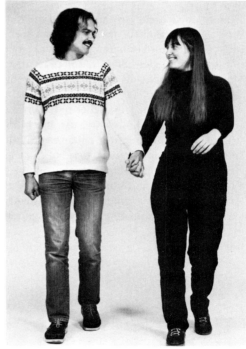

Abb. 8.27. Das Tragen einer Tasche verhindert die Flektion von Arm und Rumpfseite, auch wenn nur Reflexaktivität möglich ist (rechtsseitige Hemiplegie). Vgl. Abb. 3.14

Abb. 8.28. Das Hand-in-Hand-Gehen verhindert assoziierte Reaktionen im Arm

erweisen, kann man eine schützende Holzleiste zwischen dem Griff und dem heißen Metallteil des Bügeleisens anbringen, um zu verhindern, daß sich der Patient die Finger verbrennt.

5. Das Tragen eines Gegenstandes wie etwa einer Handtasche oder einer Aktenmappe mit der hemiplegischen Hand kann dazu beitragen, daß der Patient der hemiplegischen Extremität mehr Aufmerksamkeit widmet, selbst wenn nur eine reflexbedingte Aktivität möglich ist. Assoziierte Reaktionen werden reduziert und der Patient kann zusätzlich die gesunde Hand für anspruchsvollere Tätigkeiten einsetzen (Abb. 8.27).

6. Beim Gehen können assoziierte Reaktionen inhibiert werden, indem der Patient seine hemiplegische Hand mit einer Außenrotation der Schulter hinter den Rücken hält und seine gesunde Hand die betroffene dort stabilisiert (vgl. Abb. 9.10). Geht der Patient im Freien mit einem guten Freund oder einem Verwandten spazieren, kann er mit ihm Hand in Hand gehen. Das sieht vollkommen normal aus, und der Arm kann hin und her schwingen, ohne in die Flektion gezogen zu werden (Abb. 8.28).

8.5 Überlegungen

Bezieht der Patient Arm und Hand nicht in seine Bewegungen oder in die Verrichtung von Tätigkeiten des täglichen Lebens ein, werden sie so gut wie überhaupt nicht trainiert und erhalten praktisch keinerlei „Input". Anders als die untere Extremität, die mit jedem Schritt, den der Patient macht, aktiviert werden muß, wird die Hand dann leicht als nutzloses Werkzeug abgetan. Genau das könnte auch der Grund dafür sein, daß die Sinneswahrnehmung im Bein für gewöhnlich zunimmt, während die in der Hand eher reduziert bleibt.

Der Patient sollte es sich zur Gewohnheit machen, die hemiplegische Hand wann immer möglich mit einzusetzen, auch wenn es unter Umständen einfacher sein mag, nur mit der gesunden Hand zu arbeiten.

„Natürlich gibt es Patienten, die, ganz gleich, was unternommen wird, keinerlei Funktionsfähigkeit in ihrem Arm zurückerlangen; es wäre jedoch bedauerlich, den Arm deshalb von vornherein zur Untätigkeit zu verdammen, bevor nicht wenigstens versucht wurde, ihm eine Chance zu geben" (Semans 1965).

9 Schulung des funktionellen Gehens

„Der Fähigkeit des Menschen, aufrecht auf zwei Beinen zu gehen, kommt seit mehr als drei Millionen Jahren eine Schlüsselrolle für seine Lebensweise zu" (Sagan 1979). Diese Fähigkeit hat die Möglichkeiten des Menschen erheblich erweitert und ihn in die Lage versetzt, sich Fertigkeiten anzuzeigen, über die er sonst nicht verfügen könnte. Da die Standfläche des Menschen in der aufrechten Haltung relativ klein ist, bedarf es sehr komplexer Reaktionen, um beim Gehen das Gleichgewicht zu halten. Diese Gleichgewichtsreaktionen hängen, wie schon in Kapitel 2 und 3 beschrieben, vom normalen Haltungstonus und von der Fähigkeit, selektive Bewegungen ausführen zu können, ab.

Für jeden Hemiplegiepatienten ist das Wiedererlernen des Gehens ein Hauptbestandteil der Rehabilitation. Er setzt seine größten Hoffnungen und Erwartungen darauf, wieder laufen zu lernen und wieder laufen zu können. Dies ist ein Ziel, mit dem er sich voll und ganz identifizieren kann. In einer Anzahl von Studien heißt es, daß 60% bis 75% (Lehmann et al. 1975; Marquardsen 1969; Satterfield 1982) der Patienten, die nach einem Schlaganfall mit nicht-letalem Ausgang an Hemiplegie litten, nach ihrer Entlassung aus dem Krankenhaus in der Lage waren, ohne fremde Hilfe zu gehen; andere Autoren sprechen sogar von 85% (Shilbeck et al. 1983; Moskowitz et al. 1972). Mit verbesserten Behandlungsmethoden sollte es nicht nur möglich sein, diesen Prozentsatz noch weiter zu erhöhen, sondern auch, den Patienten normalere, weniger anstrengende Bewegungsmuster zu lehren. Damit der Gehvorgang wirklich funktionsgerecht abläuft, muß er für den Patienten:

- sicher sein, so daß der Patient nicht ständig Angst hat und Gefahr läuft, sich durch einen Sturz zu verletzen;
- relativ mühelos ablaufen, so daß der Patient nicht seine gesamte Energie verbraucht, nur um sich fortzubewegen;
- normal aussehen, so daß der Patient sich unter anderen Menschen bewegen kann, ohne daß diese ihn dauernd anstarren;
- ohne Stock möglich sein, so daß der Patient seine gesunde Hand für andere Aufgaben gebrauchen kann;
- automatisch ablaufen, so daß der Patient sich dabei auch noch auf andere Dinge konzentrieren kann.

Sollen diese Ziele erreicht werden, muß zunächst das Gehen in seinem Gesamtablauf so verstanden und gelehrt werden, daß der Patient dann die einzelnen Komponenten erlernen und damit das für ihn normalste Gehmuster finden kann. Keines dieser Ziele wird jedoch erreicht, wenn zugelassen wird, daß der Patient in der typisch hemiplegischen Art geht und sich dabei auf einen Stock stützt, oder wenn er womöglich noch dazu ermuntert wird.

Das Gehen sollte unbedingt schon in einer sehr frühen Phase der Therapie in das Programm aufgenommen werden. Ein Patient, der zu lange im Rollstuhl gesessen hat, wird, wenn er beginnt, sich wieder in aufrechter Haltung zu bewegen, Angst vor dem nun größeren Abstand zum Boden haben. Außerdem wird durch das übermäßig lange Sitzen im Rollstuhl die Flektion im ganzen Körper verstärkt. Daher ist es später schwieriger für den Patienten, sich gegen die Schwerkraft aufzurichten. Sobald der Patient sein hemiplegisches Bein – ob mit oder ohne Hilfe – belasten kann und keine vollständige Unterstützung mehr braucht, um sich zu bewegen, kann mit dem Wiedererlernen des Gehens begonnen werden.

Das Pflegepersonal und die Verwandten sollten genauestens unterwiesen werden, wie sie dem Patienten beim Gehen helfen können, so daß dieser sich von Anfang nichts Falsches angewöhnt. Findet eine solche Unterweisung nicht statt, gehen sie nämlich fast immer an der gesunden Seite des Patienten neben ihm her und lassen zu, daß dieser ihre Hand mit seiner gesunden Hand faßt und sich zu ihnen hinlehnt. Dem Pflegepersonal und den Verwandten sollte das richtige Vorgehen praktisch beigebracht werden. Am besten führt der Therapeut auch sie mit seinen Händen, so daß sie selbst spüren, in welche Richtung Druck ausgeübt werden soll. Gehen sie dann zusammen mit dem Patienten, führt der Therapeut ihre Hände und fordert sie auf, sich passiv zu verhalten und nur auf die Bewegung seiner Hände zu achten (Abb. 9.1). Wenn jemand dem Patienten beim Gehen Hilfestellung leistet,

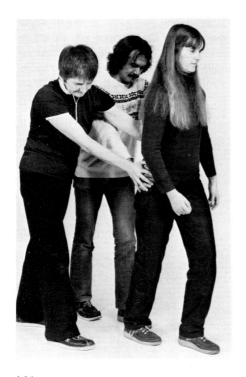

Abb. 9.1. Ehemann einer Patientin lernt das Facilitieren beim Gehen (rechtsseitige Hemiplegie)

benötigt dieser keinen Stock, um sich darauf zu stützen, da der Helfer ihn im Gleichgewicht halten und dafür sorgen kann, daß er sein Gewicht richtig verlagert.

Der Patient sollte von Anfang an feste Schuhe mit Ledersohlen und niedrigen Gummiabsätzen tragen. So hat sein Fuß besseren Halt und er kann seinen eigenen Gehrhythmus durch das Geräusch, das beim Auftreten entsteht, hören. Pantoffeln verführen zum Schlurfen und geben dem Fuß außerdem keinen Halt. Jeder Mensch geht in Pantoffeln anders als normal.

9.1 Wichtige Erwägungen für die Facilitation des Gehens

1. Die Fähigkeit, mühelos aufzustehen und sich hinzusetzen, ohne sich dabei zu gefährden, ist ein integraler Bestandteil des normalen funktionsgerechten Gehens. Eine korrekte aufrechte Haltung wurde als Phase der Bereitschaft zum Gehen und somit als potentielles Gehen beschrieben (Klein-Vogelbach 1976).

Allgemeine Probleme: Patienten, die asymmetrisch aufstehen, ohne ihr Gewicht dabei weit genug nach vorn zu verlagern, erreichen die aufrechte Position in einer falschen Haltung. Ihr Bewegungsmuster beim Gehen wird deshalb von Anfang an negativ beeinflußt sein (Abb. 9.2 a, b).

2. Carslöö (1966) demonstrierte, daß die Einleitung des Gehvorganges aus einer statischen Körperhaltung dadurch bewirkt wird, „daß der Körper, bedingt durch das

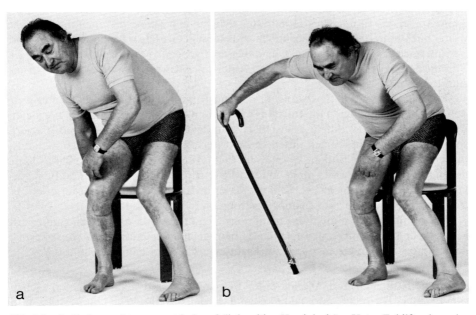

Abb. 9.2 a, b. Patient steht asymmetrisch auf (linksseitige Hemiplegie). **a** Unter Zuhilfenahme der gesunden Hand, **b** mit einem Stock

Aussetzen der Aktivität in den Haltemuskeln (einschließlich des M. erector spinae und bestimmter Oberschenkel- und Beinmuskeln), aus dem Gleichgewicht gerät". „Die verschiedenen Drehmomente des Körpergewichts verlagern die Achse der Schwerkraft, zunächst lateral, dann dorsal und schließlich ventral, in eine Position, in der die propulsiven Muskeln zur Einleitung des ersten Schritts beitragen und ihn auch abschließen können" (Basmajian 1979).

Die anschließenden Schritte werden durch eine kontinuierliche Vorwärtsverlagerung des Schwerpunkts verursacht (Klein-Vogelbach 1976). „Die Kraft, die zur Vorwärtsbewegung beim Gehen führt, ist die potentielle Energie, die entsteht, wenn der Körper nach vorn über den Standfuß ‚fällt'. Durch dieses Fallen wird kinetische Energie gewonnen, die dazu verwendet wird, um wieder potentielle Energie zu erzeugen, wenn der Körper über den kontralateralen Fuß in die nächste Stützphase gehoben wird" (Knuttson 1981). Houtz und Fischer (1961) zeigten, daß „eine Bewegung des Rumpfes und der Hüftregion, die diese Körperteile über den Fuß verlagert, die Bewegung der Füße beim Gehvorgang einleitet. Bewegungen, die vom Rumpf ausgehen, führen automatisch dazu, daß sich Bein- und Fußstellung verändern."

Beim normalen Gehen bewegen sich die Trochanter der beiden Oberschenkel niemals nach hinten. Die Hüftgelenke bewegen sich kontinuierlich entlang einer Wellenlinie nach vorn (Klein-Vogelbach 1976).

Allgemeine Probleme: Bei den meisten Hemiplegiepatienten ist der Schwerpunkt beim Gehen zu weit nach hinten verlagert. Aufgrund der von den spastischen Extensoren ausgeübten Kräfte und des Verlustes an selektiven Bewegungsmustern haben sie Schwierigkeiten, ihr Gewicht vorwärts über das Standbein zu bringen. Viele haben Angst, vornüberzufallen, da ihre Schutzmechanismen nicht ausreichend ausgeprägt sind. Sie fühlen sich deshalb nur sicher, wenn sie beim Gehen ihr Gewicht weiter nach hinten verlagern als üblich. Aus diesem Grunde muß der Fuß aktiv und bewußt nach vorn gesetzt werden, da die Pendelbewegung nicht spontan durch eine Vorlage des Gewichtes oder durch ein „Fallen" des Körpers über das Standbein zustande kommt.

Die Verzerrung der Bewegungen, die von Rumpf und Hüften eingeleitet werden, führt dazu, daß auch die folgenden Schritte nicht entsprechend dem normalen Bewegungsmuster ablaufen. Selbst der gesunde Fuß wird nicht normal plaziert, sondern zur Mittellinie nach innen gedreht und flach aufgesetzt, anstatt zunächst nur mit der Ferse den Boden zu berühren. Beim Aufsetzen der Ferse bleibt das Knie gebeugt. Wird das Gewicht nicht vollständig nach vorn über das gesunde Bein verlagert, muß das hemiplegische Bein entweder im totalen Flektionsmuster oder mit steif gestrecktem Knie aktiv gehoben werden.

Die Hüften werden nicht wie beim normalen Gehen nur nach vorn, sondern in verschiedene Richtungen bewegt; häufig bewegt sich das Hüftgelenk sogar zurück nach hinten, also entgegengesetzt zur Richtung, in die der Patient geht.

3. Die Zeiteinheiten und Abstände der Bewegungen sind beim normalen Gehen symmetrisch. Die rechte und die linke Seite werden jeweils gleich lang gestützt, und die Schritte des rechten und des linken Beins sind gleich lang. „Will man den „Energieverbrauch" möglichst gering halten und trotzdem einigermaßen voran-

kommen, so liegt die angenehmste Gehgeschwindigkeit bei etwa 0,91 m in der Sekunde" (Basmajian 1979).

Die ökonomischste Gehgeschwindigkeit ist diejenige, die ein Minimum an Aufwand zur Zurücklegung der relativ längsten Entfernung pro Zeiteinheit erfordert. Nach Klein-Vogelbach (1976) liegt diese ökonomische Geschwindigkeit bei 120 Schritten pro Minute. „Die Geschwindigkeit kann erhöht werden, indem die Zeit pro Schritt verkürzt (also der Takt beschleunigt) oder die Schrittlänge vergrößert wird; im Normalfall geschieht beides" (Wall und Ashburn 1979). Bei weniger als 70 Schritte pro Minute, wird das Becken kaum noch rotiert und die Arme schwingen dementsprechend auch nicht mehr abwechselnd vor und zurück (Klein-Vogelbach 1976).

Allgemeine Probleme: Die Zeiteinheiten und Schrittlänge beim Gehen sind bei einem Hemiplegiepatienten asymmetrisch. Mit dem gesunden Bein macht er kleine, schnelle Schritte, um nicht auf dem betroffenen Bein stehen und das Gleichgewicht halten zu müssen; außerdem will er so das spastische Extensionsmuster vermeiden, das durch die Hüftextension entsteht und dann auftritt, wenn der hemiplegische Fuß hinten ist. Der Patient geht außerdem sehr langsam und vorsichtig und muß mehr Mühe und Energie als ein gesunder Mensch aufwenden, um das Gleichgewicht zu halten. Aufgrund der verringerten Gehgeschwindigkeit und des Hypertonus in der Rumpfmuskulatur wird das Becken nicht mehr rotiert, und die Arme schwingen nicht mehr hin und her. Die Spastizität im betroffenen Arm selbst verhindert ein solches freies Hin- und Herschwingen noch zusätzlich.

4. „Beim normalen Gang ist die Schwungphase die, in der nur wenig Energie verbraucht wird. Hat die Bewegungssequenz einmal begonnen, schwingt das Bein durch sein Gewicht wie ein Pendel nach vorn, wobei dieser Ablauf aber von verschiedenen Muskeln des Oberschenkels und des Beins reguliert wird" (Basmajian 1979). „Während der gesamten Schwungphase rotiert die Hüfte lateral aufgrund der Beckenrotation in Verbindung mit der kontrollierten, vorwärts gerichteten Bewegungsenergie des Beins" (Basmajian 1979). Klein-Vogelbach (1984) führt aus, daß die Beinbewegung in der Schwungphase immer mit einer Außenrotation der Hüfte abläuft.

Damit die Zehen während der Schwungphase vom Boden wegkommen, muß eine aktive Dorsalflektion des Fußes vollzogen werden. Es ist wichtig zu wissen, daß die Dorsalflektion des Fußgelenkes durch den M. tibialis anterior, unterstützt von dem Mm. extensor digitorum longus und extensor hallucis, hervorgerufen wird. Während der Dorsalflektion sind die Peroneusmuskeln inaktiv. „In der Mitte der Schwungphase ist der M. tibialis anterior für eine gewisse Zeit lang inaktiv, damit der Fuß nach außen bewegt und während dieser Phase in dieser Stellung gehalten werden kann. So kann der Fuß weit genug vom Boden abgehoben werden und die Inaktivität des Invertors entspricht dem Konzept der reziproken Inhibierung der Antagonisten" (Basmajian 1979).

Die weit verbreitete Vorstellung, daß die Supination auf einer peronealen Schwäche beruht, sollte deshalb noch einmal überdacht werden. Die Peroneusmuskeln sind nur während der Standphase aktiv und wichtig. Sie verhindern, daß der Fuß zu stark auf dem Außenrand belastet wird und ermöglichen ihm so, den notwendigen Kontakt mit dem Boden zu halten. Der M. peroneus longus trägt dazu bei, das Bein und den Fuß in der Mitte der Standphase zu stabilisieren. Nach Walmsley (1977) wird beim normalen Gehen der M. peroneus brevis gleichzeitig mit dem M. peroneus longus aktiv.

Allgemeine Probleme: Hemiplegiepatienten haben beim Gehen Schwierigkeiten, eine normale Schwungphase zu vollziehen. Bei den einzelnen Patienten sind diese Schwierigkeiten natürlich unterschiedlich stark ausgeprägt, doch liegen ihnen grundsätzlich drei Faktoren zugrunde.

a) *Das spastische Extensionsmuster.* Macht der Patient mit dem gesunden Bein einen Schritt nach vorn, weist das betroffene hintere Bein einen ausgeprägten Hypertonus in allen Extensorengruppen auf. Die Hüftextension verstärkt die Extensorspastizität im gesamten Bein im vollständigen Extensionsmuster (Abb. 9.3 a). Da eine Flektion in der Hüfte, im Knie oder im Fußgelenk schwierig oder sogar unmöglich ist (Abb. 9.3 b), hebt der Patient die Beckenseite hoch und führt das gestreckte Beim mit einer Circumduktion nach vorn, um nicht auf dem Boden haften zu bleiben (Abb. 9.3 c).
Dimitrijevic et al. (1981) führen aus, daß „die Paralyse, die im Fuß des Hemiplegiepatienten zu beobachten ist, in der Mehrzahl der Fälle eine „aktive" Paralyse zu sein scheint, die auf den Zug des hypertonen M. triceps surae zurückzuführen ist."
Am Ende der Schwungphase wird der Fuß flach auf den Boden aufgesetzt, wobei häufig der Fußballen den Boden zuerst berührt. Da das Becken auf dieser Seite retrahiert ist, bleibt der Fuß dabei oft nach außen rotiert. Einigen Patienten gelingt es, die gesamte Rumpfseite nach vorn zu bewegen. Das Bein wird dann, wenn der Fuß den Boden vor dem Körper berührt, zur Mittellinie hin einwärtsrotiert.

b) *Verlust selektiver Beweglichkeit bei gestörter reziproker Hemmung.* Wenn dieses Problem dominiert, schiebt der Patient, wenn er sein hemiplegisches Bein anhebt, um einen Schritt nach vorn zu machen, die Beckenseite in Massensynergie der Flektion nach oben, beugt die Hüfte in der Abduktion und Außenrotation, flektiert das Knie und das Fußgelenk und bewegt den Fuß bei gebeugten Zehen in die Dorsalflektion und Supination. Die anhaltende Aktivität des M. tibialis anterior ohne reziproke Inhibibierung hat zur Folge, daß der Fuß während der gesamten Vorwärtsbewegung in der Supination verbleibt (Abb. 9.4). Das Bein wird nach vorn plaziert, ohne daß sich das Knie streckt, bevor der Fuß den Boden berührt.

c) *Unfähigkeit, das Gewicht ausreichend auf das gesunde Bein zu verlagern und dem betroffenen Bein auf diese Weise das Schwingen zu ermöglichen.* Die meisten Patienten, die bei der Schwungphase des Gehens Schwierigkeiten haben, sind nicht in der Lage, das Gewicht richtig auf das gesunde Bein zu verlagern und gleichzeitig die kontralaterale Seite des Beckens mit der darüberliegenden Rumpfmuskulatur zu halten. Damit das Bein frei nach vorn schwingen kann, muß sein Gewicht von oben verankert werden; dazu ist die entsprechende Aktivität der ventralen Rumpfmuskulatur notwendig. Reicht diese Aktivität nicht aus, verbleibt ein zu großer Teil des Gewichts auf dem hemiplegischen Bein, da die Beckenseite statt dessen von unten gestützt werden muß (Abb. 9.5). Der Fuß drückt weiter gegen den Boden und kann nicht in Vorbereitung der Schwungpha-

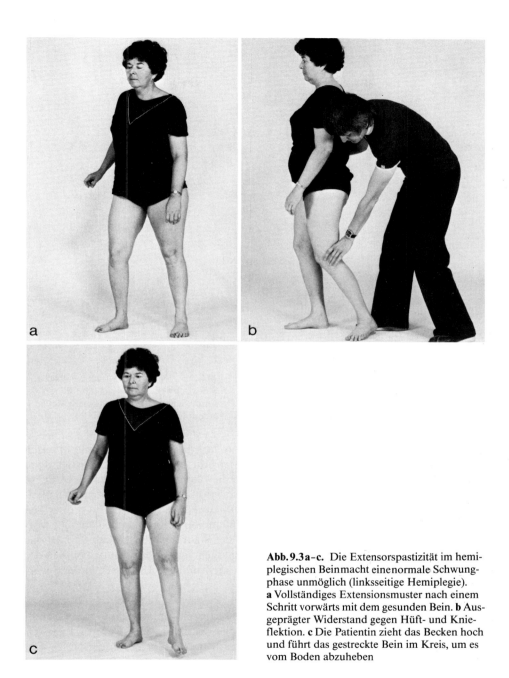

Abb. 9.3 a–c. Die Extensorspastizität im hemiplegischen Bein macht eine normale Schwungphase unmöglich (linksseitige Hemiplegie).
a Vollständiges Extensionsmuster nach einem Schritt vorwärts mit dem gesunden Bein. **b** Ausgeprägter Widerstand gegen Hüft- und Knieflektion. **c** Die Patientin zieht das Becken hoch und führt das gestreckte Bein im Kreis, um es vom Boden abzuheben

se losgelassen werden. Der Patient muß dann unter Anstrengung sein Bein aktiv anheben, indem er das Gewicht entlastet zu seiner gesunden Seite hinlehnend oder aber indem er die Beckenseite, bevor er den Schritt macht, nach oben zieht.

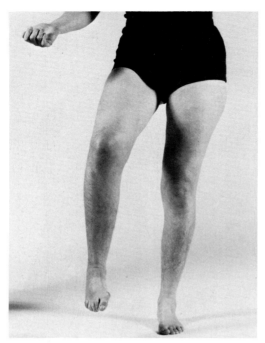 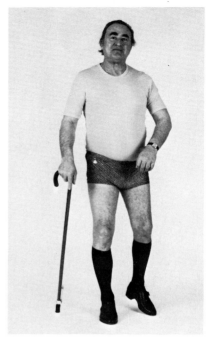

Abb. 9.4. Supination des Fußes während der Schwungphase aufgrund nicht inhibierter Aktivität im M. tibialis anterior (rechtsseitige Hemiplegie)

Abb. 9.5. Dem Patienten fällt es trotz Stock schwer, das Gewicht auf die gesunde Seite zu verlagern (linksseitige Hemiplegie)

d) *Beim normalen Gehen ist das Knie niemals völlig gestreckt.* In bestimmten Phasen des Bewegungsablaufes, in denen eine Extension zu beobachten ist, ist es doch immer noch zwischen 5 und 10 Grad von einer vollen Extension entfernt. Diese geringfügige Beugung dient zur Schockabsorption und ermöglicht einen fließenden, problemlosen Übergang von der Stand- zur Schwungphase. Ein großer Teil der Patienten, denen die richtige Haltung nicht von Anfang an beigebracht worden ist, überstreckt das Knie aber während der Standbeinphase (Abb. 9.6). Ist das Knie während der Standbeinphase nicht genügend gebeugt, kann das Bein in der darauffolgenden Schwungbeinphase auch nicht nach vorne geschwungen werden.
Das Knie kann aus verschiedenen Gründen überstreckt oder „blockiert" sein:
- Der Patient kann keine aktive selektive Hüftextension ausführen und deshalb auch nicht das Gewicht nach vorn über den hemiplegischen Fuß verlagern. Er macht mit dem gesunden Fuß einen Schritt nach vorn, wobei die Hüfte sich nach hinten bewegt und so den kontinuierlichen Bewegungsfluß unterbricht. Da der Femur nach hinten geneigt ist, wird das Knie überstreckt, und das Gewicht wird von den Bändern und den weichen Gewebestrukturen der Hüfte und des Knies getragen.
- Versucht der Patient, Hüfte und Knie für die Gewichtsübernahme zu strecken, streckt sich die gesamte untere Extremität in ein Massenmuster, das eine Plan-

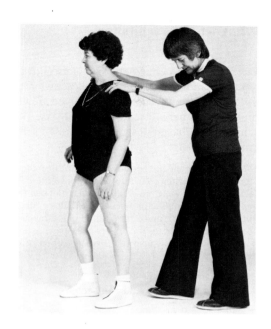

Abb. 9.6. Das hemiplegische Knie wird in der Standphase überstreckt, und die Hüfte hat sich nach hinten bewegt (linksseitige Hemiplegie)

tarflektion des Fußes einschließt. Der Fuß stößt gegen den Boden, und die daraus resultierende Rückwärtsbewegung des Schienbeins führt zu einer Hyperextension des Knies.

Knuttson (1981) führt aus, daß beim hemiplegischen Gang „die Aktivität des M. trizeps surae verfrüht, nämlich bei Berührung des Fußes mit dem Boden oder unmittelbar danach einsetzen kann, da der Bodenkontakt häufig zustande kommt, indem der Fuß flach oder mit nur geringfügig angehobenen Zehen aufgesetzt wird." Die frühzeitige Aktivierung des M. trizeps surae hat für gewöhnlich eine Erhöhung der Spannung zur Folge, die so ausgeprägt ist, daß die Muskeln verkürzt werden, bevor der Körper über den Fuß nach vorne hinaus bewegt worden ist.

Bobath (1978) beschreibt, wie die Ferse des hemiplegischen Fußes aufgesetzt wird, nachdem die Zehen den Boden berührt haben. „Der spastische Widerstand der Wadenmuskulatur macht eine Dorsalflektion während der Belastung und der Gewichtsverlagerung nach vorn unmöglich. Der Patient lehnt sich daher aus der Hüfte heraus vor und beugt diese, um sein Gewicht über sein aufgesetztes Bein zu verlagern. Das führt zu einer Überstreckung des Knies." Bobath erklärt außerdem, daß der Patient, wenn ihm geholfen wird, seine Hüfte zu strecken und sie weit nach vorn zu schieben, auch sein Knie streckt, ohne es jedoch zu überstrecken.

9.2 Arten der Facilitation

Der Therapeut benutzt zur Facilitation des Gehens seine Hände und hilft dem Patienten, damit die beschriebenen Schwierigkeiten nicht auftreten. Mit den Händen unterstützt er entweder die selektiven Bewegungsmuster oder er inhibiert und verhindert die unerwünschte Aktivität. Wie Bobath (1978) ganz richtig sagt: „die verschiedenen Phasen des Gehens können schon im Stehen vorbereitet werden". Weiter führt sie aus:

Um den Patienten für ein einigermaßen normales Gehen vorzubereiten, sollten Gleichgewicht, Stand und Gewichtsverlagerung eingeübt werden. Für die Schwungphase muß der Patient die Spastizität in Hüfte, Knie und Fuß abbauen, um das Bein anheben und einen Schritt machen zu können. Außerdem muß er in der Lage sein, das gestreckte Bein kontrolliert zu bewegen, wenn er den Fuß auf den Boden aufsetzt. Wird all dies zunächst im Stehen erlernt, eignet sich der Patient ein besseres Gehmuster an, als wenn er gezwungen würde, sofort mit dem Gehen zu beginnen, ohne die notwendige Kontrolle über sein Bein erworben zu haben.

9.2.1 Das Aufstehen und Hinsetzen

In Kapitel 6 wurde bereits ausführlich beschrieben, wie der Patient auf das richtige Aufstehen aus dem Sitzen vorbereitet wird. Die entsprechenden Bewegungen sollten so lange wiederholt werden, bis der Patient ohne Schwierigkeiten in der Lage ist, den Schwerpunkt nach vorn über die Füße zu verlagern und aufzustehen, ohne sich mit der gesunden Hand abzustützen. Ist der Patient dann aufgestanden und bereit, mit dem Gehen zu beginnen, sollte er vom Therapeuten gerade soviel Hilfestellung bekommen, daß der Gehvorgang entsprechend dem normalen Muster abläuft. Dabei legt der Therapeut seine Hände an die Beckenseiten des Patienten und drückt das Becken vorn hoch, während der Patient sich aufrichtet. Diese Hilfe ermöglicht dem Patienten, die Hüfte selektiv zu extendieren und eine Überstreckung des Knies zu vermeiden. Wenn notwendig, drückt der Therapeut seine Schulter hinter die des Patienten, um zu verhindern, daß dieser beim Aufstehen nach hinten in ein vollständiges Extensionsmuster stößt (Abb. 9.7).

9.2.2 Das Gehen

Hat der Patient die einzelnen Teile des Bewegungsablaufes im Stehen gelernt und die erforderliche Erfahrung gewonnen, kann der Therapeut beginnen, ihm beim Gehen zu helfen. Eine solche Hilfestellung sollte den Patienten befähigen, das hemiplegische Bein ohne Überstreckung des Knies zu belasten und es nach vorn zu schwingen, ohne dabei das Becken seitlich nach oben zu ziehen oder mit dem Bein eine circumduktorische Bewegung auszuführen; auch sollten Länge und zeitlicher Abstand der Schritte gleichmäßiger werden. Facilitation sollte dem Patienten helfen, rhythmischer und müheloser zu gehen. Bei der Therapie ist jede Art der Facilitation akzeptabel, solange der Patient dadurch fließender und müheloser gehen kann. Die folgenden Methoden haben sich jedoch als besonders nützlich erwiesen:

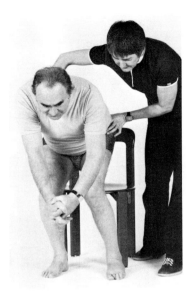
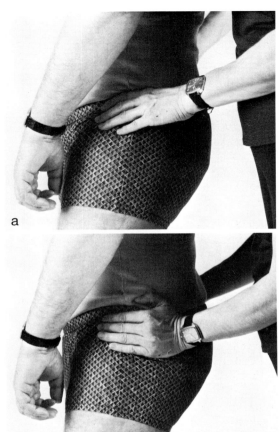

Abb. 9.7. Aufstehen vom Sitzen ohne Abstützen auf der Hand (linksseitige Hemiplegie)

Abb. 9.8 a, b. Die Therapeutin legt ihre Hände auf die Beckenseiten des Patienten, um ihm beim Gehen zu helfen (linksseitige Hemiplegie). **a** Mit den Daumen über der Glutealregion, **b** mit den Handballen über der Glutealregion

Hilfestellung an beiden Beckenseiten zur Erleichterung der Hüftextension und der Gewichtsverlagerung

Bei Patienten, die einer Hilfestellung bedürfen, um die Hüfte zu extendieren und so eine Überstreckung des Knies zu vermeiden, umfaßt der Therapeut mit den Händen beide Seiten des Beckens, so daß entweder sein Daumen oder sein Handballen über der Glutealmuskulatur nach vorne unten drückt, und erleichtert dem Patienten dadurch die Hüftextension (Abb. 9.8 a, b).

Den ersten Schritt sollte der Patient mit seinem gesunden Bein machen, da er sonst sein hemiplegisches Bein zu stark beugen würde, anstatt den Fuß einfach nach vorn schwingen zu lassen. Bis der Patient den Bewegungsablauf und das Bewegungsmuster erlernt hat, wird der Gehvorgang zunächst vollständig vom Therapeuten gesteuert und geplant.

Der Patient verlagert sein Gewicht auf seinen hemiplegischen Fuß, ohne das Knie nach hinten in die vollständige Extension zu drücken. Der Therapeut steht dabei an der hemiplegischen Seite des Patienten und unterstützt mit seinen Händen

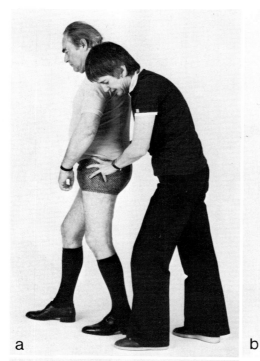
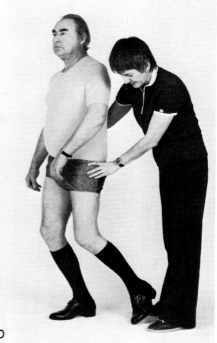
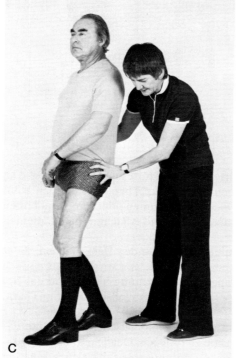

Abb. 9.9 a–c. Facilitation beim Gehen (linksseitige Hemiplegie). **a** Förderung der Hüftextension verhindert, daß das Knie in der Standphase hyperextendiert. **b** Die Therapeutin übt Druck nach vorn und unten aus, um die Schwungphase einzuleiten. (Dem Patienten fällt es schwer, sein gesundes Knie zu strecken, während er das hemiplegische Bein beugt.) **c** Das Gewicht wird über das hemiplegische Bein verlagert und eine Rückwärtsbewegung der Hüfte verhindert

die Hüftextension und die Gewichtsverlagerung (Abb. 9.9 a). Der Patient macht nun mit seinem gesunden Bein einen Schritt vorwärts und wird dabei vom Therapeuten gebeten, die Ferse auf dem Boden vor sich aufzusetzen und den Fuß leicht nach außen zu drehen. Der Therapeut hilft ihm, das Gewicht nach vorn zu verlagern und eine Überstreckung des Knies zu vermeiden. Er verlängert dabei die Belastungsphase.

Das Gewicht wird dann über die gestreckte gesunde Extremität soweit diagonal nach vorn verlagert, bis das hemiplegische Bein nicht mehr belastet ist und mit der Schwungphase beginnen kann.

Der Patient entspannt Hüfte und Knie und dreht als Vorbereitung der Schwungphase die Ferse einwärts, rotiert also die Hüfte nach außen. Werden Hüfte und Knie dann gebeugt, drückt der Therapeut das Becken des Patienten nach unten und nach vorn in Richtung des Verlaufs des Oberschenkelknochens (Abb. 9.9 b). Damit wird zum einen verhindert, daß der Patient die Beckenseite hochzieht, und zum anderen wird die Vorwärtsrotation unterstützt.

Berührt der Fuß des Patienten den Boden vor ihm, unterstützt der Therapeut die Gewichtsverlagerung nach vorn auf das Bein, um zu verhindern, daß ein vollständiges Extensionsmuster auftritt (Abb. 9.9 c).

Dieser Bewegungsablauf wird dann wiederholt und mit der Schwungphase des gesunden Beins eingeleitet. Die Gehbewegungen sind zunächst sehr langsam und exakt auszuführen, und der Patient sollte bei jeder korrekten Bewegung ein positi-

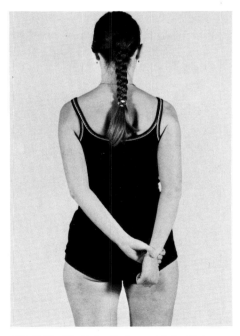

Abb. 9.10. Die Patientin hemmt beim Gehen die Flexorenspastizität im hemiplegischen Arm (rechtsseitige Hemiplegie). Vgl. Abb. 3.14

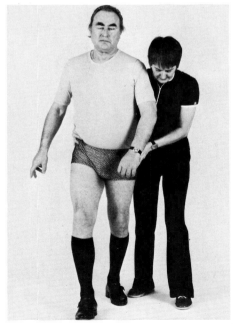

Abb. 9.11. Facilitieren des Armschwunges durch das Becken (linksseitige Hemiplegie)

ves Feedback erhalten. Der Therapeut setzt Hände und Stimme ein, um den Gehrhythmus zu geben. Er beginnt, die Geschwindigkeit zu steigern, sobald er meint, der Patient könne dies verkraften. In dem Maße, wie das Können des Patienten zunimmt, reduziert der Therapeut allmählich seine manuelle und verbale Hilfestellung.

Da der Therapeut beide Hände auf das Becken des Patienten legen muß, um diesem, wie oben ausgeführt, das Gehen zu erleichtern, ist er nicht in der Lage, assoziierte Reaktionen im hemiplegischen Arm zu inhibieren. Der Patient kann dagegen mit seiner gesunden Hand den hemiplegischen Arm hinter seinem Rücken in der Extension nach außen rotiert halten (Abb. 9.10). Manche Patienten nehmen diese Haltung auch ein, wenn sie allein im Freien spazierengehen. Der Patient sollte nicht aufgefordert werden, die Hände vor dem Körper zu falten, da diese Haltung die Flektion des Rumpfes und der Hüften verstärkt. Wenn das Gehen zu einem späteren Zeitpunkt weniger anstrengend ist und der Patient mehr Vertrauen in seine eigenen Fähigkeiten gewonnen hat, zieht der Arm weniger stark in die Flektion und kann locker an der Seite bleiben. Sobald der Patient mühelos schnell genug gehen kann, erleichtert der Therapeut ihm den Armschwung, indem er die Beckenrotation mit seinen Händen verstärkt (Abb. 9.11).

Gehen mit hinter dem Rücken extendierten und außenrotierten Armen

Bei Patienten, die die Extension von Hüfte und Knie ausreichend steuern können, kann der Therapeut das korrekte Gehen erleichtern, indem er beide Arme des

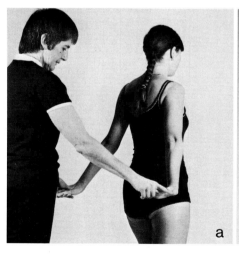
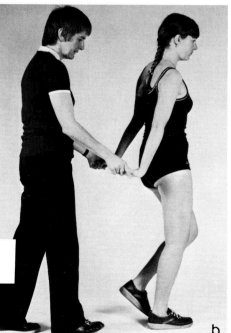

Abb. 9.12 a, b. Die Therapeutin facilitiert beim Gehen, indem sie die Arme der Patientin in Außenrotation nach hinten hält (rechtsseitige Hemiplegie)

Patienten hinter dessen Rücken hält. Dabei befinden sich Hände und Finger in Dorsalextension (Abb. 9.12 a; vgl. auch Abb. 8.14 a). Die Facilitation des Therapeuten erleichtert dem Patienten die Extension von Hüfte und Rumpf, da dem Zug der Flexorenspastizität in Rumpf und Schultern entgegengewirkt wird. Hält der Therapeut die Arme des Patienten in einer Position fixiert, während dieser geht, wird der Hypertonus verringert. Die proximale Bewegung des Körpers gegen die Arme inhibiert die Spastizität und wirkt einer assoziierten Reaktion im Arm entgegen (Abb. 9.12 b). Mit der gleichen Handhaltung kann der Therapeut die Rotation während des Gehens unterstützen, indem er die jeweilige Schulter des Patienten nach vorn schiebt, wobei die Arme weiterhin extendiert und außenrotiert bleiben.

Unterstützung der Rotation von den Schultern des Patienten her

Wenn der Patient Hüfte und Knie selbst ausreichend unter Kontrolle hat und der Hypertonus im Arm inhibiert ist, kann der Therapeut ihm während des Gehens den Armschwung erleichtern. Dazu legt der Therapeut seine Hände mit den Fingern nach vorn und dem Daumen nach hinten leicht auf die Schultern des Patienten auf. Geht der Patient, rotiert der Therapeut dessen Schultern abwechselnd jeweils gegen die Bewegung des kontralateralen Beines rhythmisch vor und zurück, wie es dem normalen Gehmuster entspricht (Abb. 9.13). Dabei darf nicht vergessen werden,

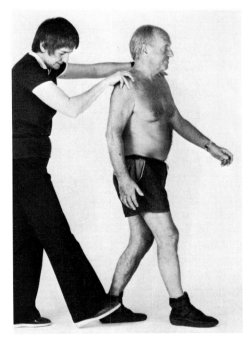

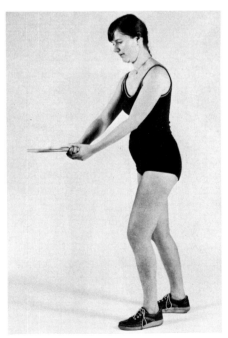

Abb. 9.13. Facilitieren des Armschwunges über die Schultern (rechtsseitige Hemiplegie)

Abb. 9.14. Die Patientin balanciert beim Gehen einen Tischtennisball und verhindert so das Auftreten assoziierter Reaktionen im hemiplegischen Arm (rechtsseitige Hemiplegie)

daß ein Schwingen der Arme nur ab einer bestimmten Gehgeschwindigkeit auftritt. Geht der Patient zu langsam, wird die aktive Bewegung seiner Arme steif und künstlich sein, wenn er versucht, einen Armschwung zu simulieren.

In manchen Fällen sollte der Patient dennoch aufgefordert werden, einen aktiven Armschwung auszuführen, nämlich dann, wenn er den gesunden Arm fest an die Körperseite preßt oder zur Erhöhung der Stabilität in irgendeiner anderen Position hält. Um eine solche Fixierung zu vermeiden, kann der Patient zum Beispiel beim Gehen einen Ball vor sich aufprellen oder in die Luft werfen und wieder auffangen. Wird der Ball bei jedem Schritt aufgeprellt oder in die Luft geworfen, verbessert das zusätzlich den Gehrhythmus des Patienten. Der Therapeut kann dem Patienten auch die Aufgabe stellen, beim Gehen einen Tischtennisball auf einem Tischtennisschläger zu balancieren, den er mit beiden Händen hält (Abb. 9.14).

Der Patient kann beim Gehen im Rhythmus Tamburin spielen. Er kann so seinen eigenen Gehrhythmus akustisch deutlich machen und sollte versuchen, in möglichst gleichen Abständen zu schlagen. Ist seine hemiplegische Hand aktiv funktionsfähig, kann er das Tamburin selbst halten (Abb. 9.15); andernfalls wird diese Aufgabe vom Therapeuten übernommen. Durch eine Änderung der Position des Tamburins kann der Therapeut den Patienten dann dazu ermutigen, seinen Kopf frei zu bewegen und nicht nur starr auf den Boden vor sich zu blicken.

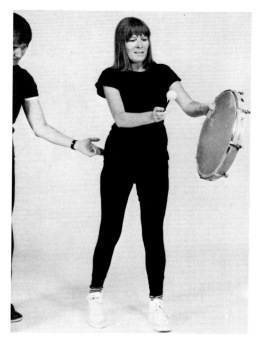

Abb. 9.15. Rhythmisch gehend im Takt mit dem Tamburin schaut die Patientin nicht auf den Boden (rechtsseitige Hemiplegie). Vgl. Abb. 3.16

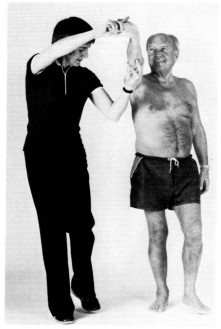

Abb. 9.16. Hilfestellung beim Gehen mit nach vorn und oben gestrecktem hemiplegischem Arm (rechtsseitige Hemiplegie)

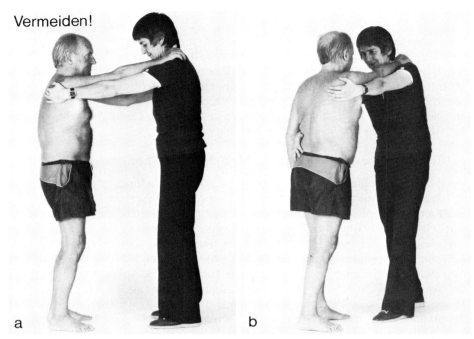

Abb. 9.17 a, b. Facilitieren beim Gehen. Der hemiplegische Arm wird auf die Schulter der Therapeutin gelegt (rechtsseitige Hemiplegie). **a** Durch Auflegen beider Arme auf die Schultern der Therapeutin verstärkt sich die Flektion von Rumpf und Hüften. Die normale Ausgleichsreaktion läßt sich auch an der Haltung der Therapeutin erkennen. **b** Nur der hemiplegische Arm wird aufgestützt

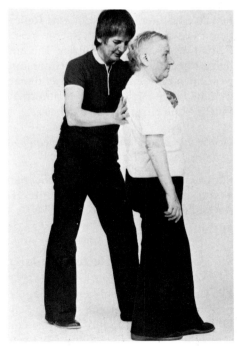

Abb. 9.18. Facilitieren beim Gehen, eine Hand der Therapeutin liegt auf dem Brustbein der Patientin, die andere auf deren Brustwirbelsäule (linksseitige Hemiplegie)

Gehen mit in Außenrotation nach vorn und oben gehaltenem hemiplegischen Arm

Um zu verhindern, daß die hemiplegische Seite und Schulter des Patienten nach unten und nach hinten ziehen, kann der Therapeut den Patienten beim Gehen so facilitieren, daß er dessen Arm in einem inhibitorischen Muster weit nach vorn hält (Abb. 9.16). Beim Gehen wird die Hand des Patienten geöffnet und der Ellbogen gestreckt gehalten. Bei dieser Bewegungsabfolge muß der Patient allerdings Hüfte und Knie selbst steuern können, da der Therapeut beide Hände braucht, um den Arm des Patienten in der inhibierten Stellung zu halten.

Gehen mit dem hemiplegischen Arm auf der Schulter des Therapeuten

Es ist nicht empfehlenswert, dem Patienten das Gehen dadurch erleichtern zu wollen, daß seine Arme auf den Schultern des Therapeuten ruhen, da diese Position die Flektion in Rumpf und Hüften erhöht (Abb. 9.17a). Beim Heben der Arme nach vorn werden die Hüften durch eine normale kompensatorische Reaktion zur Erhaltung des Gleichgewichts flektiert (Klein-Vogelbach 1976). Der Therapeut legt deshalb nur den hemiplegischen Arm des Patienten auf seine Schulter und stützt den Arm des Patienten mit seinem eigenen. Die Hand des Therapeuten ruht dabei auf der Skapula des Patienten, um diese vorzuziehen. Mit der anderen Hand kann der Therapeut dann dem Patienten helfen, die Hüfte in die Extension nach vorn über das Standbein zu schieben (Abb. 9.17b). Durch diese Facilitation kann eine Rotation des Beckens über dem Standbein ermöglicht werden, wenn der Therapeut den Patienten auffordert, vor jedem Schritt einige Male das Becken rhythmisch vorwärts und rückwärts zu rotieren.

Steht der Therapeut vor dem Patienten, um ihm den Bewegungsablauf beim Gehen zu erleichtern, bringt das eine Reihe weiterer Nachteile mit sich. Da der Therapeut rückwärts gehen muß, ist eine freie, rhythmische Bewegung nicht möglich. Der Patient neigt dazu, sich auf den Therapeuten zu stützen, so daß die Extension aus den Armen und nicht aus der Hüfte kommt. Außerdem kann er sich zu sehr daran gewöhnen und seine Bewegungen danach ausrichten, daß sich jemand vor ihm befindet. Um im täglichen Leben zurechtzukommen, muß er jedoch lernen, auf freier Fläche ohne Hilfsperson zu gehen.

Gehen mit einer Hand des Therapeuten an der Brustwirbelsäule
und der anderen am Sternum

Patienten, die Schwierigkeiten dabei haben, ihren Rumpf richtig über dem Becken auszurichten, hilft es, die Hände des Therapeuten vorn und hinten als Orientierungshilfe zu spüren (Abb. 9.18).

9.3 Ausgleichsschritte zur Wiedererlangung des Gleichgewichtes

Um sicher und funktionsgerecht gehen zu können, muß der Patient mit beiden Beinen automatisch und gut schnelle Schritte in jede Richtung ausführen können. Häufig müssen diese Schritte langsam und sorgfältig erlernt werden, wobei ihre Geschwindigkeit nur allmählich erhöht werden sollte. Die Fähigkeit, einen Schritt zur

Seite oder nach hinten zu machen, ist zudem von größter Bedeutung für funktionelle Tätigkeiten. Um sich an einen Tisch, in ein Auto oder auf die Toilette zu setzen, muß der Patient seine Füße in die jeweils erforderliche Richtung bewegen können.

9.3.1 Rückwärtsgehen

Nachdem der Patient die in Kapitel 6 beschriebenen einzelnen Komponenten des Schrittes nach hinten eingeübt hat, lernt er, entsprechend dem normalen Bewegungsmuster rückwärts zu gehen. Bei schnellen Ausgleichsschritten nach hinten wird der Körper aus den Hüften heraus nach vorn gebeugt. Der Therapeut facilitiert diese Bewegungssequenz, indem er von hinten seine Hände rechts und links an das Becken des Patienten legt und dieses mit zunehmender Geschwindigkeit nach hinten, also auf sich zu, zieht; dies sollte schließlich ohne Warnung oder Vorbereitung des Patienten geschehen (Abb. 9.19).

9.3.2 Seitwärtsgehen

Die Bewegungen des Seitwärtsgehens befähigen den Patienten nicht nur Ausgleichsschritte zu machen, sondern verbessern zudem die Stand- und Schwungbeinphase seines Gangs. Bei jedem Schritt setzt der Patient den einen Fuß seitlich über den anderen und erhöht allmählich die Geschwindigkeit des Bewegungsablaufes (Abb. 9.20).

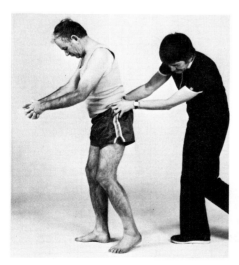
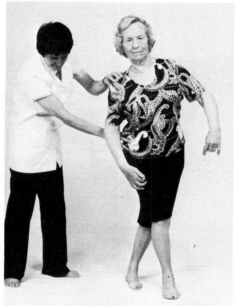

Abb. 9.19. Schutzschritte nach hinten (linksseitige Hemiplegie)

Abb. 9.20. Schutzschritte zur Seite (rechtsseitige Hemiplegie)

9.3.3 Automatische Schritte in jede geführte Bewegungsrichtung

Um wirklich Selbstvertrauen zu haben und sich sicher fühlen zu können, sollte der Patient automatisch schnelle Schritte in jede Richtung machen können. Der Therapeut facilitiert diese „automatische Schrittabfolge", indem er seine Hände ohne Druck auf die Schultern des Patienten legt. Beim Gehen lenkt der Therapeut dann den Patienten ohne vorherige Ankündigung in verschiedene Richtungen und der Patient setzt dem keinen Widerstand entgegen (Abb. 9.21). Der Patient sollte außerdem lernen, automatische Schritte zu machen, wenn der Therapeut die Richtung nur dadurch angibt, daß er den hemiplegischen Arm des Patienten bewegt und keine verbale Aufforderung gibt (Abb. 9.22).

Es ist wichtig zu wissen, daß wir beim normalen Umdrehen immer zuerst den Kopf wenden, um zu sehen, wohin wir gehen. Viele Patienten drehen jedoch ihren Kopf nicht automatisch in Richtung der Bewegung, sondern halten ihn statt dessen in der ursprünglichen Position fixiert. Erst nachdem sie den Rumpf gedreht und den Kopf in diese Bewegung einbezogen haben, schauen sie in die neue Richtung. Es kann deshalb sein, daß die korrekte Drehung gelernt werden muß, indem der Patient ganz bewußt zuerst den Kopf wendet. Rollen im Liegen erfordert die gleiche Rotation und hilft dem Patienten, den Bewegungsablauf zu erlernen. Auch Aktivitäten wie Tamburinschlagen oder Aufprellen eines Balls während des Umdrehens können helfen, diese Probleme zu überwinden.

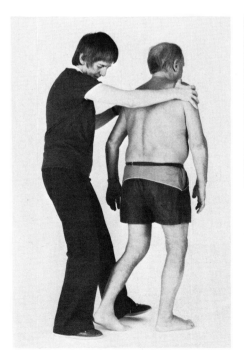
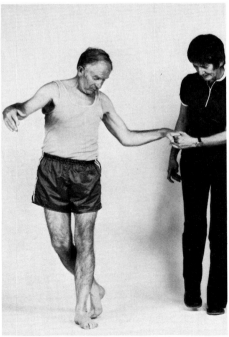

Abb. 9.21. Automatische Schritte in jede geführte Richtung (rechtsseitige Hemiplegie)

Abb. 9.22. Automatische Schritte (linksseitige Hemiplegie)

9.4 Unterstützung des hemiplegischen Fußes

Damit der Patient sich entsprechend dem korrekten Gehmuster bewegen kann, ist ein gewisses Maß an aktiver Dorsalflektion von Fuß und Zehen notwendig. Zudem muß er in der Lage sein, eine Hyperaktivität des M. tibialis anterior, die den Fuß bei Dorsalflektion zu stark in die Supination ziehen würde, zu inhibieren. Die Schwungphase mit ihren Flexorenkomponenten wird bei vielen Patienten von der gesamten Massenflexorsynergie des ganzen Beins einschließlich der Supination beeinflußt.

Durch sorgfältige Therapie, bei der die verschiedenen Komponenten des Gehens einzeln eingeübt werden, können diese Schwierigkeiten für gewöhnlich überwunden werden. Solange der Patient seine Bewegungen nicht völlig unter Kontrolle hat, muß der Fuß in der korrekten Position gehalten werden, da der Patient sonst Angst davor hat, sich ohne Hilfestellung zu bewegen und außerdem Gefahr läuft, sein Fußgelenk zu verletzen (Abb. 9.23 a). Wenn die aktive Dorsalflektion nicht ausreicht, neigt der Patient dazu, das gesamte Bein zu stark zu beugen, um die Zehen vom Boden heben zu können. Die Schwungphase wird dadurch verzerrt und ein natürlicher Gehrhythmus unmöglich gemacht. Da viele Patienten lernen, ohne eine Schiene auszukommen, sollte die Entscheidung dafür nicht zu früh fallen.

9.4.1 Verwendung einer Bandage

Der Patient muß mit dem Gehen jedoch nicht warten, bis er seinen Fuß aktiv unter Kontrolle hat. Eine elastische Bandage, die fest über den Schuh gewickelt wird, hält den Fuß trotz der Extensorspastizität in der Dorsalflektion und verhindert eine Supination. Wird die Bandage über dem Schuh angelegt, fühlt sich für den Patienten der Fuß im Schuh normal an. Außerdem kann die Bandage sehr straff gewickelt werden, da durch den Schutz der Schuhsohle eine Störung der Blutzirkulation verhindert wird.

Das Anlegen der Bandage:
Der Patient sitzt auf einem Stuhl und der Therapeut kniet vor ihm und inhibiert die Spastizität des Fußes.
Das Knie des Patienten ist rechtwinklig gebeugt und seine Ferse fest auf dem Boden aufgestellt; der Therapeut stützt mit seinen Knien die Zehen des Patienten ab, um die Dorsalflektion zu erhalten.
Um einen guten Halt zu gewährleisten, wickelt der Therapeut die Bandage zweimal um den vorderen Fußteil, damit sie hält. Dabei zieht er sie von medial nach lateral unter dem Fuß hindurch.
Die Bandage wird an der lateralen Seite des Schuhs straff angezogen, über Kreuz vor dem Fußgelenk vorbei und dann um ihn herum geführt. Gleichzeitig drückt der Therapeut das Knie des Patienten nach unten, um zu verhindern, daß dessen Ferse vom Boden abgehoben wird (Abb. 9.23 b). Die Bandage wird nur unter der Schuhsohle gestrafft, nicht jedoch, wenn sie um den Knöchel geführt wird.
Der Therapeut bandagiert den Fuß des Patienten, bis die Bandage die Schuhsohle von der Höhe des fünften Metatarsalknochens bis zum Fersenansatz bedeckt; der

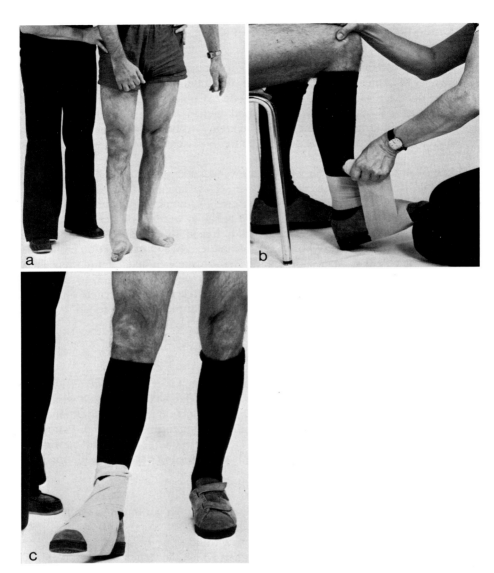

Abb. 9.23a-c. Unterstützen des Fußes mit einer Bandage (rechtsseitige Hemiplegie). **a** Versuch, ohne Bandage zu gehen. **b** Anlegen der Bandage - ein starker Zug in die Pronation. **c** Gehen mit sicher gestütztem Fuß, der mühelos nach vorn geschwungen werden kann

Absatz des Schuhs bleibt frei, damit der Patient nicht Gefahr läuft, auszurutschen. Der Patient kann nun bei der Schwungphase des Gehens ohne Schwierigkeiten seinen Fuß mit gerader Sohle nach vorn bewegen (Abb. 9.23 c). Ist der Patient ständig in Gefahr, sich den Fuß zu verstauchen, sollte die Bandage gleich morgens nach dem Aufstehen angelegt und den ganzen Tag getragen werden. Ohne diese Vorkehrung kann das Fußgelenk sogar schon verletzt werden, wenn der Patient nur einen

Transfer ausführt oder wenn er längere Zeit im Rollstuhl eine falsche Haltung einnimmt. Solche Patienten haben oft lokal umschriebene Ödeme am Fuß und um die laterale Knöchelseite die durch wiederholte Verletzungen hervorgerufen werden. Schon ein paar Tage, nachdem mit der Bandagierung des Fußes begonnen wurde, verschwinden diese Ödeme.

Für eine Bandagierung gibt es folgende Indikationen:
Eine gefährdende Supination oder Inversion des Fußes beim Sitzen, Stehen oder Gehen.
Als zeitweiliges Hilfsmittel für Patienten, die eine Zeitlang einen Gehapparat getragen haben, und versuchen, das Gehen ohne diesen wiederzuerlernen (hier sollte die Stützwirkung der Bandage allmählich reduziert werden).
Zu Beginn der Bewegungsversuche zum Wiedererlernen des korrekten Treppensteigens (Kapitel 7).
Bei jungen Patienten, bei denen die Entscheidung für einen Gehapparat hinausgezögert wird in der Hoffnung, daß sie schließlich doch noch lernen, die Bewegung des Fußes zu kontrollieren.

9.4.2 Verwendung einer Fußschiene

Die Entscheidung, eine Fußschiene einzusetzen, hat weitreichende Auswirkungen, da die meisten Patienten, nachdem sie sich erst einmal an diese umfassende Stütze gewöhnt haben, Schwierigkeiten haben, später ohne sie auszukommen. Es gibt allerdings auch Patienten, die die Schiene dann nicht mehr benutzen, wenn sie durch sie ohne fremde Hilfe gehen können und genügend Selbstvertrauen gewonnen haben. Es ist in jedem Fall von größter Bedeutung für den Patienten, zuhause kürzere Strecken auch ohne Fußschiene zurücklegen zu können, zum Beispiel wenn er nach dem Bad ins Bett gehen möchte oder nachts auf die Toilette muß. Eine Schiene ist nur selten notwendig, wenn der Patient gelernt hat, sein hemiplegisches Bein zu belasten, ohne bei überstrecktem Knie in ein vollständiges Extensionsmuster zu fallen. Der Patient kann dann das Knie entspannen, bevor er den Fuß nach vorn bewegt. Dafür ist nur so wenig aktive Dorsalflektion notwendig, daß sie für gewöhnlich das Gehmuster nicht stört. Wenn jedoch alle Phasen des Gehens lange und ausdauernd erarbeitet wurden, die Supination aber trotzdem weiterbesteht und keine aktive Dorsalflektion möglich ist, muß eine Fußschiene verwendet werden.

Hat der Patient die Wahl zwischen einer Schiene und einem Stock, so ist die Fußschiene auf jeden Fall vorzuziehen. Benutzt er sie anstatt des Stockes, hat er die Hände frei, um sie für funktionelle Aufgaben einzusetzen, etwa, um beim Gehen etwas zu tragen. Fußschienen sind in den verschiedensten Ausführungen beschrieben worden, von denen viele auch erhältlich sind, doch soll hier der Typ empfohlen werden, der aus der ursprünglichen englischen Schiene entwickelt wurde. Er besteht innen aus Metall und außen aus einem T-förmig angebrachten Gurt (Abb. 9.24a, b). Dieses Modell hat den Vorteil, die Spastizität dadurch zu reduzieren, daß durch direkten Druck über dem Talushals die Supination verhindert wird. Andere Fußschienenmodelle erhöhen häufig den Hypertonus in den an der Plantarflektion und Inversion beteiligten Muskeln, da sie vor allem entweder direkt durch den Schuh oder über eine Innensohle auf die Fußsohle einwirken. Für ge-

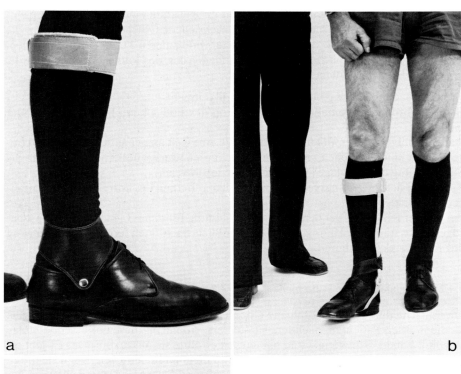

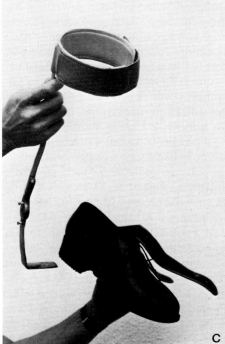

Abb. 9.24 a–c. Empfohlene Fußschiene. **a** Der Gurt verhindert durch Druck auf den Talushals die Supination (rechte Hemiplegie). **b** Die Schwungphase wird dadurch erleichtert, daß die Dorsalflektion unterschiedlich stark unterstützt werden kann (rechtsseitige Hemiplegie). **c** Die Schiene kann vom Schuh abgenommen werden (linksseitige Hemiplegie)

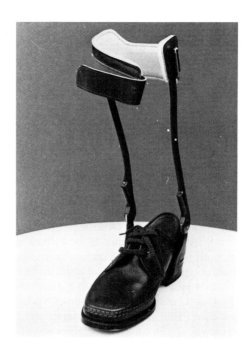

Abb. 9.25. Die in Hoensbroek (Holland) erfolgreich verwendete Schiene

wöhnlich unterdrücken sie eine ausgeprägte Supination nur, wenn der Patient Stiefel trägt.

Die hier empfohlene Schiene, die als „Valens"-Schiene bekannt geworden ist, hat auch den Vorteil, kosmetisch ansprechend zu sein, besonders wenn der Patient Hosen trägt und dann nur ein kleiner Teil der Metallstütze sichtbar ist.

Das Fußgelenk am Gehapparat ist mit einem sehr nützlichen Mechanismus versehen, der es erlaubt, durch das Festdrehen oder Lockern einer kleinen Schraube den Grad der Unterstützung zu verändern, der der Dorsalflektion des Fußes gegeben wird. Er kann von einer vollständigen Unterstützung bis zu einer vollständigen Lockerung eingestellt werden. Das ist deshalb wichtig, weil viele Patienten nur Hilfe dabei brauchen, die Supination des Fußes zu verhindern. Eine konstante Unterstützung der Dorsalflektion des Fußgelenkes verringert die Notwendigkeit der aktiven Muskelkontraktion.

Die Fußschiene kann problemlos mit einer Hand angelegt werden, und es ist möglich, sie mit verschiedenen Schuhen zu tragen (Abb. 9.24c). Da die Schiene einfach zu entfernen ist kann der Patient bei der Gangschule seine gewohnten Schuhe auch ohne Schiene tragen. Eine Schiene mit zwei aufrechten Metallstäben und einem entsprechend verstellbaren Fußgelenk bietet dem Fuß auch eine ausreichende Stütze, wenn sie an einem festen Schuh mit einer festen Ledersohle befestigt wird (Abb. 9.25) (Hoensbroeck 1983).

Bei der Beschäftigung mit den verschiedenen Arten von Gehapparaten und Fußschienen, ist folgende Aussage in der von Ofir und Sell (1980) durchgeführten Studie sehr interessant: „Die Anzahl der Patienten, die bei ihren funktionellen ambulatorischen Fähigkeiten Fortschritte aufwiesen, schien sich nicht zu ändern und auch in keinem Zusammenhang mit der Art der empfohlenen orthopädischen Vorrichtung oder Schiene zu stehen."

9.5 Stufen hinauf- und heruntersteigen

Stufen hinauf- und herunterzusteigen, wirkt sich allgemein auch positiv auf das Gehen aus; zudem kann das Gehen nie vollständig funktionsgerecht sein, solange der Patient nicht Treppen steigen kann. Sobald er seine Wohnung verläßt, muß er ständig Stufen bewältigen – ob er nun ins Theater geht, eine Toilette aufsucht, irgendein öffentliches Gebäude betritt, oder auch nur eine Straße überquert. Sehr oft gibt es auch kein Geländer (Abb. 9.26).

Wird schon in einer frühen Phase der Rehabilitation damit begonnen, den Patienten mit Stufen zu konfrontieren, wird er kaum Schwierigkeiten haben, die entsprechenden Bewegungsabläufe zu bewältigen, und er wird schneller lernen, ohne fremde Hilfe zu gehen. Dem Patienten sollte dabei von Anfang an beigebracht werden, sich beim Treppensteigen entsprechend dem normalen Muster zu bewegen, also einen Fuß nach dem anderen auf die jeweils folgende Stufe aufzusetzen. Der Therapeut gibt zunächst die notwendigen Hilfestellungen, damit die Bewegungen fließend und rhythmisch ablaufen und der Patient keine Angst haben muß (Kapitel 7).

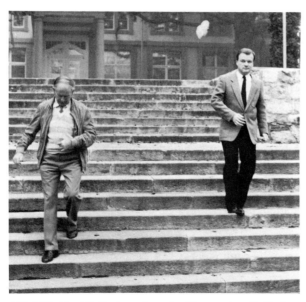

Abb. 9.26. Zwei Patienten gehen eine Treppe ohne Geländer vor einem älteren Gebäude herunter (linksseitige und rechtsseitige Hemiplegie)

9.6 Benutzen eines Stockes

Keinesfalls ist davon auszugehen, daß sich ein Patient gefahrlos fortbewegen kann, nur weil er einfach mit einem Stock als Stütze versorgt wurde. Der Hemiplegiepatient fällt zur hemiplegischen Seite hin und nach hinten, wovor ihn ein Stock nur unzureichend schützen kann. Für Therapeuten ist es nützlich, sich die paradox klingende Regel vor Augen zu halten, daß „ein Patient erst dann einen Stock bekommen sollte, wenn er ohne einen Stock gehen kann". Bei dieser Regel wird davon ausgegangen, daß der Patient in der gewohnten Umgebung seiner Wohnung ohne Stock gehen und deshalb auch Dinge von einem Raum in den anderen tragen kann. Er ist also zumindest in gewissem Maße fähig, das Gleichgewicht zu halten, falls er zur hemiplegischen Seite hin fallen sollte.

Viele, insbesondere ältere Patienten ziehen es vor, einen Stock bei sich zu haben, wenn sie ihre Wohnung verlassen. Sie glauben, daß die Leute auf der Straße daran sofort erkennen, daß sie es mit einem gehbehinderten Menschen zu tun haben, und entsprechend mehr Rücksicht nehmen. Wenn irgend möglich, sollte auch diese Einstellung des Patienten durch weitere Therapie und das Sammeln praktischer Erfahrungen geändert werden. Am wichtigsten ist jedoch in jedem Fall, daß der Patient Selbstvertrauen hat und bereit ist, auch ohne Begleitung seine Wohnung zu verlassen. Deshalb ist es immer noch besser für ihn, mit einem Stock auszugehen, als zuhause zu sitzen. Benutzt der Patient einen Stock, kann das auch für seine Verwandten hilfreich sein, die befürchten, daß der Patient sich zu stark auf seine gesunde Seite stützt und deshalb eher an seiner hemiplegischen Seite neben ihm gehen. Es sollte nicht vergessen werden, daß ein Mensch, der beim Gehen einen Stock in der Hand hält, sich immer mehr in Richtung dieser Hand lehnen und daher häufig den anderen Arm adduzieren wird.

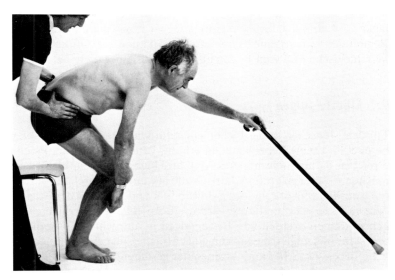

Abb. 9.27. Trotz Stock steht der Patient dem normalen Muster entsprechend auf

Wenn schon ein Stock gebraucht werden muß, sollte es ein einfacher hölzerner Spazier- oder Gehstock sein. Er sieht einfach besser aus, ja, er kann sogar elegant wirken, und sein Träger wird nicht automatisch als „Invalide" abqualifiziert. Ein verstellbarer Metallgehstock wird nur eingesetzt, um herauszufinden, welche Länge für den jeweiligen Patienten richtig ist. Manchmal kann die Benutzung eines Stocks, der etwas länger ist als allgemein empfohlen und über den Trochanter hinausreicht, den Patienten daran hindern, sich zu schwer auf seinen Stock aufzustützen.

Vier- oder Dreipunktstöcke sollten in keinem Fall eingesetzt werden. Sie sind schwierig zu handhaben und sind nur stabil, wenn das ganze Gewicht darauf verlagert wird, d. h. weg von der hemiplegischen Seite. Darüber hinaus wird ihr metallisches Äußeres von der Umwelt des Patienten automatisch mit Krankenhaus und Invalidität in Verbindung gebracht und führt dazu, daß man sich ihm gegenüber unnatürlich verhält. Auch die kanadische Ellbogenkrücke bietet dem Patienten keinerlei zusätzliche Sicherheit und verleitet ihn nur dazu, sein Gewicht mehr zur gesunden Seite hin zu verlagern.

Jegliche manuelle Stütze führt dazu, daß der Schwerpunkt mehr zur gesunden Seite hin verlagert wird und verstärkt die Retraktion der hemiplegischen Seite. In manchen Fällen geht das sogar so weit, daß der Patient fast diagonal seitwärts geht. Die Seite seines Körpers, die er dabei nachzieht, wird in zunehmendem Maße von ihm vernachlässigt.

Auch wenn ein Patient einen Stock benutzt, sollte er trotzdem versuchen, sich entsprechend den normalen Mustern zu bewegen. Beim Aufstehen vom Sitzen sollte er zum Beispiel den Stock so weit wie möglich nach vorn führen und den hemiplegischen Arm dabei nach vorn extendiert halten. Auf diese Weise schiebt er den Kopf weit vor die Füße und folgt so beim Aufrichten zum Stand dem normalen Bewegungsmuster (Abb. 9.27). Das gleiche gilt auch, wenn er sich wieder hinsetzt. Der Patient sollte dazu die Füße parallel stellen und den Stock weit nach vorn schieben, bevor er sich hinsetzt. Steht ein Patient sich auf einen Stock stützend auf, dann verlagert er dadurch sofort sein ganzes Gewicht auf diese Seite und nimmt schon zu Beginn des Gehens eine asymmetrische Haltung ein. Oft hebt sich dabei auch der hemiplegische Fuß vom Boden ab, da er überhaupt nicht belastet wird.

9.7 Überlegungen

Für den Menschen ist das Gehen ein natürlicher Bewegungsablauf, der ihm Freude bereitet und seine Lebensqualität erhöht. Patienten, die funktionell gehen können, erreichen dadurch ein höheres Maß an Unabhängigkeit, bleiben beweglicher und machen wesentlich größere Fortschritte als andere. Durch die aufrechte Körperhaltung werden Blutzirkulation, Extensibilität und Aktivität der Muskulatur sowie andere vitale Körperfunktionen verbessert. Auch Patienten, die nicht ganz selbständig gehen können, werden von Bewegungen in aufrechter Körperhaltung profitieren. Selbst für diejenigen, die nur mit einer Hilfsperson gehen können, wird sich das tägliche Leben einfacher und angenehmer gestalten. Patienten, die frei gehen können, gelangen an Orte, die sie mit einem Rollstuhl sonst nicht erreichen könnten, ihnen stehen also sehr viel mehr Möglichkeiten offen.

10 Einige Aktivitäten des täglichen Lebens

Die Rehabilitation zielt darauf ab, den Patienten mit Hemiplegie in seinem täglichen Leben so selbständig wie irgend möglich zu machen. Für einen erwachsenen Patienten ist die Wiedererlangung einer solchen Unabhängigkeit der erste sichtbare Beweis dafür, daß er sein gewohntes Leben wieder aufnehmen kann. Selbständigkeit bedeutet, daß er kein Invalide mehr ist, der bei jeder Verrichtung des täglichen Lebens der Hilfe anderer bedarf. Unabhängigkeit bedeutet für den Patienten jederzeit selbst bestimmen zu können, wo und wann er mit wem zusammen sein möchte, oder ob er es vorzieht, allein zu sein. Die Tatsache, allein zurecht kommen zu können, ist für den Patienten sehr wichtig; trotzdem können geringfügige Hilfeleistungen sehr wohltuend für ihn sein, und sie sollten ihm deshalb nicht aus Prinzip verweigert werden.

10.1 Therapeutische Erwägungen

1. Die Art und Weise, in der ein Patient die Routineaktivitäten des täglichen Lebens ausführt, wird nicht nur die Bewegungsqualität insgesamt beeinflussen, sondern sich auch auf die Erhaltung des durch die Rehabilitation erreichten Standards auswirken. Es wurde bereits ausgeführt, daß die Rehabilitation alle Aktivitäten eines 24 Stunden-Tages einbeziehen muß (Kapitel 5). Wenn der Patient nach einer konzentrierten Therapie, in der seine Spastizität vollständig inhibiert wurde, sich nur mit Mühe und mit den falschen Bewegungen anzuziehen vermag und ausgeprägte assoziierte Reaktionen zeigt, geht der Behandlungserfolg wieder verloren.
Alle Tätigkeiten des täglichen Lebens sollten in einer Weise ausgeführt werden, die keine assoziierten Reaktionen aufkommen läßt. Die Bewegungen des Patienten sollten so ökonomisch und normal wie möglich ablaufen, und die korrekten Stellungen dafür benutzt werden. Oft läßt es sich nicht vermeiden, daß die Bewegungsabläufe lange und sorgfältig wiedererlernt werden müssen und dem Patienten dabei die entsprechende Hilfe gegeben wird, bis er diese Abläufe automatisch beherrscht und sie korrekt und sinnvoll durchführen kann. Sie müssen durch ständige Wiederholung Teil des Repertoires des Patienten werden, so daß er sie wenn notwendig, in jeder Situation reproduzieren kann und nicht nur, wenn der Therapeut anwesend ist.
2. Da die Aktivitäten regelmäßig verrichtet werden, können sie als sich ständig wiederholende therapeutische Sequenzen integriert werden und bei allen Patienten

einen wesentlichen Bestandteil des Heimprogramms darstellen. Werden sie jedoch inkorrekt ausgeführt – und das ist die Kehrseite der Medaille – kann erheblicher Schaden angerichtet werden.

3. In vertrauten Situationen des täglichen Lebens fällt dem Patienten das Lernen leichter, und während bestimmter realer Ereignisse kann er eher früher gespeicherte Funktionen abrufen (Kapitel 1). Beim Verrichten von Tätigkeiten des täglichen Lebens kann er lernen zu planen, sich zu bewegen und Dinge wahrzunehmen. Aktivitäten wie etwa sich waschen oder anziehen tragen zudem dazu bei, daß der Patient seine hemiplegische Seite weniger vernachlässigt.

4. Auch die Gleichgewichtsreaktionen werden erheblich dadurch verbessert, daß der Patient die alltäglichen Tätigkeiten im Stehen oder Gehen verrichtet – und dies ist ja auch normalerweise der Fall.

Jeder Patient wird andere Wünsche und Erwartungen in seinem Leben haben. Im folgenden wird eine Reihe von Tätigkeiten beschrieben, die auf die Mehrzahl der Patienten zutrifft. Die dabei geltenden Prinzipien können dann auch bei individuell verschiedenen Rahmenbedingungen, wie etwa unterschiedlichen Arbeitsbedingungen oder Hobbies, angewendet werden. Es ist nie zu früh, diese Aktivitäten in das Therapieprogramm aufzunehmen; der Therapeut muß dann jedoch ausreichende Hilfestellung leisten, damit der Patient nicht frustriert wird oder das Gefühl hat zu scheitern (Kapitel 1).

10.2 Körperpflege

10.2.1 Waschen

Der Patient sitzt – möglichst auf einem Hocker oder einem Stuhl mit gerader Lehne – vor dem Waschbecken. Nachdem er Wasser eingelassen und die Temperatur geprüft hat, legt er seinen hemiplegischen Arm ins Becken. Das Ziehen der Seite nach unten wird dadurch inhibiert, und der Patient sitzt in symmetrischer Haltung aufrecht. Zudem fällt es ihm in dieser Stellung leichter, Arm und Achselhöhle zu waschen (Abb. 10.1).

Um den gesunden Arm zu waschen, legt der Patient einen eingeseiften Waschlappen auf den Beckenrand und reibt mit Arm und Hand darüber (Abb. 10.2). Zum Abtrocknen seines gesunden Arms legt er sich sein Handtuch auf die Beine und bewegt den Arm über dieses Handtuch (Abb. 10.3). Seine Nägel kann er mit Hilfe einer mit Saugnäpfen befestigten Nagelbürste reinigen (Abb. 10.4).

Nur wenige Patienten können sich selbst die Fingernägel schneiden. Mit einer Nagelfeile, die auf einem Holzbrettchen befestigt ist, das von zwei Saugnäpfen auf einer Unterlage gehalten wird, kann sich der Patient die Nägel jedoch selbständig feilen (Abb. 10.5).

Um sich den Rücken abzutrocknen, legt der Patient ein Handtuch über eine Schulter, greift mit der anderen Hand nach hinten, faßt das Handtuch und zieht es diagonal über seinen Rücken nach unten. Dieser Vorgang wird dann auf der anderen Körperseite wiederholt. Auf diese Weise kann der Patient sich nach dem Duschen oder Baden oder, wann immer es sonst nötig sein sollte, den Rücken abtrocknen (Abb. 10.6).

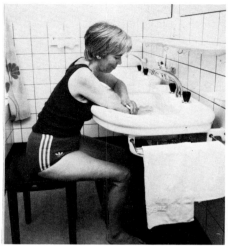

10.1

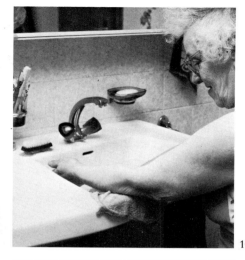

10.2

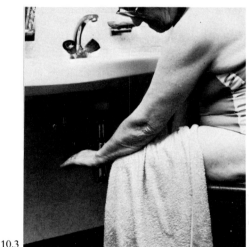

10.3

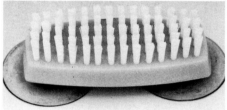

10.4

Abb. 10.1. Stellung am Waschbecken (rechtsseitige Hemiplegie)

Abb. 10.2. Waschen des gesunden Arms (rechtsseitige Hemiplegie)

Abb. 10.3. Abtrocknen des gesunden Armes (rechtsseitige Hemiplegie)

Abb. 10.4. Angepaßte Nagelbürste zur Reinigung der Nägel oder einer Zahnprothese

10.2.2 Zähneputzen

Zunächst putzt sich der Patient die Zähne meist im Sitzen. Dabei legt er, wenn der Platz dazu ausreicht, seinen hemiplegischen Arm auf den Rand des Waschbeckens. Auch wenn er nur sehr wenig Kontrolle über seine betroffene Hand hat, kann er mit ihr die Zahnbürste halten, um die Zahnpaste aufzutragen, anstatt die Bürste auf dem Beckenrand zu balancieren. Der Patient sollte sich so früh wie irgend möglich die Zähne im Stehen putzen. Sobald er wenigstens einen Teil seiner Bewegungsfähigkeit wiedererlangt hat, kann er mit seiner Hand an den Waschbeckenrand fassen oder aber den Arm in inhibierter Stellung vorn halten.

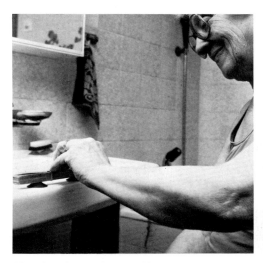

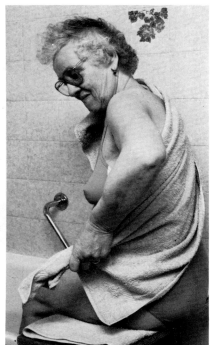

Abb. 10.5. Angepaßte Nagelfeile (rechtsseitige Hemiplegie)

Abb. 10.6. Abtrocknen des Rückens (rechtsseitige Hemiplegie) ▷

10.2.3 Baden

Der Patient sollte lernen, möglichst ohne Hilfestellung ungefährdet und mühelos in eine Badewanne und wieder hinauszusteigen, da er nicht nur aus hygienischen Gründen, sondern auch zu seinem Vergnügen badet. Die meisten Patienten, die ohne fremde Hilfe gehen können, werden auch fähig sein, die im folgenden beschriebene Methode anzuwenden. Der Therapeut muß dem Patienten dabei helfen, den Bewegungsablauf, der von diesem beim ersten Versuch häufig als sehr kompliziert empfunden wird, zu erlernen. Diese Methode wurde von Hemiplegiepatienten selbst ausgearbeitet und es lohnt sich für Patienten sehr wohl, sie zu lernen, da dazu weder eine besondere Badewanne noch extra angebrachte Haltegriffe notwendig sind.

Der Patient steht mit der gesunden Seite der Badewanne zugewandt, wobei die Lage der Wasserhähne und des Abflusses keine Rolle spielen. Das Badewasser sollte bereits eingelassen sein und die richtige Temperatur haben. Der Patient hebt nun sein gesundes Bein über den Rand in die Wanne und hält sich dabei am ihm zugewandten Wannenrand fest. Der Therapeut gibt ihm Hilfestellung, indem er das Becken des Patienten an beiden Seiten stützt (Abb. 10.7a).

Nun faßt der Patient mit seiner gesunden Hand den gegenüberliegenden Wannenrand, hebt das hemiplegische Bein nach vorn und nach oben und setzt den Fuß ebenfalls in die Wanne. Der Therapeut hilft ihm dabei, das Knie und die Hüfte ausreichend zu beugen (Abb. 7.10b). Für den Hemiplegiepatienten ist es so gut wie un-

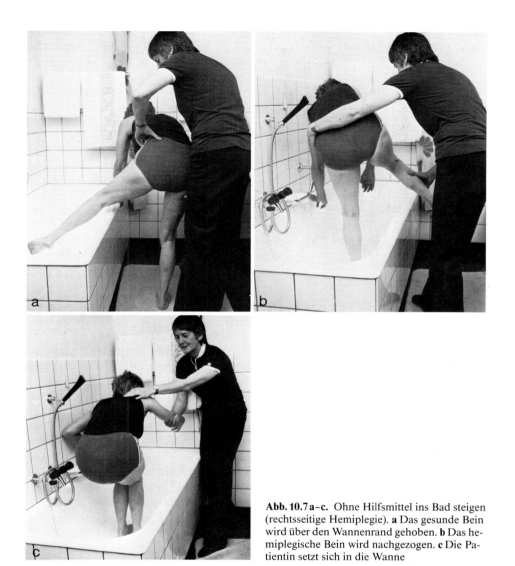

Abb. 10.7 a–c. Ohne Hilfsmittel ins Bad steigen (rechtsseitige Hemiplegie). **a** Das gesunde Bein wird über den Wannenrand gehoben. **b** Das hemiplegische Bein wird nachgezogen. **c** Die Patientin setzt sich in die Wanne

möglich, sein Bein nach hinten in die Wanne zu heben, da ein solcher Bewegungsablauf zu selektiv ist, d.h. eine aktive Flektion des Knies bei extendierter Hüfte erfordert.

Der Patient hält sich nun am Beckenrand oder am Wasserhahn fest und senkt seinen Körper in die Sitzhaltung ab. Dies wird ihm dadurch erleichtert, daß das Wasser seinen Körper zu einem gewissen Teil trägt. Der Therapeut legt eine Hand auf die Skapula des Patienten und lehnt sich nach hinten, um mit seinem Körpergewicht der Abwärtsbewegung entgegenzuwirken. Mit der anderen Hand drückt der Therapeut den Arm des Patienten vorsichtig nach vorn, um eine assoziierte Reaktion in der Flektion zu verhindern. (Abb. 10.7 c).

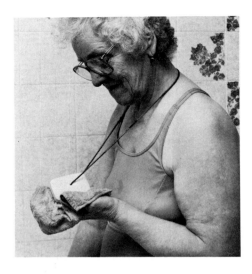

Abb. 10.8. Seife an einer Kordel (rechtsseitige Hemiplegie)

Der Patient wäscht sich nun und benutzt dabei ein Stück Seife, das an einer Kordel um seinen Hals hängt, so daß er es mühelos mit einem Waschlappen oder mit seiner gesunden Hand erreichen und handhaben kann (Abb. 10.8).

Wenn der Patient mit dem Waschen fertig ist, zieht er den Stöpsel aus dem Abfluß und bereitet sich darauf vor, aus der Wanne zu steigen, indem er die Knie so stark wie möglich anbeugt.

Mit der gesunden Hand dreht der Patient seine Knie zur gesunden Seite hin und stellt seine Füße so weit wie möglich an die gegenüberliegende Seite.

Er führt dann den hemiplegischen Arm vorwärts schräg am Körper vorbei und greift um den Körper herum so weit wie mögich nach hinten, so daß die Schulter vorgelagert und der Rumpf rotiert ist (Abb. 10.9 a).

Der Patient drückt sich dann mit seiner gesunden Hand vom Wannenboden oder vom Wannenrand hinter sich ab und hebt das Gesäß, während er sich vollständig umdreht, um das Gewicht auf beide Knie zu verlagern. Der Therapeut hält ihn dabei an beiden Seiten des Beckens, um das Anheben und die Drehung für den Patienten zu erleichtern (Abb. 10.9 b).

Der Patient kniet nun, wobei seine Hüften in Extension weit nach vorn geschoben sind; er hält sich am Badewannenrand fest (Abb. 10.9 c), bewegt einen Fuß nach vorn (möglichst den des gesunden Beines), um sich in eine halbkniende Position zu erheben (Abb. 9.10 d).

Dann verlagert er sein Gewicht, belastet den vorn aufgesetzten Fuß und steht auf; anschließend hebt er das gesunde Bein aus der Wanne. Während er den Fuß mit einer Außenrotation der Hüfte aufsetzt, hält er sich mit der Hand weiter am Wannenrand fest (Abb. 9.10 e).

Sodann greift er mit der Hand hinter sich, dreht sie, um den Wannenrand an seiner gesunden Seite greifen zu können, beugt sein hemiplegisches Bein und führt es aus der Wanne heraus (Abb. 10.9 f).

Für Patienten, die noch nicht auf diese Weise in eine Badewanne ein- und aussteigen können, sind zwei Übergangsstufen hilfreich.

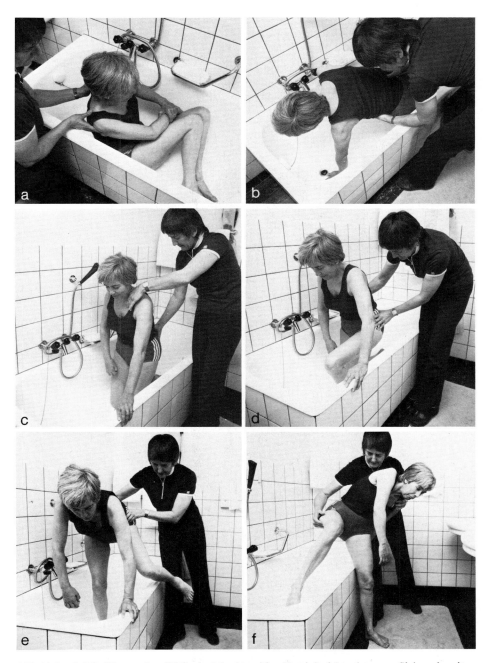

Abb. 10.9 a–f. Die Wanne ohne Hilfsmittel (rechtsseitige Hemiplegie) verlassen: **a** Sich vorbereiten zum Drehen auf die Knie, **b** sich auf die Knie drehen; dabei hilft die Therapeutin durch Abstützen des Beckens, **c** sich in den Kniestand bewegen, **d** Einbeinkniestand auf dem hemiplegischen Knie, **e** im Stehen wird das gesunde Bein aus der Wanne gehoben, **f** sich drehen und das hemiplegische Bein aus der Wanne heben

Abb. 10.10. a–d. Patientin steigt mit Unterstützung in die Wanne (rechtsseitige Hemiplegie). **a** Ein Brett wird über die Wanne gelegt. **b** Transfer über die hemiplegische Seite vom Rollstuhl auf das Brett. **c** Das hemiplegische Bein in die Wanne heben. **d** Auf dem Brett sitzen und duschen; dabei ist der Duschvorhang unter eine Gesäßhälfte geklemmt

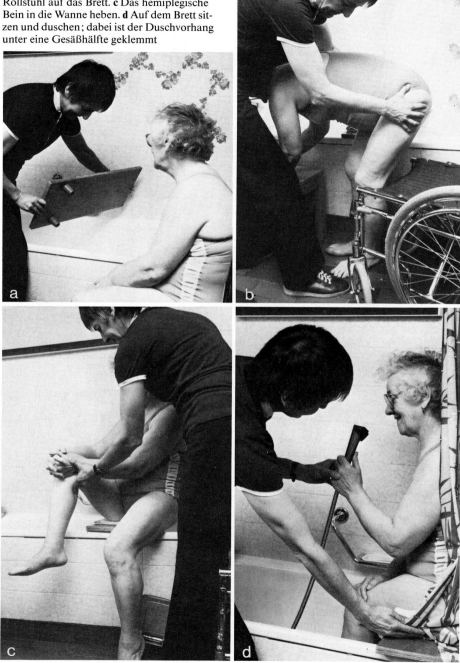

1. Für Patienten, die noch im Rollstuhl sitzen und Schwierigkeiten haben, aus dem Sitzen aufzustehen, wird über ein Ende der Badewanne ein Brett gelegt. Gumminäpfchen, die an der Unterseite dieses Bretts befestigt sind, sorgen dafür, daß es nicht verrutschen kann (Abb. 10.10a). Der Patient bewegt sich mit Hilfe des Therapeuten zur hemiplegischen Seite hin aus dem Rollstuhl, setzt sich auf das Brett (Abb. 10.10b) und hebt mit gefalteten Händen sein hemiplegisches Bein in die Badewanne (Abb. 10.10c). Das gesunde Bein wird sodann von ihm aktiv ebenfalls in die Wanne gehoben. Ein Handtuch, das vorher auf das Brett gelegt wurde, hilft dem Patienten nun dabei, zur Mitte des Brettes zu rutschen. Im Sitzen kann er nun duschen und sich waschen. Um zu vermeiden, daß Wasser auf den Boden läuft, wird ein Duschvorhang unter die gesunde Gesäßhälfte des Patienten geschoben (Abb. 10.10d). Der Patient trocknet sich selber ab und transferiert sich dann mit Hilfe einer anderen Person in seinen Rollstuhl zurück.

2. Unter das Brett wird ein niedriger Badehocker gestellt und die Badewanne mit Wasser gefüllt. Der Patient bewegt sich zunächst aus dem Rollstuhl und setzt sich auf das Brett, wie in Abschnitt 1 beschrieben. Er lehnt sich dann weit nach vorn und hebt sein Gesäß vom Brett, damit sein Helfer dieses entfernen und den Patienten dann auf den Badehocker führen kann (Abb. 10.11a). In dieser Position kann sich der Patient waschen, das Wasser aus der Badewanne lassen, wenn er fertig ist, und sich dann abtrocknen. Dann hebt er sein Gesäß vom Hocker, der Helfer legt das Brett wieder auf seinen alten Platz zurück, und der Patient setzt sich dann auf das Brett. Da die Sitzfläche so niedrig ist, kann es sein, daß der Patient sich vorn am Wannenrand festhalten muß, die Hände also nicht gefaltet halten kann (Abb. 10.11b). Er transferiert sich dann, unterstützt von seinem Helfer, wieder zurück in den Rollstuhl.

10.2.4 Duschen

Es gibt Patienten, die lieber duschen oder das Duschen einfach leichter bewältigen können. Damit der Patient sich im Sitzen waschen kann, muß für eine Sitzvorrichtung gesorgt werden. In einer Duschkabine kann ein Klappsitz an einer Wand der Kabine befestigt oder ein Badezimmerhocker aufgestellt sein. Dieser sollte, um zusätzliche Stabilität zu gewährleisten, möglichst in die Ecke der Kabine gestellt werden (Abb. 10.12). Befindet sich die Duschvorrichtung über der Badewanne, muß der Patient zunächst wie oben beschrieben in die Badewanne steigen, in oder an der eine zusätzliche Sitzmöglichkeit vorhanden sein sollte. Auch beim Duschen ist ein Stück Seife an einer Kordel sehr nützlich.

10.3 Anziehen

Man darf nicht vergessen, daß zum Anziehen auch die Entscheidung gehört, was man anziehen möchte, und daß die gewählten Kleidungsstücke aus dem Kleiderschrank entnommen werden müssen (Abb. 10.13). Der Patient sollte dazu nicht auf der Bettkante, sondern auf einem Stuhl mit aufrechter Lehne sitzen und seine Füße

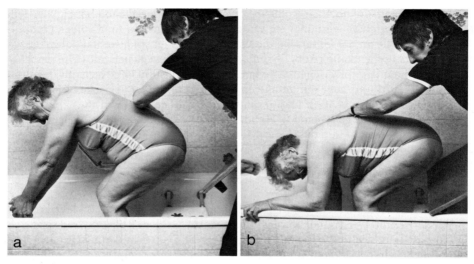

Abb. 10.11 a, b. Baden auf einem niedrigen Hocker in der Badewanne (rechtsseitige Hemiplegie). **a** Die Hilfsperson zieht das Brett weg, und die Patientin setzt sich auf den Hocker. **b** Nach dem Bad hebt die Patientin das Gesäß an, so daß die Hilfsperson das Brett wieder auflegen kann

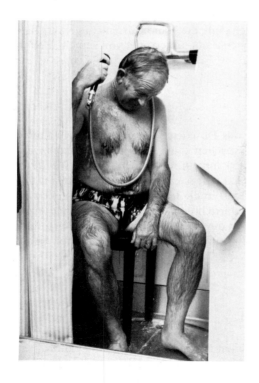

Abb. 10.12. Duschen (linksseitige Hemiplegie)

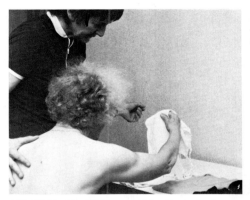
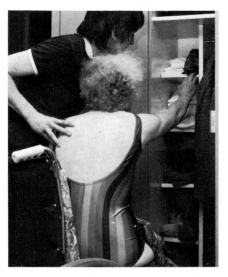

Abb. 10.14. Die Kleidungsstücke liegen in der richtigen Reihenfolge vor der Patientin (linksseitige Hemiplegie)

Abb. 10.13. Kleidungsstücke aus dem Schrank ▷ nehmen (linksseitige Hemiplegie)

flach auf den Boden vor sich aufgesetzt haben. Wenn er auf seinem Bett säße, hätte er unter Umständen Schwierigkeiten, das Gleichgewicht zu halten, da eine Matratze immer nachgibt; sehr oft ist auch die Höhe des Bettes nicht optimal. Das Therapieziel besteht darin, den Patienten zu lehren, die Kleidungsstücke seiner Wahl selbständig anzuziehen. Das Lernen des Bewegungsablaufs und das Zurechtlegen der Kleidung gehen jedoch schneller und leichter vonstatten, wenn zunächst weite, einfache Kleidungsstücke verwendet werden (Leviton-Rheingold et al. 1980).

Werden die Kleidungsstücke vor dem Patienten, also in seinem Gesichtsfeld, in der richtigen Reihenfolge zurechtgelegt, erleichtert ihm das zunächst die Aufgabe des Anziehens erheblich, da dies dann eine Leistung des Wiedererkennens ist (Abb. 10.14). Später wird die Kleidung dann an seiner hemiplegischen Seite für ihn bereitgelegt, so daß er sich immer zu dieser Seite hinwendet, wenn er nach einem Kleidungsstück greift.

Fängt der Patient gerade erst an zu lernen, sich selbst anzukleiden, muß er nicht gleich alle Kleidungsstücke ohne Hilfe anziehen, da das viel zu viel Zeit in Anspruch nehmen würde. Statt dessen wird er zunächst vom Therapeuten oder vom Pflegepersonal angezogen und hilft selbst unter deren Anleitung und Führung bei dem einen oder anderen Kleidungsstück mit. Dabei ist wichtig, daß von Anfang an alle, die dem Patienten helfen, stets nach der gleichen Reihenfolge vorgehen. Der Patient kann auf diese Weise den für das Anziehen notwendigen Bewegungsablauf lernen.

Es gibt die verschiedensten Methoden, Kleidungsstücke mit einer Hand anzuziehen; welche dieser Methoden bei einem bestimmten Patienten anzuwenden ist, sollte vom Therapeuten entschieden werden. Wichtig ist aber in jedem Fall, daß der Patient den Bewegungsablauf ohne übermäßige Anstrengung und ohne assoziierte Reaktionen bewältigen kann. Die im Folgenden beschriebene Methode kann für die meisten Patienten empfohlen werden. Als einfache Grundregel gilt, daß jeder

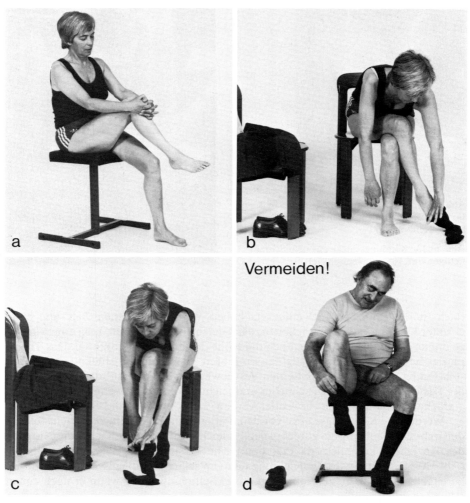

Abb. 10.15a–d. Socken anziehen (rechtsseitige Hemiplegie). **a** Das hemiplegische Bein wird über das andere geschlagen. **b** Die Socke wird über den hemiplegischen Fuß gezogen. Der betroffene Arm wird vorn gehalten. **c** Die Socke wird über den gesunden Fuß gezogen, das gesunde Bein dabei über das andere geschlagen. **d** Wird das gesunde Bein nicht über das andere geschlagen, treten assoziierte Reaktionen auf

Bewegungsablauf damit beginnen sollte, zunächst die hemiplegische Extremität zu bekleiden.

Kleidungsstücke liegen auf einem Stuhl an der hemiplegischen Seite des Patienten, und dieser beginnt damit, seine Unterwäsche anzuziehen. Die Unterhose wird dabei genauso wie die Hose angezogen. Bei Frauen kann der Büstenhalter zu einem Problem werden. Eine Lösungsmöglichkeit besteht darin, die hinteren Verschlußenden mit einem breiten elastischen Band zu verbinden und den Büstenhalter dann wie einen Pullover anzuziehen. Manche Patientinnen sind in der Lage, ihren Bü-

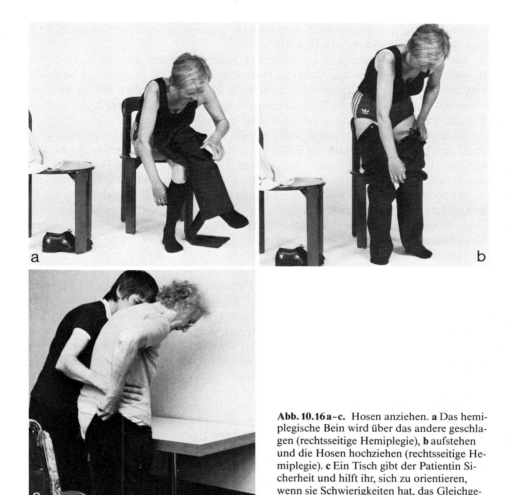

Abb. 10.16 a–c. Hosen anziehen. **a** Das hemiplegische Bein wird über das andere geschlagen (rechtsseitige Hemiplegie), **b** aufstehen und die Hosen hochziehen (rechtsseitige Hemiplegie). **c** Ein Tisch gibt der Patientin Sicherheit und hilft ihr, sich zu orientieren, wenn sie Schwierigkeiten hat, das Gleichgewicht zu halten (linksseitige Hemiplegie)

stenhalter vorn zu schließen, ihn dann umzudrehen und mit den Armen durch die Träger zu schlüpfen.

Um sich Socken anzuziehen, schlägt der Patient sein hemiplegisches Bein über das gesunde. Ist er nicht in der Lage, diese Bewegung aktiv auszuführen, nimmt er die gefalteten Hände zu Hilfe, um das Bein anzuheben (Abb. 10.15 a). Dabei sollte er nie das Bein nur mit der gesunden Hand fassen und versuchen, es so in die beschriebene Position zu bringen. Dies würde dazu führen, daß die hemiplegische Seite in einem unerwünschten Spastizitätsmuster stark in die Retraktion zöge. Der Patient hält dann die Socke zwischen Daumen und Zeigefinger geöffnet, beugt sich weit nach vorn und zieht sie über den Fuß. Vorher schiebt er jedoch den hemiplegischen Arm bei protrahierter Schulter und extendiertem Ellbogen vor (Abb. 10.15 b). Die andere Socke sollte genauso angezogen werden, so daß das Gewicht des Patienten auf die hemiplegische Seite verlagert und assoziierte Reaktionen in Arm und Bein verhindert werden (Abb. 10.15c, d).

Um eine Hose anzuziehen, schlägt der Patient zunächst sein hemiplegisches Bein über sein gesundes und zieht das Hosenbein so weit wie möglich am betroffenen Bein hoch. Er setzt dann den betroffenen Fuß flach auf dem Boden auf und steigt mit dem gesunden Fuß in das andere Hosenbein. Der hemiplegische Arm wird die ganze Zeit über nach vorn gehalten (Abb. 10.16a).

Sodann verlagert der Patient sein Gewicht auf die Füße, hebt sein Gesäß vom Stuhl und zieht die Hosen bis zur Taille hoch (Abb. 10.16b), um sie entweder im Stehen oder im Sitzen zu schließen. Am Anfang muß ihm eine andere Person bei diesem Bewegungsablauf noch die Hände führen, um sicherzustellen, daß der Patient seine hemiplegische Seite nicht vernachlässigt und auf dieser die Hose richtig hochzieht. Hat der Patient Schwierigkeiten, im Stehen sein Gleichgewicht zu halten, kann ein vor ihm stehender Tisch eine große Hilfe sein. Ein solcher Tisch bietet ihm Sicherheit und hilft ihm, sich zu orientieren (Abb. 10.16c).

Um ein Hemd, eine Strickjacke oder eine Jacke anzuziehen, legt der Patient das entsprechende Kleidungsstück so auf seine Knie, daß der Ärmel frei zwischen den Knien nach unten hängen. So kann er mit der hemiplegischen Hand ohne Probleme hineinschlüpfen (Abb. 10.17a). Der Ärmel wird dann bis zur Schulter am Arm hochgezogen (Abb. 10.17b). Aufgrund der Protraktion der Skapula bleibt der Ellbogen gestreckt. Der Patient faßt dann um seinen Körper herum, um nach der Jacke zu greifen, und zieht sie soweit zur anderen Seite hinüber, bis er seinen gesunden Arm in den Jackenärmel stecken kann. Es gibt Patienten, die keine Schwierigkeiten haben, ihr Gleichgewicht im Stehen zu halten und die deshalb ein Hemd lieber im Stehen anziehen.

Das Problem, die Manschetten am Ärmel des gesunden Arms zuzuknöpfen, kann dadurch gelöst werden, daß man den Manschettenknopf einfach mit einem elastischen Faden annäht. Der Knopf bleibt dann immer geschlossen, und der Patient kann trotzdem seine Hand ohne weiteres durch den Ärmel stecken.

Will der Patient einen Pullover oder ein T-Shirt anziehen, legt er das entsprechende Kleidungsstück so mit der Vorderseite nach unten auf seine Knie, daß der Halsausschnitt vorn auf seinen Knien zu liegen kommt. Der Ärmel für den hemiplegischen Arm hängt auch hier locker zwischen seinen Knien. Nachdem der Patient seinen hemiplegischen Arm mit Hilfe der gesunden Hand durch den Ärmel gesteckt hat, zieht er diesen bis zur Schulter hoch und schlüpft dann mit der gesunden Hand in den anderen Ärmel. Er faßt dann nach dem Pulloverrücken, zieht ihn über den Kopf und lehnt sich dabei weit nach vorn, damit sein Arm extendiert bleibt (Abb. 10.18).

Die Schuhe werden genauso wie die Socken angezogen (Abb. 10.19). Will der Patient sie zuschnüren, können die Füße jedoch flach auf den Boden aufgesetzt werden. Trägt der Patient Schnürschuhe, sollten die Schnürsenkel so eingefädelt sein, daß der Patient sie wenn nötig mit einer Hand festziehen kann (Abb. 10.20a–c). Schuhe des Mokassintyps sind modisch und haben den Vorteil, daß der Patient keine Probleme mit Schnürsenkeln hat, und sie trotzdem einen guten Halt bieten (Abb. 10.21a). Manche Patienten ziehen halbhohe Stiefel mit Reißverschluß vor, die ihrer Meinung nach einfacher anzuziehen sind und zusätzlichen Halt am Fußgelenk bieten. Einige Schuhmodelle oder halbhohe Stiefel sind auch

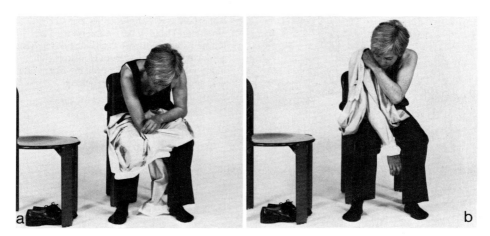

Abb. 10.17 a, b. Anziehen eines Hemdes oder einer Bluse (rechtsseitige Hemiplegie). **a** Der hemiplegische Arm wird durch den vorher entsprechend hingelegten Ärmel geschoben. **b** Der Ärmel wird bis zur Schulter hochgezogen

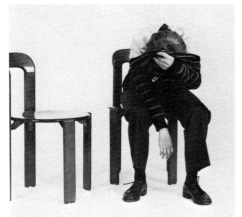

Abb. 10.18. Anziehen eines Pullovers (rechtsseitige Hemiplegie)

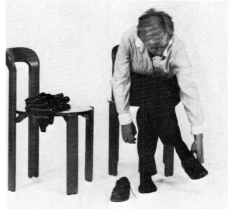

Abb. 10.19. Anziehen des Schuhs auf der hemiplegischen Seite (rechtsseitige Hemiplegie)

mit Klettverschluß erhältlich. Außerdem hat der Patient die Möglichkeit, seine eigenen Schuhe mit Klettverschlüssen versehen zu lassen (Abb. 10.21 b).

Einen Mantel kann der Patient am einfachsten im Stehen anziehen. Er geht dabei genauso vor wie bei der Strickjacke. Ist der hemiplegische Arm ausgeprägt spastisch, kann es sich als nötig erweisen, daß der Patient den Mantel vorher auf einem Tisch zurechtlegt; so kann er mit Hilfe der gesunden Hand die hemiplegische durch den Ärmel führen.

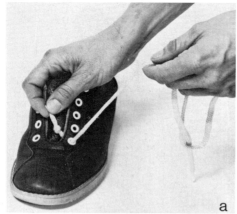
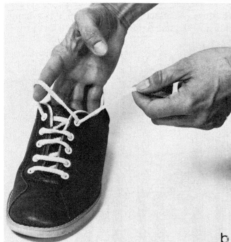
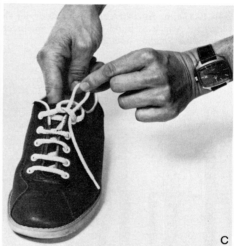

Abb. 10.20 a–c. Schnürsenkel, der sich mit einer Hand binden läßt. **a** Zuerst wird ein Knoten an der äußeren Ösenreihe des Schuhs gemacht. **b** Der Schnürsenkel lockert sich nicht, wenn er zweifach durch die obere Öse gezogen wird. **c** Binden des Senkels

10.4 Ausziehen

Das Ausziehen von Kleidungsstücken ist einfacher als das Anziehen, da der Patient jeden erforderlichen Schritt erkennt (Wiedererkennensebene; Affolter 1981). Die Bewegungen werden in den gleichen Sequenzen und nach dem gleichen Prinzip wie beim Anziehen durchgeführt, d. h. Übereinanderschlagen der Beine, Halten des hemiplegischen Arms nach vorn in Extension etc. Allerdings muß der Patient das Kleidungsstück zuerst von der gesunden Extremität entfernen, um dann die hemiplegische Seite entkleiden zu können. Im normalen Leben gehört zum Ausziehen auch das Wegräumen oder Zusammenlegen der ausgezogenen Kleidungsstücke. Daher sollten auch diese Tätigkeiten in den Bewegungsablauf des Hemiplegiepatienten aufgenommen werden.

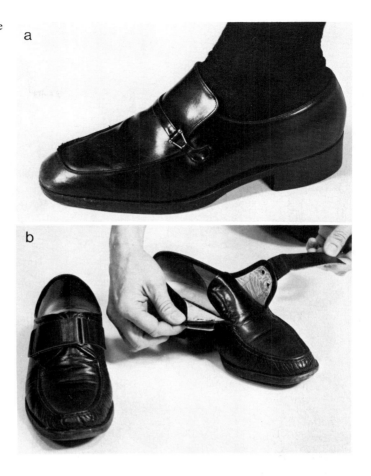

Abb. 10.21 a, b. Schuhe ohne Schnürsenkel.
a Mokassin, der dem Fuß festen Halt gibt.
b Klettverschluß am Schuh des Patienten

10.5 Essen

Die Probleme, die Hemiplegiepatienten mit dem Essen haben, werden in Kapitel 13 umfassend beschrieben. Darüber hinaus muß unbedingt darauf geachtet werden, daß der Patient lernt, sich richtig hinzusetzen und seinen Stuhl nah genug an den Eßtisch zu rücken. Er geht zunächst auf den Tisch zu und zieht den Stuhl weit genug zurück, um sich hinsetzen zu können. Im Sitzen greift er zwischen seinen Oberschenkeln vorn unter den Stuhl, lehnt sich weit genug nach vorn, um das Gesäß von der Sitzfläche heben zu können, und zieht den Stuhl dann näher an den Tisch (Abb. 10.22). Der Patient legt dann seinen hemiplegischen Arm parallel zu seinem Gedeck auf den Tisch auf. Die korrekte Armhaltung ermöglicht ihm, beim Essen aufrecht und symmetrisch zu sitzen (Abb. 10.23). Sobald der hemiplegische Arm wieder teilweise aktiv beweglich wird, kann der Patient die betroffene Hand benutzen, um Nahrung zum Mund zu führen (soweit diese mit den Händen gegessen wird). Um mit Löffel oder Gabel umgehen zu können, bedarf es viel feinerer und

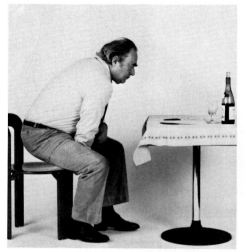

10.22

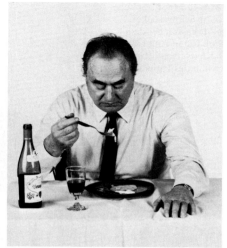

10.23

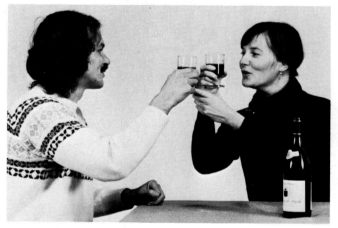

10.24

Abb. 10.22. Der Stuhl wird nahe genug an den Tisch gerückt (linksseitige Hemiplegie)

Abb. 10.23. Aufrechte symmetrische Haltung beim Essen (linksseitige Hemiplegie)

Abb. 10.24. Trinken aus einem Glas mit der hemiplegischen Hand (rechtsseitige Hemiplegie)

aufeinander abgestimmter Bewegungen und eines höheren Maßes an Kontrolle. Zu Beginn bereiten Obst, Toast und Kekse dem Patienten die geringeren Schwierigkeiten. Das Trinken aus einem Glas erfordert keine große aktive Beweglichkeit, und der Patient kann bei dieser Tätigkeit sogar seine gesunde Hand zu Hilfe nehmen, um die andere zu unterstützen (Abb. 10.24). Der Patient sollte so früh wie möglich ermutigt werden, beide Hände einzusetzen, um mit Messer und Gabel zu essen. Dies sollte auch dann noch geschehen, wenn er bereits eine gewisse Fertigkeit entwickelt hat, alles nur mit der gesunden Hand zu erledigen.

Teamwork

Während der Therapiephase, in der der Patient lernt, die Aktivitäten des täglichen Lebens richtig und im Sinne der Therapie auszuführen, müssen unbedingt alle, die ihm dabei helfen, eine einheitliche Linie verfolgen. Für den Patienten ist es nämlich höchst verwirrend, wenn die verschiedenen Menschen, die sich um ihn bemühen, ihm unterschiedliche Hilfestellung oder einander widersprechende Ratschläge geben. Selbst wenn einem Patienten geholfen wird, sich unter Zeitdruck anzuziehen, da er eine Verabredung einhalten möchte, sollte der Helfer darauf achten, daß dabei nicht vom gewohnten Bewegungsablauf abgewichen wird.

10.6 Autofahren

Die Fähigkeit, Auto zu fahren, macht den Patienten selbständiger und unabhängiger und erhöht seine Lebensqualität. Sobald ein Patient ausreichende Fortschritte gemacht hat, ist die Möglichkeit des Autofahrens deshalb in Betracht zu ziehen. Zunächst sollten die entsprechenden gesetzlichen Bestimmungen des jeweiligen Landes abgeklärt werden, um sicherzustellen, daß der Patient sicher und gefahrlos fahren kann, ohne mit dem Gesetz in Konflikt zu geraten.

Es ist relativ einfach, ein Auto für einen hemiplegischen Fahrer umzurüsten.

Zunächst einmal sollte der Wagen ein automatisches Getriebe haben.

Eine Servolenkung erleichtert dem Patienten das Fahren. Außerdem sollte ein Halteknopf auf dem Lenkrad angebracht werden.

Der Patient muß Gas und Bremse mit seinem gesunden Bein bedienen. In manchen Fällen muß dafür das Gaspedal verlegt oder zur anderen Seite hin verbreitert werden (Abb. 10.25).

Licht und Scheibenwischer müssen mit der gesunden Hand bedient werden können, ohne daß der Fahrer dabei das Lenkrad loslassen muß.

Eine Armlehne als Stütze für den hemiplegischen Arm verhilft dem Patienten zu einer symmetrischen Haltung beim Fahren.

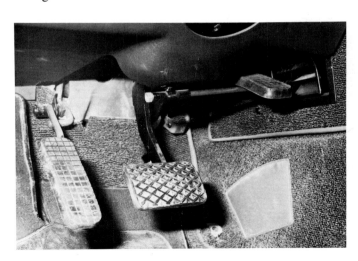

Abb. 10.25. Autoumbau. Gas- und Bremspedal können mit dem gesunden Fuß bedient werden (rechtsseitige Hemiplegie)

10.7 Überlegungen

Es liegt auf der Hand, daß die Fähigkeit des Patienten aufzustehen, zu gehen und Treppen zu steigen sowohl seine Selbständigkeit als auch seine Lebensfreude erheblich steigern. Bei allen diesen Aktivitäten des täglichen Lebens kommt es vor allem darauf an, daß der Patient das Gleichgewicht halten kann. Es muß unbedingt darauf geachtet werden, daß er sich nicht durch bestimmte, sich ständig wiederholende Stellungen zunehmend asymmetrisch bewegt. Viele Patienten tragen zum Beispiel Taschen mit Schulterriemen, um mit einer Hand auszukommen. Wird eine solche Tasche über der gesunden Schulter getragen, zieht der Patient sie ständig leicht nach oben, damit der Taschenriemen nicht abrutscht. Durch ein derartiges Anheben der gesunden Schulter wird die Verkürzung der betroffenen Seite noch verstärkt. Sobald der Patient die Tasche anders trägt, verbessert sich sofort seine Gesamthaltung. Solche Probleme zu sehen und entsprechend zu lösen, kann sehr wichtig sein, um sicherzustellen, daß der Patient die sowohl im ästhetischen wie auch im funktionellen Bereich erlangten Fähigkeiten beibehält.

11 Aktivitäten auf der Matte

Bewegungen auf einer auf dem Boden liegenden Matte spielen bei der Behandlung von Hemiplegiepatienten eine wichtige Rolle. Auf der Matte lernt der Patient wieder, sich zu bewegen, da er den Kontakt seines Körpers mit der festen Auflage spürt, wenn er seine Haltung verändert. Patienten mit gestörter Sensibilität haben Schwierigkeiten, ihre Bewegungen in einem leeren Raum ohne Orientierungshilfen durchzuführen, da sie sich dann ganz auf ihr eigenes Feedback-System verlassen müssen, um einzuschätzen, ob eine Bewegung richtig oder falsch war. Die Matte dagegen bietet dem Patienten eine feste Fläche und er kann Änderungen seiner Körperhaltung durch den Widerstand der Matte erspüren. Hemiplegiepatienten können sich dann wirklich frei bewegen, weil sie keine Angst mehr vor dem Fallen haben. Patienten, die nicht den Mut haben, zu gehen oder sich über freie Flächen zu bewegen, gewinnen an Selbstvertrauen, indem sie auf einer Matte Aktivitäten durchführen und lernen, vom Boden aufzustehen.

Ein Patient ist erst dann völlig unabhängig, wenn er ohne fremde Hilfe vom Boden aufstehen kann. Es sind viele Fälle bekannt, in denen Patienten, während sie al-

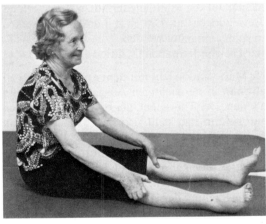

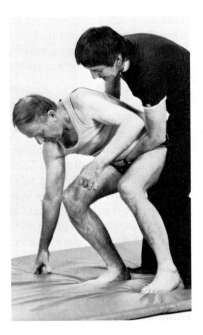

Abb. 11.1. 80jährige Patientin, die gerne auf der Matte übt (rechtsseitige Hemiplegie)

Abb. 11.2. Wie einem ängstlichen Patienten, der noch nicht die korrekte Methode beherrscht, geholfen wird, sich auf die Matte niederzulassen (linksseitige Hemiplegie)

lein waren, hinfielen und, obwohl sie sich nicht verletzt hatten, manchmal stundenlang auf dem Boden lagen und warten mußten, bis sie jemand fand und ihnen beim Aufstehen half. Durch Bewegungen auf der Matte wird aber nicht nur die Fähigkeit des Patienten gefördert, vom Boden aufzustehen, sondern es bietet sich zudem die Möglichkeit, die distale Spastizität erheblich zu reduzieren, indem der Körper des Patienten proximal gegen die Extremitäten bewegt wird. Es hat sich gezeigt, daß Patienten aller Altersgruppen Spaß an Bewegungen auf der Matte haben (Abb. 11.1) und daß solche Aktivitäten auch von hohem therapeutischen Nutzen sind, solange dafür gesorgt ist, daß der Patient insbesondere in der Anfangsphase ausreichende Hilfestellung und Unterstützung bekommt. Es ist sehr wichtig, daß die an ihn gestellten Anforderungen nur allmählich gesteigert werden.

11.1 Auf die Matte niederlassen

Das Ziel dieser Bewegung ist es, den Patienten zu befähigen, erst mit dem hemiplegischen Bein im Einbeinkniestand auf der Matte zu knien, dann in den Kniestand zu gehen und sich schließlich seitlich auf die Matte zu setzen. Aus dem Seitensitz kann er sich entweder hinlegen oder mit nach vorn ausgestreckten Beinen hinsetzen. Fühlt sich der Patient am Anfang noch nicht sicher genug oder glaubt der Therapeut, daß der Patient sich noch nicht im Knien selbst abstützen kann, läßt sich der Patient auf die Matte nieder, wie es ihm gerade am besten erscheint, und der Therapeut gibt ihm dabei die notwendige Hilfestellung. Meistens ist es für den Patienten am einfachsten, wenn der Therapeut hinter ihm steht und ihn hält, während er versucht, mit der Hand die Matte zu erreichen, die Knie vorsichtig zu beugen und sich schließlich auf die Matte zu setzen (Abb. 11.2). Während dieses Bewegungsablaufes ist es noch unwichtig, wie der Patient sich auf die Matte niederläßt, solange er dies schnell, sicher und mit fließenden Bewegungen tut. Die einzelnen Komponenten der Bewegungssequenz können dann später eingeübt werden.

Der korrekte Bewegungsablauf wird folgendermaßen facilitiert:

Der Patient stellt sich in die Mitte der Matte und macht mit dem gesunden Fuß einen Ausfallschritt nach vorn; er steht nun in der richtigen Ausgangsposition, um sich auf sein hemiplegisches Knie zu knien. Der Therapeut, der bis dahin mit seinen Händen den Patienten an den Hüften geführt hat, stellt sich nun dicht hinter ihn und legt ihm die Hände auf die Schultern (Abb. 11.3 a). Während der Patient sich dann niederkniet, stützt der Therapeut mit seinem Knie dessen Hüfte gut ab, da diese sonst sehr leicht plötzlich total flektiert werden kann (Abb. 11.3 b). Wenn der Therapeut die Schultern des Patienten wie beschrieben hält, kann er ihm dabei helfen, seinen Rumpf zu strecken, und zudem die Stellung der Hüfte seines Standbeins korrigieren. Sobald der Patient die korrekte Haltung im Einbeinkniestand eingenommen hat, hebt er den vorn aufgesetzten gesunden Fuß an, bevor er ihn nach hinten bewegt und schließlich den Kniestand erreicht (Abb. 11.3 c). Der Therapeut korrigiert dabei mit einer Hand die Haltung des hemiplegischen Fußes, der oft in die Supination zieht, so daß der große Zeh schmerzhaft gedrückt wird (Abb. 11.3 d). Die andere Hand des Therapeuten liegt auf der Brust des Patienten, damit dieser nicht vornüberfällt.

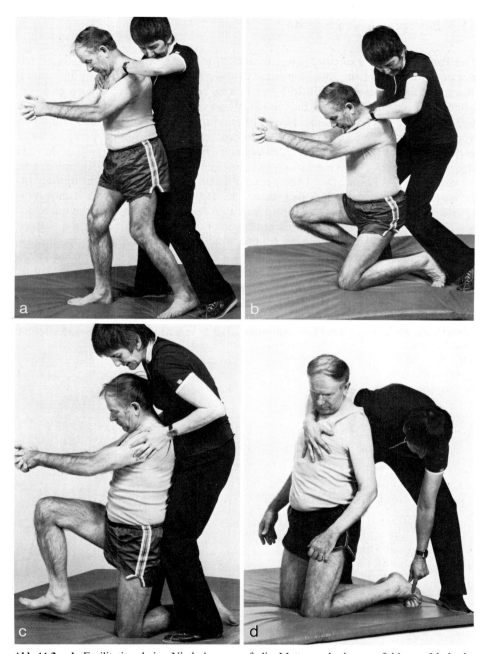

Abb. 11.3 a–d. Facilitation beim Niederlassen auf die Matte nach der empfohlenen Methode (linksseitige Hemiplegie). **a** Die Therapeutin steht dicht hinter dem Patienten und hilft ihm, über ihr Knie auf sein hemiplegisches Knie zu rutschen. **b** Die Hüfte zieht leicht in die vollständige Flektion. **c** Die Therapeutin hält mit ihrem Knie die Hüfte des Patienten in der Extension. Der Patient kann dann das gesunde Bein anheben. **d** Er führt das gesunde Bein nach hinten und bewegt sich in den Kniestand; die Therapeutin korrigiert die Stellung der Zehen, um sie vom Druck zu befreien

11.2 Bewegung in den Seitsitz

Der Patient setzt sich zu einer Seite hin und stützt sich dabei zunächst noch mit seiner gesunden Hand ab. Sobald er diesen Bewegungsablauf beherrscht und seinen Rumpf ausreichend unter Kontrolle hat, bewegt er sich von einer Seite zur anderen, ohne dabei die Hand zu Hilfe zu nehmen. Wenn sich der Patient auf die rechte Seite setzt, steht der Therapeut dabei hinter ihm und drückt mit seiner linken Hand von vorn den linken Beckenkamm des Patienten seitlich nach hinten unten, um die rechte Gesäßhälfte des Patienten zum Boden zu führen; gleichzeitig hilft er ihm mit der rechten Hand, die rechte Schulter vorzuschieben und die rechte Rumpfseite zu verlängern (Abb. 11.4a). Der Therapeut stellt sich dabei so hin, daß er mit der Innenseite seines rechten Beines den Rumpf des Patienten stützt und die Rumpfrotation fördert. Außerdem kann er verhindern, daß der Patient zur Seite oder nach hinten fällt, denn diese Gefahr besteht anfänglich noch (Abb. 11.4b). Wenn der Kopf des Patienten sich nicht automatisch korrekt ausrichtet, kann der Therapeut diese Bewegung facilitieren.

Will der Patient auf der anderen Seite sitzen, hebt er beide Knie vom Boden ab und dreht sie dann (Abb. 11.5) zur anderen Seite, bis er auf seiner linken Gesäßhälfte sitzt. Das untere Bein ruht nun flach auf dem Boden und die Knie berühren sich.

Der Therapeut facilitiert die korrekte Bewegung des hemiplegischen Knies. Dann stellt er sich so hinter den Patienten, daß er mit der Innenseite seines Beines

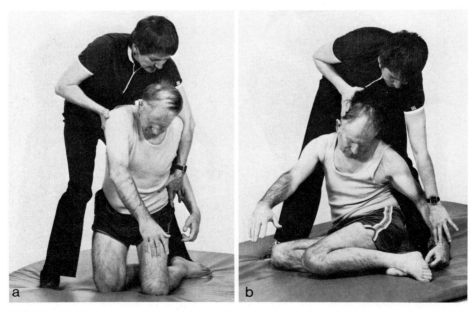

Abb. 11.4a, b. Niederlassen in den Seitsitz auf der gesunden Seite (linksseitige Hemiplegie). **a** Die Therapeutin facilitiert die Rumpfrotation. Sie hat sich dabei so hingestellt, daß sie den Rumpf des Patienten mit der Innenseite ihres rechten Beines abstützen kann. **b** Korrektur des Seitsitzes. Der Patient stützt sich nicht mit der gesunden Hand ab

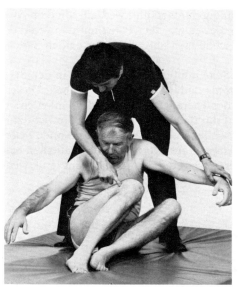

Abb. 11.5. Überwechseln auf die andere Seite (linksseitige Hemiplegie)

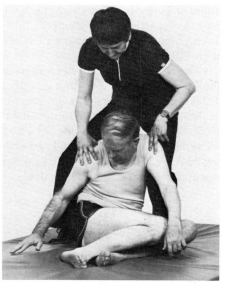

Abb. 11.6. Seitensitz auf der hemiplegischen Seite. Die Therapeutin hat sich so hingestellt, daß sie den Rumpf des Patienten mit der Innenseite ihres linken Beines stützen kann (linksseitige Hemiplegie)

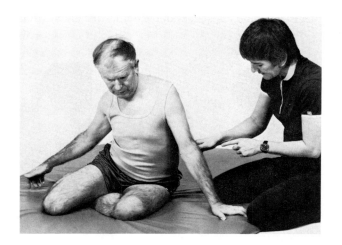

Abb. 11.7. Seitensitz mit seitlich aufgestütztem hemiplegischem Arm (linksseitige Hemiplegie)

die gegenüberliegende Rumpfseite des Patienten stützen kann (Abb. 11.6). Da es dem Patienten schwerfällt, den Rumpf zu rotieren und die Seitenflexoren entsprechend zu dehnen und zu verkürzen, kann dieser Bewegungsablauf zunächst schwierig und unangenehm für ihn sein. Aus diesem Grunde sollten die Knie des Patienten zunächst langsam und vorsichtig bewegt werden, und der Bewegungsablauf sollte nicht notwendigerweise gleich vollständig durchgeführt werden. Mit dem Abbau der Spastizität des Rumpfes fällt die Bewegung dem Patienten dann immer leichter, bis ihm die korrekte Sitzhaltung schließlich auf keiner der beiden Seiten mehr Mühe bereitet.

Der Seitensitz auf der hemiplegischen Seite inhibiert die Spastizität in den Seitenflexoren des Rumpfes und gibt der Skapula dadurch Bewegungsfreiheit. Dieser Effekt kann noch verstärkt werden, wenn der Therapeut den Arm des Patienten in vollständiger Außenrotation hochhebt und ihn dann auffordert, sein Gewicht zunächst auf die hemiplegische Seite und anschließend zurück auf die gesunde Seite zu verlagern. Als Alternative kann der Therapeut auch die Hand des Patienten bei gestreckten Ellbogen neben dessen Körper aufsetzen, damit der Patient lernt, sich abzustützen und den Ellbogen dabei aktiv zu strecken (Abb. 11.7).

11.3 Bewegungen im Langsitz

Aus dem Seitsitz streckt der Patient die Beine nach vorn aus und legt seine Hände vor sich auf die Beine. Dann schiebt er die Hände auf den Beinen entlang auf die Füße zu, wobei er die Knie möglichst gestreckt hält. Der Therapeut kniet dabei vor dem Patienten und führt seinen hemiplegischen Arm, so daß die Bewegung dem Patienten keinerlei Mühe bereitet. Sobald der Therapeut spürt, daß der Arm nicht mehr aus der Skapula zurückgezogen wird, fordert er den Patienten auf, die Hände in der entsprechenden Stellung auf den Beinen ruhen zu lassen (Abb. 11.8a); dabei hält er, falls nötig, dessen Fuß in Dorsalflektion. Bewegt der Patient nun die hemiplegische Hand auf sein anderes Bein, wird die Skapula protrahiert. Die Sensibilität

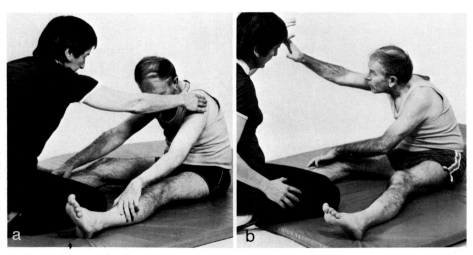

Abb. 11.8a, b. Langsitz mit Inhibition der Flexorenspastizität im gesamten Arm (linksseitige Hemiplegie). **a** Die Hände des Patienten ruhen auf seinen Beinen. **b** Die hemiplegische Hand ruht auf dem gesunden Bein, während der Patient die gesunde Hand aktiv bewegt

im gesunden Bein hilft ihm dabei, die Retraktion bzw. das gesamte Muster der Flexorspastizität in Arm und Hand zu hemmen. Wenn der Patient seine gesunde Hand aktiv bewegt, sollte er versuchen, die Position der hemiplegischen Hand nicht zu verändern (Abb. 11.8 b).

Der Patient stützt sich bei außenrotierten, gestreckten Armen mit den Händen hinter sich auf der Matte ab. Der Therapeut hilft ihm, die Ellbogen gestreckt zu halten, während der Patient sein Gewicht von einer Seite zur anderen verlagert, so daß die Skapula frei auf der Thoraxwand verschoben wird. Die Handballen des Patienten sollten dabei flach auf der Matte aufliegen. Die Flexorspastizität wird inhibiert und die Extensoraktivität gleichzeitig stimuliert.

Der Patient kann die Spastizität im Bereich der Skapula auch hemmen, indem er seine Brustwirbelsäule beugt, ohne dabei die Position seiner Hände zu verändern. Durch diese Bewegung werden beide Skapulae stark protrahiert (Abb. 11.9 a). Die Wirbelsäule wird dann so vollständig wie möglich gestreckt, um den Hypertonus in Arm und Schulter durch die Bewegung des Rumpfes gegen die fixierten Arme zu inhibieren (Abb. 11.9 b).

Die gleichen Bewegungssequenzen können auch im Stehen und im Sitzen durchgeführt werden. In beiden Fällen stützt der Patient sich, wie in Kapitel 8 beschrieben, auf der Behandlungsbank ab. Wenn der Patient sitzt, legt er seine Hände vor sich zwischen den Beinen flach auf dem Boden auf. Der Therapeut inhibiert Retraktion und Depression der Skapula (Abb. 11.10). Sobald er spürt, daß der Hypertonus nachläßt, fordert er den Patienten auf, den Ellbogen gestreckt zu lassen. Der Patient beugt daraufhin die Ellbogen leicht, bevor er sie wieder aktiv streckt.

Der Patient legt sich langsam mit der notwendigen Rotation des Rumpfes über seine gesunde Seite hin, während der Therapeut den Arm vollständig inhibiert, um ihn in der Extension vorn zu halten. Auch die hemiplegische Schulter wird weit vor-

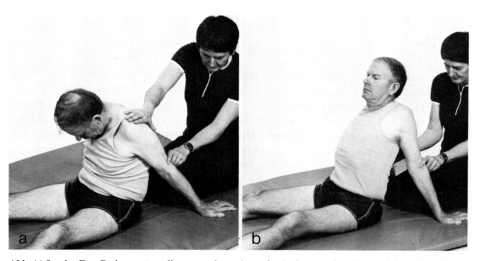

Abb. 11.9 a, b. Der Patient stützt die gestreckten Arme in Außenrotation hinter sich auf und inhibiert die Spastizität durch die Bewegung des Rumpfes: **a** in die Flektion und **b** in die Extension (linksseitige Hemiplegie)

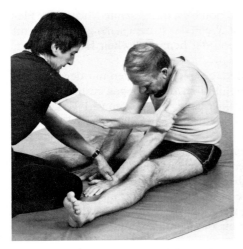 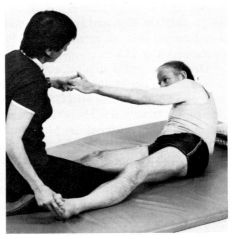

Abb. 11.10. Inhibieren von Retraktion und Depression der Skapula (linksseitige Hemiplegie)

Abb. 11.11. Hinlegen und Aufsetzen mit betonter Rumpfrotation (linksseitige Hemiplegie)

geschoben, und der Patient versucht zu verhindern, daß sie während des Bewegungsablaufes nach hinten zieht (Abb. 11.11). Mit einer Drehung über die gesunde Seite gelangt er dann wieder in den Langsitz. Der Patient führt die hemiplegische Schulter nach vorn, und der Therapeut hält seinen Arm in der Extension. Aus der Rückenlage heraus können sehr gut jene Bewegungsabfolgen angeschlossen werden, die ein Rollen des Körpers beinhalten.

11.4 Das Rollen

Das Rollen zu einer Körperseite fällt Hemiplegiepatienten nicht schwer und kann vom Therapeuten so facilitiert werden, daß der Patient sich fließend und rhythmisch bewegt. Unabhängig davon, ob der Patient sich zur Seite oder in die Bauchlage rollt, muß der Therapeut unbedingt darauf achten, daß die Bewegung dem normalen Muster entsprechend abläuft. Untrainierte Patienten benutzen häufig ihr gesundes Bein, um sich hinten vom Boden abzudrücken, oder sie setzen es vorn zu früh auf, um die Bewegung abzubremsen. Auch halten sie oft den Kopf in einer zu stark ausgeprägten Extension oder setzen die gesunde Hand ein, um sich mit ihr entweder vorn bei der Rollbewegung vorwärts oder hinten bei der Rollbewegung rückwärts abzustützen. Der Therapeut muß jeweils soviel Hilfe leisten, wie der Patient benötigt, bis er ohne Unterstützung entsprechend dem normalen Bewegungsmuster in die Bauchlage rollen kann.

Da der Bewegungsablauf beim Rollen sich in vielerlei Hinsicht positiv auswirkt, kann er in jedem Behandlungsstadium eingesetzt werden, wobei der Therapeut die entsprechende Facilitation gibt und darauf achtet, daß der Patient die Bewegung zunehmend exakter durchführt. Werden zwei Behandlungsbänke zusammengerückt, um die Übungsfläche zu vergrößern, können sogar solche Patienten rollen, die sich noch nicht auf eine Matte niederlassen können. Die Aktivitäten können eingesetzt werden, die Spastizität zu verringern, bevor der Patient mit der eigentlichen aktiven Bewegung seines hemiplegischen Arms beginnt.

11.4.1 Rollen zur hemiplegischen Seite

Von allen Bewegungen fällt dem Hemiplegiepatienten die Drehung zu seiner hemiplegischen Seite hin am leichtesten. Daher kann er diese Bewegung von Anfang an dem normalen Bewegungsmuster entsprechend durchführen, selbst wenn er im Bett liegt (siehe Kapitel 5). Die empfindliche betroffene Schulter muß am Anfang oder –

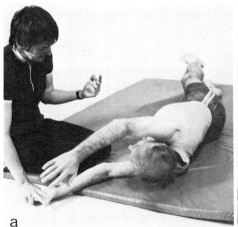
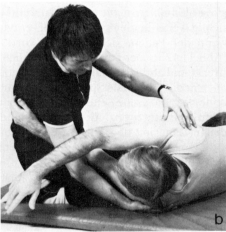

Abb. 11.12 a, b. Rollen zur hemiplegischen Seite (linksseitige Hemiplegie). **a** Mit abduziertem und vollständig gestrecktem Arm, **b** mit vollständig protrahiert gehaltener Skapula

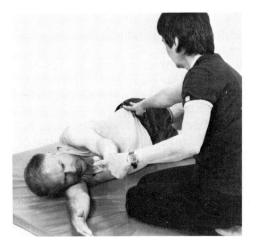

Abb. 11.13. Zurückrollen in die Rückenlage von der gesunden Seite aus mit verstärkter Rumpfrotation (linksseitige Hemiplegie)

wenn sie dem Patienten bereits Schmerzen bereitet – auch in späteren Stadien geschützt werden. Deshalb klemmt der Therapeut den Arm des Patienten zwischen seinen eigenen Arm und seinen Körper ein, wobei er den Oberarm des Patienten außerdem noch mit einer Hand stützt. Mit der anderen Hand stimuliert der Therapeut die Bewegung des gesunden Beins des Patienten, das dieser anheben und nach vorn über sein hemiplegisches Bein bewegen muß, ohne sich dabei hinten auf der Behandlungsbank oder Matte abzustoßen. Rollt der Patient über das hemiplegische Bein, wird dieses in den meisten Fällen nicht außenrotiert, sondern zieht statt dessen in die Innenrotation als einem Teil des spastischen Extensionsmusters. Der Therapeut legt seine freie Hand dann auf den Oberschenkel des Patienten, um die Außenrotation zu facilitieren. Die Hand muß schnell wieder entfernt werden, wenn der Patient sein gesundes Bein vorwärts bewegt. Mit dem gesunden Arm vollzieht er diese Vorwärtsbewegung ohne Hilfestellung. Der Patient rollt sich dann zurück, wobei das gesunde Bein wieder gestreckt und abduziert und flach auf die Matte aufgelegt wird.

Sobald die Spastizität der gesamten hemiplegischen Seite durch den Bewegungsablauf verringert worden ist, führt der Therapeut den Arm des Patienten vorsichtig weiter in die Abduktion, bis er dann schließlich flach auf der Matte aufliegt, wenn der Patient sich entweder vorwärts oder zurück in die Rückenlage rollt (Abb. 11.12 a). Der Patient sollte letztlich ohne Hilfe des Therapeuten den Arm gestreckt und abduziert halten und verhindern können, daß er in die Flektion zieht.

Um die proximale Spastizität vollständig zu inhibieren, rollt sich der Patient auf seine hemiplegische Seite. Der Therapeut bewegt die Skapula des Patienten in vollständige Protraktion, indem er eine Hand genau auf die Skapula legt und deren medialen Rand mit den Fingern nach vorn schiebt (Abb. 11.12 b). Ohne die Position und den Druck seiner Hand zu verändern, fordert der Therapeut den Patienten auf, sich vorsichtig abwechselnd nach vorn und nach hinten zu rollen, und verhindert so, daß wieder Spastizität im Bereich der Skapula auftritt. Je mehr sich die Spastizität verringert, desto weiter rollt sich der Patient jeweils nach hinten.

11.4.2 Rollen zur gesunden Seite

Der Therapeut kniet an der gesunden Seite des Patienten und hilft ihm, das hemiplegische Bein entsprechend dem normalen Bewegungsmuster nach vorn zu bewegen. Der Patient faltet dabei seine Hände und hält die Arme gestreckt, um sicherzustellen, daß sein hemiplegischer Arm geschützt ist. Das gesunde Bein bleibt flach auf dem Bett liegen und wird in die Außenrotation gedreht, während das andere Bein vorwärtsschwingt.

Wenn der Patient das hemiplegische Bein aktiv nach vorn bewegen kann, hält der Therapeut die hemiplegische Hand, während der Patient mit stärkerer Rumpfrotation nach hinten und vorn rollt. Der Therapeut sorgt mit einer Hand dafür, daß die Hand des Patienten in der Dorsalflektion bleibt, während er mit der anderen verhindert, daß die Schulter des Patienten beim Zurückrollen von der Seiten- in die Rückenlage retrahiert. Der Patient muß bei diesem Bewegungsablauf versuchen, sein hemiplegisches Bein in Abduktion auf der Stützfläche so weit wie möglich nach hinten zu führen.

220

Spürt der Therapeut, daß der Hypertonus im Arm des Patienten abgenommen hat, hält er nur noch dessen Hand und fordert ihn auf, beim Rückwärtsrollen die Schulter nicht auch mit nach hinten zu bewegen. Mit der freien Hand verstärkt der Therapeut die Rumpfrotation des Patienten, in dem er das Rollen des Beckens nach hinten facilitiert (Abb. 11.13).

11.4.3 Rollen in die Bauchlage

Rollt der Patient in die Bauchlage, spürt er durch den Widerstand der Matte seinen Körper auf eine ganz neue, positive Art und Weise. Bei diesem Bewegungsablauf muß unbedingt darauf geachtet werden, daß die Schulter des Patienten vor Verletzungen geschützt ist. Wenn er die Bauchlage erreicht, kann sich der Flexortonus erhöhen (siehe Kapitel 3) und durch seinen Einfluß auf Arm und Skapula Schmerzen in der Schulter verursachen. Aus diesem Grund sollte der Patient bei dieser Aktivität zunächst über seine gesunde Seite rollen, so daß der Therapeut die hemiplegische Schulter des Patienten ausreichend unterstützen kann.

Der Patient rollt über seine gesunde Seite in die Bauchlage und stützt sich entweder mit den Ellbogen ab oder streckt die Arme vor sich aus. Der Therapeut führt

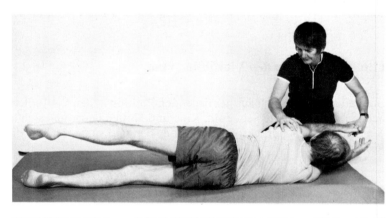

Abb. 11.14. Rollen in die Bauchlage über die gesunde Seite (linksseitige Hemiplegie)

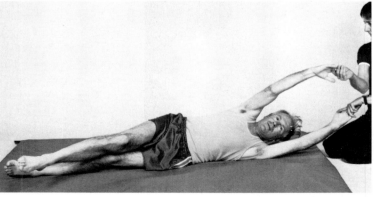

Abb. 11.15. Rollen in die Bauchlage über die hemiplegische Seite (linksseitige Hemiplegie)

während des gesamten Bewegungsablaufs den hemiplegischen Arm nach vorn in die gewünschte Position, ohne daß die Schulter dabei retrahiert werden kann (Abb. 11.14).

Der Patient rollt über seine hemiplegische Seite und hält den betroffenen Arm dabei angehoben (Abb. 11.15). In der Bauchlage hält er dann beide Arme vor sich ausgestreckt.

11.5 Die Bauchlage

Wenn der Patient auf dem Bauch liegt und sich dabei mit den Ellbogen abstützt, kann der Therapeut ihm helfen, sich so zu bewegen, daß der erhöhte Tonus im Bereich der Skapula verringert und eine selektive Aktivität stimuliert wird. Wenn der Patient seine Brustwirbelsäule beugt und seine Brust vom Boden weg bewegt, dann protrahiert seine Skapula, und die Bewegung der proximalen gegen die distalen Teile hemmt die Spastizität. Verlagert er sein Gewicht von einer Seite auf die andere, bewegt sich die Skapula entlang der Thoraxwand und der Tonus wird im gesamten Arm verringert (Abb. 11.16). Während der Patient sich zur Seite bewegt, kann der Therapeut den Oberarm der hemiplegischen Seite des Patienten nach außen rotiert halten, wobei der Unterarm in der Supination liegt und Pronation gehemmt wird.

11.6 Bewegung in den Vierfüßlerstand

Der Patient bewegt sich aus der liegenden Position in den Vierfüßlerstand, indem er sich auf seine gesunde Seite rollt, Knie und Hüften beugt und sich mit dem Arm in den Seitensitz hochdrückt; dann dreht er sich und stützt sich auf die Knie und die gesunde Hand.

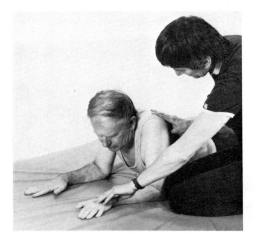

Abb. 11.16. Bewegung in die Bauchlage mit Abstützen auf den Ellbogen (linksseitige Hemiplegie)

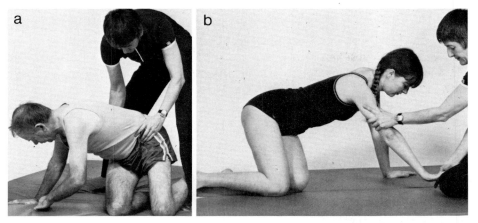

Abb. 11.17a, b. Bewegung vom Seitensitz in den Vierfüßlerstand. **a** Hilfestellung an den Hüften (linksseitige Hemiplegie). **b** Führen des hemiplegischen Armes (rechtsseitige Hemiplegie)

Solange es dem Patienten noch Schwierigkeiten bereitet, sich in den Vierfüßlerstand zu bewegen, steht der Therapeut hinter ihm und legt seine Hände auf die Beckenseiten des Patienten. Er hilft ihm dann dabei, das Gesäß vom Boden zu heben und sich durch eine Wendung seines Körpers hinzuknien (Abb. 11.17a). Sobald der Patient diese Stellung eingenommen hat, kniet sich der Therapeut vor ihn und legt die hemiplegische Hand des Patienten korrekt auf die Matte. Kann der Patient erst einmal den Vierfüßlerstand ohne Hilfestellung einnehmen, kniet sich der Therapeut vor ihm auf die Matte und führt seinen hemiplegischen Arm während des gesamten Bewegungsablaufs (Abb. 11.17b).

Der Patient kann den Vierfüßlerstand auch aus dem Kniestand einnehmen, wenn er sich zu Beginn der Bewegungssequenz auf die Matte niederläßt. Er muß jedoch auf jeden Fall lernen, wie er aus dem Liegen über den Seitensitz den Vierfüßlerstand erreicht, damit er, wenn er jemals hinfallen sollte, vom Boden selbständig aufstehen kann. (Abgesehen davon macht es vielen Patienten auch Spaß, sich auf eine Wiese zu setzen oder am Strand zu liegen und dann ohne fremde Hilfe mühelos aufstehen zu können.)

11.7 Aktivitäten im Vierfüßlerstand

1. Der Patient belastet gleichmäßig beide Hände und Knie und macht dabei einen möglichst runden Rücken, wobei er die Skapula in die Protraktion bewegt (Abb. 11.18). Der Therapeut hilft ihm, Ellbogen gestreckt zu halten und die Finger vollständig zu strecken. Der Patient streckt den Rücken dann wieder, d.h. er extendiert die Wirbelsäule, und wiederholt daraufhin den Bewegungsablauf. Je besser er seinen Arm selbst gestreckt halten kann, desto mehr bewegt der Therapeut langsam steigend die Hände des Patienten, so daß dessen Schultern mehr und mehr in Außenrotation und der Unterarm in Supination kommen.

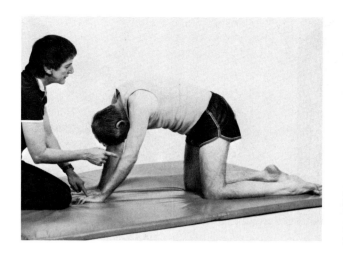

Abb. 11.18. Vierfüßlerstand mit gerundetem Rücken zur Inhibition der Retraktion der Skapula (linksseitige Hemiplegie)

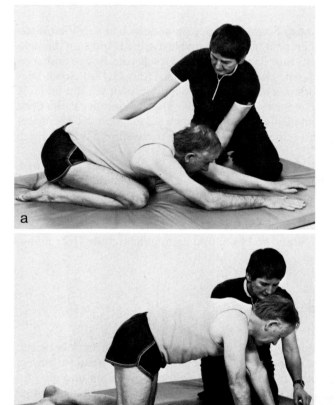

Abb. 11.19 a, b. Bewegung aus dem Vierfüßlerstand (linksseitige Hemiplegie): **a** In den Fersensitz, **b** mit Gewichtsverlagerung nach vorn auf die Arme

2. Aus dem Vierfüßlerstand setzt sich der Patient nach hinten auf die Fersen und läßt dabei die Arme und Hände weiterhin vor sich auf der Matte ausgestreckt ruhen (Abb. 11.19a). Dann verlagert er sein Körpergewicht wieder nach vorn auf die Arme (Abb. 11.19b). Der Therapeut hilft ihm dabei, die korrekte Position des hemiplegischen Arms nicht zu verändern und die Rumpfseite zu verlängern. Falls nötig, hält der Therapeut mit seinem Oberschenkel den Ellbogen des Patienten gestreckt und stabilisiert mit seiner Hand dessen Schulter in Vorlage. Wird diese Bewegungssequenz wiederholt, verringert sich die Spastizität in der gesamten Seite, und der Patient kann dann meist seine Ellbogen aktiv strecken, wenn er wieder den Vierfüßlerstand einnimmt.
3. Der Patient verkürzt seine gesunde Rumpfseite vom Becken her aktiv, so daß seine hemiplegische Seite verlängert wird. Diese Bewegung wird dann selektiv wiederholt, wobei das Körpergewicht gleichmäßig auf beide Knie verteilt ist.

11.8 Aktivitäten im Kniestand

Wenn sich der Patient vom Vierfüßlerstand in den Kniestand aufrichtet, steht der Therapeut hinter ihm, um mit seinen Knien die Hüftextension zu unterstützen. Diese fällt dem Patienten in der beschriebenen Stellung für gewöhnlich schwer, da die

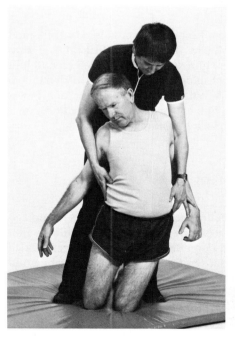

Abb. 11.20. Kniestand mit Gewichtsverlagerung auf das hemiplegische Bein (linksseitige Hemiplegie)

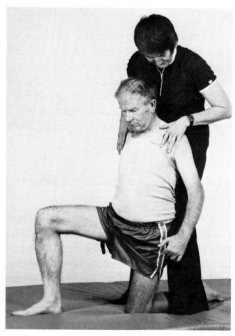

Abb. 11.21. Einbeinkniestand auf dem hemiplegischen Knie (linksseitige Hemiplegie)

Hüftkontrolle bei gebeugten Knien sehr selektiv erfolgen muß: Der Patient kann nicht die vollständigen Extensorsynergien einsetzen; zudem zieht bei gebeugten Knien häufig das ganze Bein in die Flektion. Diese Stellung ist also ausgezeichnet zum Erlernen der Hüftextension geeignet. Bei Bewegungen im Kniestand und im Einbeinkniestand kann der Patient die Arme frei halten und braucht die Hände nicht zu falten, so daß die normalen Gleichgewichtsreaktionen gefördert werden. Der Therapeut kann daran, wie der Patient seinen hemiplegischen Arm hält, erkennen, ob die Hilfestellung ausreicht oder ob es dem Patienten schwerfällt, die notwendigen Bewegungen durchzuführen.

Der Patient belastet erst das eine und dann das andere Bein. Bewegt er sich zu seiner hemiplegischen Seite, sollte sich diese deutlich verlängern, so daß die Hüfte seitlich am weitesten herausragt (Abb. 11.20). Sie muß dabei gestreckt bleiben, und der Therapeut unterstützt diese Streckung mit seinen Knien. Sobald er spürt, daß der Patient aktive Kontrolle ausüben kann, fordert der Therapeut ihn auf, sein Gesäß von den unterstützenden Knien wegzubewegen und verringert so allmählich seine Hilfestellung. Die laterale Beckenbewegung wird vom Therapeuten mit den Händen gefördert. Der Patient verlagert sein Gewicht vollständig auf sein hemiplegisches Bein, bewegt den gesunden Fuß nach vorn und setzt ihn auf den Boden vor sich auf (Abb. 11.21).

11.9 Aktivitäten im Einbeinkniestand

Der Patient bringt sein gesundes Bein aus dem Einbeinkniestand in den Kniestand und wieder zurück, ohne daß dabei sein Fuß über den Boden schleift. Der Therapeut facilitiert auch bei dieser Bewegung die Hüftextension des Patienten und hilft ihm, das Gleichgewicht zu halten. Zur Abwechslung kann der Patient auch mit dem gesunden Fuß leicht auf den Boden vor sich auftippen und, wenn er den Bewegungsablauf besser unter Kontrolle hat, den Fuß entweder an die Mittellinie annähern und überkreuzen oder ihn zur anderen Seite hin bewegen.

11.10 Aufstehen aus dem Einbeinkniestand

Um vom Boden aufzustehen, verlagert der Patient sein Gewicht auf das hemiplegische Bein und bewegt den gesunden Fuß nach vorn. Er geht zunächst in den Einbeinkniestand, macht eine Pause und bringt dann den Rumpf in Vorlage, bis sich der Kopf in einer Linie mit dem vorn aufgesetzten Fuß befindet. Dann steht er auf und zieht den hemiplegischen Fuß nach vorn auf die Höhe des gesunden Fußes.

Führt der Patient diese Bewegung mit gefalteten Händen und gestreckten Armen durch, fällt es ihm nicht schwer, sein Körpergewicht weit genug nach vorn zu verlagern. Der Therapeut facilitiert die Bewegung, indem er dem Patienten von hinten unter die Achsel faßt und ihn nach vorn und oben lenkt (Abb. 11.22 a). Er kann die Bewegung auch fördern, indem er seine Hände auf die Beckenseite des Patienten legt und diesem so beim Aufstehen hilft (Abb. 11.22 b). Hat der Patient am An-

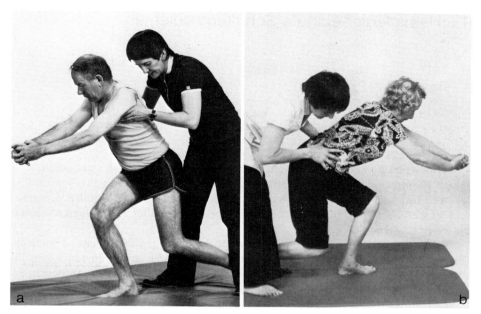

Abb. 11.22 a, b. Aufstehen vom Boden. **a** Die Therapeutin facilitiert über die Achseln des Patienten (linksseitige Hemiplegie). **b** Facilitieren über das Becken (rechtsseitige Hemiplegie)

fang noch Angst vor diesem Bewegungsablauf oder ist er nach Meinung des Therapeuten für den Patienten noch zu schwierig, dann kann ein Stuhl vor ihm aufgestellt werden, auf den er beim Aufstehen seine gefalteten Hände stützen kann.

11.11 Überlegungen

Die Aktivitäten auf der Matte sollten dem Patienten Spaß machen. Es muß unbedingt darauf geachtet werden, daß die anfangs gegebenen Bewegungshilfen genügend und angemessen sind. Der Therapeut kann zum Beispiel leicht den Fehler machen, daß er den Patienten zu lange im Kniestand die Verlagerung seines Körpergewichts üben läßt. Dem Patienten werden dann die Knie schmerzen, und er wird in der Zukunft wenig Lust zu weiteren Aktivitäten auf der Matte haben, weil er sie immer mit diesem unerfreulichen Erlebnis in Verbindung bringen wird. Wenn der Fuß des Patienten stark in die Flektion zieht und die Zehen deshalb schmerzhaft gedrückt werden, kann am Anfang noch ein kleines Kissen unter den Fuß gelegt werden, um den Druck zu verringern. Fallen später dem Patienten die Bewegungen immer leichter, zieht auch der Fuß automatisch weniger in die Flektion. Es wäre ausgesprochen schade, sich den hohen therapeutischen Wert von Bewegungssequenzen auf der Matte nicht zunutze zu machen, nur weil am Anfang dabei vielleicht gewisse Schwierigkeiten aufgetreten sind. Schließlich sollten wir auch nicht vergessen, daß sich jeder Mensch zunächst einmal in seiner frühen Kindheit auf dem Boden bewegt hat und sich damit für das Stehen und Gehen vorbereitete.

12 Hemiplegiebedingte Schulterprobleme

In zahlreichen Krankenhäusern und Rehabilitationszentren in der gesamten Welt leiden Hemiplegiepatienten an starken Schulterschmerzen, die sowohl für sie selbst als auch für das Betreuungspersonal eine große Beunruhigung darstellen. Untersuchungen ergaben, daß diese Schmerzen bei bis zu 70% aller Hemiplegiepatienten auftreten (Caldwell et al. 1969).

Roper (1982) zufolge ist die schmerzende Schulter „ein erhebliches Hindernis für das gesamte Rehabilitationsprogramm, da ein Patient mit adduzierter, medial rotierter Schulter keinen Versuch unternimmt, den betroffenen Arm zu benutzen, und auch das Gehtraining häufig nicht mitmacht". „Ein Patient, dem Bewegungen Schmerzen verursachen, wird jede Bewegung unterlassen. Wenn er darüber hinaus auch im Ruhezustand Schmerzen hat, entzieht er sich im allgemeinen jeglichem aktiven Rehabilitationsprogramm" (Braun et al. 1971).

Solche Schmerzen haben darüber hinaus weitreichende Folgen:

Der Patient kann sich nicht darauf konzentrieren, neue Fähigkeiten zu erlernen, denn er ist ständig durch den Schmerz abgelenkt.
Es fällt ihm schwer, seine Unabhängigkeit im täglichen Leben wiederzugewinnen, da der Schmerz und die Steifigkeit ihn beim Waschen und Anziehen, beim Umdrehen im Bett usw. behindern.
Die Gleichgewichtsreaktionen sind sowohl im Sitzen als auch im Stehen gestört; der Patient hat Angst, sich frei zu bewegen, um die Tätigkeiten zu verrichten, die von ihm verlangt werden.

Sein Gemütszustand verschlechtert sich erheblich, und wie jeder andere Mensch mit dauernden Schmerzen wird er deprimiert. Dadurch entsteht ein Teufelskreis: der Patient kann nicht schlafen und kann daher in der Behandlung nicht ausreichend mitarbeiten. So macht er kaum Fortschritte, und der Mangel an Erfolg verstärkt wiederum seine Niedergeschlagenheit. Der Schmerz selbst kann die Muskelaktivität inhibieren. Es ist äußerst schwierig, die aktive Bewegung des hemiplegischen Arms wiederherzustellen, solange der Schmerz anhält.

Glücklicherweise jedoch ist dem Schulterschmerz durch korrekte Behandlung vorzubeugen oder er ist zu beseitigen, falls er doch einmal auftreten sollte oder zu Behandlungsbeginn schon vorhanden war. Wegen der zahlreichen negativen Auswirkungen von Schulterschmerzen sollte die richtige Behandlung der Schulter auf jeden Fall höchste Priorität im Rehabilitationsprozeß genießen. Ein Patient, der einen Schlaganfall mit all seinen verheerenden Folgen erlitten hat, sollte nicht auch noch mit ständigen Schmerzen leben müssen.

Wenn die Behandlung Erfolg haben soll, ist es notwendig sich zunächst einmal mit dem normalen Schultermechanismus und mit den hemiplegiebedingten Problemen vertraut zu machen. Die Störungen lassen sich drei Kategorien zuordnen. Sie treten entweder einzeln oder in Kombination von zwei oder gar allen drei Störungen auf.

Die subluxierte Schulter.
Die schmerzhafte Schulter.
Das Schulter-Hand-Syndrom.

Der Erfolg der Behandlung hängt von der Art der jeweiligen Störung ab; es sollte daher sorgfältig zwischen den einzelnen Kategorien unterschieden werden.

12.1 Die subluxierte oder verschobene Schulter

Die subluxierte Schulter ist an sich nicht schmerzhaft. Sie ist jedoch äußerst verletzbar und kann sehr leicht geschädigt werden. Eine Subluxation der Schulter tritt häufig auf, insbesondere bei vollständiger Paralyse der oberen Extremität; ihr Vorkommen wird mit 73%, 66% bzw. 60% bei Hemiplegiepatienten mit schwerer Paralyse des Armes angegeben (Najenson et al. 1971; Najenson und Pikielni, 1965; Smith et al. 1982).

Untersuchungen im King's College Hospital aus dem Jahre 1976 ergaben, daß alle Hemiplegiepatienten mit einer vollständigen Lähmung des Arms, die im Laufe der ersten drei Wochen nach dem Schlaganfall in aufrecht sitzender Position geröntgt wurden, eine Verschiebung der Schulter aufwiesen (Abb. 12.1 a). Trotz der in manchen Fällen ausgeprägten Luxation war bei allen Patienten eine volle schmerzfreie Motilität im Schultergelenk vorhanden, und anhand der Röntgenbilder wurde

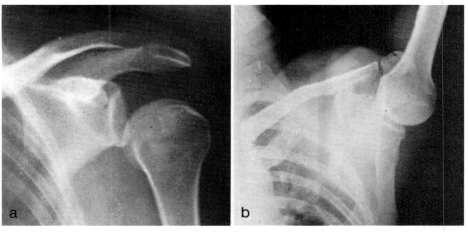

Abb. 12.1 a, b. Röntgenaufnahmen aus der King's College Hospital-Serie, 1976. **a** Subluxierte Schulter. **b** Korrekte Stellung bei flektierter Schulter

die interessante Feststellung gemacht, daß bei vollständig erhobenem Arm der Kopf des Humerus korrekt in der Schultergelenkpfanne gelagert war (Abb. 12.1 b).

Die Patienten verspürten jedoch dann ein unangenehmes Gefühl oder Ziehen, wenn der Arm zu lange seitlich herunterhing. Dieser Schmerz verschwand, sobald der Arm passiv hochgehoben oder auf einen vor den Patienten stehenden Tisch aufgelegt wurde. Da diese Patienten keine Schmerzen verspürten und von Anfang an in korrekte Stellungen gebracht und sorgfältig behandelt worden waren, kann die Hypothese aufgestellt werden, daß die Subluxation spontan auftritt, wenn ein Patient im frühen Krankheitsstadium nach dem Schlaganfall beginnt, sich gegen die Schwerkraft aufzusetzen oder hinzustellen. Sie scheint also nicht die Folge traumatisierender oder inkorrekter Behandlung zu sein.

Roper (1975) beschreibt eine große Anzahl von Hemiplegiepatienten, die zur chirurgischen Behandlung ihrer starken Schulterschmerzen in das Rancho Los Amigos Hospital eingeliefert wurden. Bei keinem von ihnen ergab das Röntgenbild Hinweise auf das Vorliegen einer Schultersubluxation. Da diese Patienten bereits zwei Jahre oder länger an Hemiplegie gelitten hatten, kann daraus die Schlußfolgerung gezogen werden, daß die Subluxation im Laufe der Zeit mit wiederkehrendem Muskeltonus allmählich zurückgeht und in den meisten Fällen schließlich ganz verschwindet. Sie ist auf jeden Fall „extrem selten bei Patienten, die nach erfolgter neurologischer Stabilisierung untersucht werden" (Roper 1982).

12.1.1 Ursächliche Faktoren bei Hemiplegie

Zur präzisen Durchführung komplexer Aufgaben mit Hand und Fingern ist eine außerordentlich große Motilität im Schultergelenk notwendig. Die Stabilität wurde daher zugunsten der Beweglichkeit geopfert; die Gelenkpfanne ist im Vergleich zu der der Hüfte relativ klein. Der Humeruskopf ist nur zu einem Drittel von der Schultergelenkpfanne bedeckt. Die verringerte Stabilität wird teilweise durch die Stärke der das Schultergelenk umgebenden Muskulatur wieder wettgemacht (Zinn 1973).

Basmajian (1979, 1981) und Caillet (1980) haben klar und umfassend beschrieben, welche Faktoren beim gesunden Menschen die Subluxation oder Verschiebung des Humeruskopfes nach unten verhindern und wie es bei Hemiplegiepatienten zu einer Subluxation kommt. Bei einer normalen, korrekten Ausrichtung des Schulterblattes zeigt die Schultergelenkpfanne nach oben und seitlich nach vorn. Die Aufwärtsneigung der Gelenkpfanne trägt wesentlich dazu bei, eine Dislokation nach unten zu verhindern, denn der Humeruskopf könnte nur dann nach unten verschoben werden, wenn eine laterale Bewegung ermöglicht würde. Bei adduziertem Arm sind jedoch der obere Teil der Kapsel und das coracohumerale Ligament gestrafft und verhindern so passiv die laterale Bewegung des Humeruskopfes und damit auch seine Dislokation nach unten (Abb. 12.2 a). Basmajian spricht vom „Einrastmechanismus des Schultergelenks". Der M. supraspinatus verstärkt bei Belastung des Arms die horizontale Spannung der Kapsel.

Bei seitlich in Abduktion oder nach vorn angehobenem Arm wird die obere Kapsel entspannt (Abb. 12.2 b). Damit fällt ihre Haltefunktion aus und die Gelenkstabilität muß durch Muskelkontraktion gehalten werden. Der Einrastmechanis-

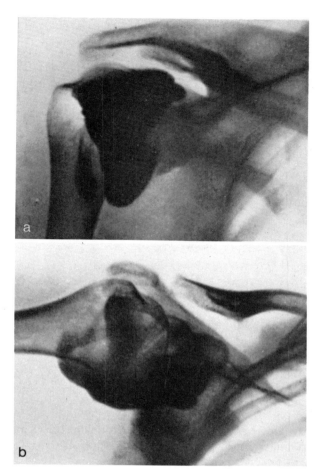

Abb. 12.2 a, b. Gelenkaufnahme einer normalen Schulter: **a** Adduzierter Arm: Oberer Abschnitt der Kapsel gespannt. **b** Abduzierter Arm: Oberer Abschnitt der Kapsel schlaff

mus kann bei abduziertem Humerus nicht mehr ablaufen, und die Stabilität des Gelenks hängt nun fast ausschließlich von den Muskeln der Rotatorenmanschette ab, die „als Wächter der Schulter bezeichnet werden könnten" (Basmajian 1981).

Einer Subluxation des Glenohumeralgelenks arbeiten vor allem die Muskeln entgegen, deren Fasern horizontal verlaufen, insbesondere der M. supraspinatus, die hinteren Fasern des M. deltoideus und der M. infraspinatus. Ein Patient mit einer Lähmung der Schultermuskeln aufgrund einer Läsion des Plexus brachialis muß nicht zwangsläufig eine Subluxation aufweisen. Der passive Einrastmechanismus des Schultergelenks ist intakt, solange die Schultergelenkpfanne normal ausgerichtet und die Kapsel gestrafft ist. Der Patient kann in diesem Fall das Schulterblatt aktiv in der korrekten Position halten (Abb. 12.3).

Eine Schultersubluxation bei Hemiplegiepatienten entsteht, weil nicht nur der passive Einrastmechanismus bei seitlich herunterhängendem Arm verlorengegangen ist, sondern auch die Stützfunktion durch willkürliche oder unwillkürliche Ak-

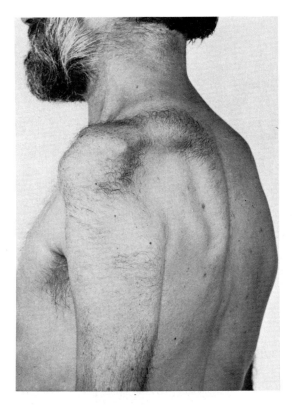

Abb. 12.3. Patient mit 9 Jahre alter Läsion des Plexus brachialis

tivität der entsprechenden Muskeln fehlt. Eine Kombination der folgenden Symptome tritt auf:

1. Der Schultergürtel hängt herab, der Tonus bzw. die Aktivität der Hebemuskeln des Schulterblatts ist mangelhaft, insbesondere im Zusammenspiel mit dem M. serratus anterior, durch den die Schultergelenkpfanne bei Vorwärtsrotation des Schulterblatts angehoben wird. Die Gelenkpfanne ist daher nach unten geneigt (Abb. 12.4a).
2. Von hinten ist zu erkennen, daß das Schulterblatt der hemiplegischen Körperseite näher an der Wirbelsäule liegt. Besonders der Angulus inferior ist adduziert und liegt deutlich niedriger als der der anderen Körperseite (Abb. 12.4b).
3. Die der Wirbelsäule zugewandte Seite des Schulterblatts ist von den Rippen abgehoben und es ist ein deutlicher Widerstand gegen die passive Korrektur der Schulterblattstellung zu spüren (Abb. 12.5). Es ist daher anzunehmen, daß trotz der scheinbaren Erschlaffung der oberen Extremität der Tonus in bestimmten Muskelgruppen erhöht ist. Auch wenn die Tonuserhöhung relativ gering ist, hat sie doch wegen des Hypotonus in den Antagonisten eine starke Wirkung. Die Erhöhung des Tonus im M. Pectoralis minor, der kein Widerstand entgegengesetzt wird, könnte die Ursache für das Abheben des Schulterblattes von den Rippen und den Widerstand gegen eine Korrektur der Skapulastellung sein. Auch die

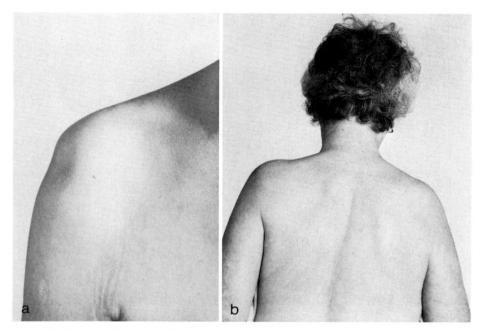

Abb. 12.4a, b. Der Schultergürtel hängt auf der hemiplegischen Seite herunter (rechtsseitige Hemiplegie). **a** Vorderansicht mit typischer Subluxation. **b** Hinteransicht, zeigt die Stellung der Skapula

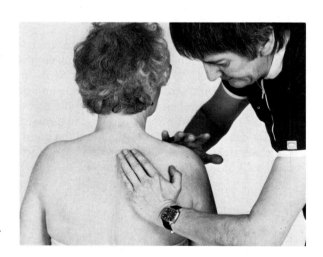

Abb. 12.5. Widerstand gegen passive Korrektur der abstehenden Skapula (rechtsseitige Hemiplegie)

verstärkte Winkelabweichung der Schultergelenkpfanne mit Rotation des Schulterblatts nach unten könnte darauf zurückzuführen sein. Da das Schulterblatt nach unten rotiert und adduziert oder retrahiert ist, gelangt der Humerus in eine Position relativer Abduktion, weil der Arm seitlich am Körper angehalten wird. Die Kapsel ist nicht mehr gestrafft und der Humeruskopf kann in der Gelenkpfanne hinabgleiten.

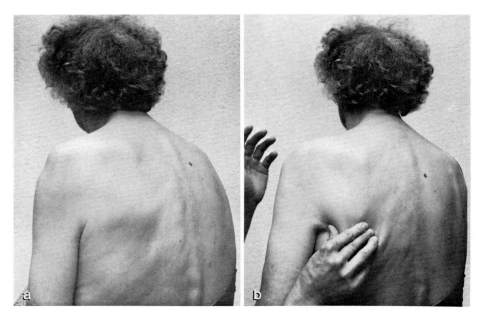

Abb. 12.6 a, b. Auswirkung der Skapulastellung (linksseitige Hemiplegie). **a** Nach unten rotiert, wobei der untere Winkel des Schulterblatts adduziert ist – ausgeprägte Subluxation. **b** Der untere Winkel wird von der Wirbelsäule wegbewegt – die Subluxation ist korrigiert

4. Der M. supraspinatus, der M. infraspinatus und der hintere Abschnitt des M. deltoideus sind deutlich atrophiert und springen nicht an, um die Aufgabe der entspannten Kapsel zu übernehmen. So wird eine Subluxation unvermeidlich (Abb. 12.6a). Dies wird noch deutlicher, wenn der Arm des Patienten passiv in die Abduktion gehoben wird und damit die Kapsel weiter entspannt wird. Korrigiert der Therapeut die Stellung des Schulterblattes passiv, indem er den Angulus inferior des Schulterblattes festhält und ihn dann genügend weit von der Wirbelsäule wegzieht, ist die Schulter nicht mehr luxiert. Die daraus folgende Adduktion des Armes stellt den Einrastmechanismus wieder her (Abb. 12.6b).

12.1.2 Behandlung

Drei Behandlungsziele werden angestrebt:

1. Die Wiederherstellung des natürlichen Einrastmechanismus der Schulter durch eine Korrektur der Stellung des Schulterblattes und damit auch der Schultergelenkpfanne.
2. Die Stimulation der Aktivität oder des Tonus in den stabilisierenden Muskeln der Schultergegend.
3. Die Erhaltung der vollständigen schmerzfreien passiven Beweglichkeit ohne Schädigung des Gelenks und der das Gelenk umgebenden Strukturen.

Korrektur der Schulterblattstellung

Nachdem jeglicher Hypertonus, der zur Rotation des Schulterblattes nach unten und hinten geführt hatte, inhibiert worden ist, lernt der Patient, seine Schulter nach vorn in Richtung auf seine Nase anzuheben (siehe Abb. 8.13). „Die Wiederherstellung einer normalen Schulterblattstellung führt zur Rückkehr einer passiven (aber wirkungsvollen) Funktion des Schulter-(Glenohumeral-)Gelenks": des Einrastmechanismus des Schultergelenks (Basmajian 1979, 1981).

Der Therapeut verringert die Spastizität, indem er den Patienten Bewegungen durchführen läßt, bei denen der Rumpf proximal gegen das Schulterblatt distal bewegt werden: z. B. Rollen über die hemiplegische Seite, Belastung des Armes und seitliche Gewichtsverlagerung, passive Mobilisation des Schulterblattes in die gewünschte Richtung. Um das Schulterblatt vollständig anzuheben und zu protrahieren, muß der Therapeut beide Schultern des Patienten gleichzeitig nach vorn bewegen. Sonst rotiert der Patient die gesunde Schulter nach hinten, und es kommt nur zu einer scheinbaren und unvollständigen Protraktion der betroffenen Seite.

Sowohl tagsüber als auch nachts ist die Haltung des Patienten äußerst wichtig. Solange er nicht umhergeht, sollte er den Arm auf einem Tisch vor sich ausgestreckt legen. Darüber hinaus sollte er den Arm im Laufe des Tages so oft wie möglich hochheben und dabei die gesunde Hand zu Hilfe nehmen, um eine vollständige Flektion zu erreichen.

Das Tragen einer Armschlinge ist nicht empfehlenswert, da sie die Subluxation nicht verringert (Abb. 12.7) und schädliche Auswirkungen haben kann. In einer sehr sorgfältigen Studie basierend auf einer leider recht kleinen Gruppe von Patienten mit kurz zuvor aufgetretener Hemiplegie stellten Hurd et al. (1974) keine erkennbaren Unterschiede zwischen Patienten mit und ohne Schlinge fest. Als Parameter

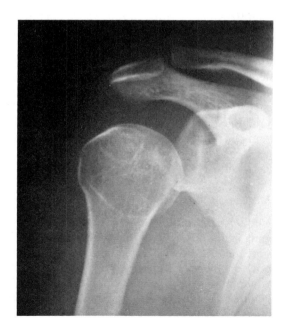

Abb. 12.7. Röntgenaufnahme der Schulter eines Patienten mit Armschlinge zeigt keine Verringerung der Subluxation

wenden sie dabei die passive Beweglichkeit der Schulter, den Schulterschmerz und die Subluxation an. Bei Friedland (1975) heißt es: „Es besteht kein Grund, eine schmerzfreie Schulter zur Vorbeugung oder Korrektur einer Subluxation zu unterstützen, da durch die Schlinge eine solche Deformierung weder verhindert noch verbessert, geheilt oder verringert wird "

Voss (1969) schreibt von der einhelligen Meinung einer Therapeutengruppe, die sich alle gegen die Schlinge aussprachen, weil sie ihrer Ansicht nach das Körperbewußtsein beeinträchtige, den Arm immobilisiere, den Flexorentonus erhöhe, die Gleichgewichtshaltung verschlechtere und einen normalen Gang unmöglich mache. Semans (1965) beschreibt eingehend die schädlichen Auswirkungen, die sich daraus ergeben können, daß „der Arm mit einer Schlinge am Körper festgebunden wird".

1. Fördert die Anosognosie oder eine funktionale Dissoziation von der gesamten Körperbewegung.
2. Das spastische (Flektions-)Muster im Arm wird betont und verstärkt.
3. Die Halte- oder Stützfunktion des Armes wie etwa beim Umdrehen im Liegen, beim Aufstehen von einem Stuhl oder beim Hinüberreichen eines Gegenstandes in die andere Hand wird verhindert.
4. Bei der Gangschule kann weder der kompensatorische Armschwung noch eine Lenkung von der betroffenen Seite her stattfinden.
5. Der Patient erfährt eine Verarmung an diskriminierenden exterozeptiven und propriozeptiven Reizen. Es kommt zu Hyperästhesie aufgrund unausgewogener spinothalamischer Afferenzen.
6. Aufgrund des Bewegungsmangels besteht eine verstärkte Gefahr venöser und lymphatischer Stauungen.

Es sind diverse Methoden zum Stützen der Schulter entwickelt und empfohlen worden, die jedoch alle ihre Nachteile haben. Bei den meisten wird die ohnehin schon gefährdete Zirkulation durch Kompression in der Achsel oder durch die Anwendung einer manschettenartigen Stütze, die das Gewicht des Armes tragen soll, einem weiteren Risiko ausgesetzt. Ein in Holland entwickelter Stützmechanismus vermeidet zwar die Kompression, dafür wird aber der Arm wie in der Schlinge jeglicher Reizeinflüsse durch Bewegung oder durch Aufmerksamkeit beraubt. Aus der 10jährigen Beobachtung von mehreren Hundert Patienten, bei denen überhaupt kein Hilfsmittel angewendet wurde, läßt sich eindeutig schließen, daß mit sorgfältiger Behandlung und korrektem Bewegen und Lagern die besten Ergebnisse zu erzielen sind.

Stimulation von Aktivität/Tonus der stabilisierenden Muskeln um die Schulter

Sämtliche in Kapitel 8 beschriebenen Aktivitäten zur Stimulation und Wiedererlangung der Armfunktion können auch zur Aktivierung der das Schultergelenk stabilisierenden Muskeln durchgeführt werden. Besonders sinnvoll sind jene Bewegungen, die den betroffenen Arm belasten und die Aktivität reflektorisch durch Kompression der Gelenke stimulieren (Abb. 12.8). Der Therapeut muß mit den Händen die korrekte Stellung des Schulterblattes und Verlängerung der hemiplegischen Körperseite sicherstellen.

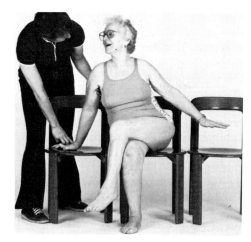

Abb. 12.8. Verlagerung des Körpergewichts auf den hemiplegischen Arm (rechtsseitige Hemiplegie)

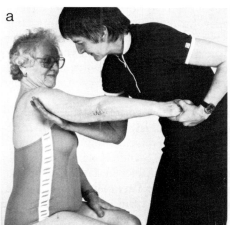

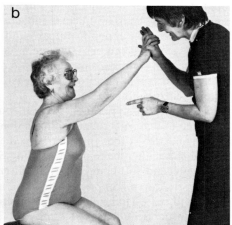

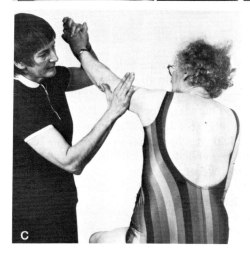

Abb. 12.9 a–c. Stimulation der Aktivität der die Schulter stabilisierenden Muskeln. **a** Anheben des Humeruskopfes durch leichte Schläge. **b** Wiederholte Kompression am Handballen. Die Patientin kann ihren Arm nicht willkürlich bewegen (rechtsseitige Hemiplegie). **c** Schnelle Streichbewegungen von proximal nach distal (linksseitige Hemiplegie)

237

Darüber hinaus kann die Aktivität in den entsprechenden Muskeln auch ganz direkt durch sorgfältig abgestufte Stimulation gefördert werden.

Dazu stützt der Therapeut den vorgestreckten Arm des Patienten und schlägt leicht mit der anderen Hand den Humeruskopf schnell nach oben (Abb. 12.9 a). Tonus und Aktivität im M. deltoideus und im M. supraspinatus werden durch das Auslösen eines Streckreflexes von unten erhöht.

Der Therapeut hält den Arm des Patienten nach vorn und drückt wiederholt kurz gegen dessen Handballen. Der Patient wird dabei aufgefordert, seine Hand vorn zu halten und die Schulter nicht nach hinten rutschen zu lassen (Abb. 12.9 b).

Der Therapeut streicht mit der Hand schnell und fest von proximal nach distal über die Mm. infraspinatus, deltoideus und triceps (Abb. 12.9 c).

Ein rasches Bestreichen mit Eis kann die Aktivität der entsprechenden Muskeln stimulieren, bevor der Patient versucht, sie aktiv zu bewegen.

Erhaltung der schmerzfreien passiven Beweglichkeit

Die Erhaltung der vollständigen, schmerzfreien passiven Beweglichkeit ohne Schädigung des Gelenks und seiner umgebenden Strukturen kann durch sorgfältige Durchführung der in den Kapiteln 5 und 8 beschriebenen Aktivitäten erreicht werden. Diese Aktivitäten betreffen nicht nur die passive Beweglichkeit von Schulterblatt und Arm sondern zeigen auch wie dem Patienten geholfen wird, sich im Bett zu bewegen, sich in den Rollstuhl zu setzen und im Liegen und Sitzen die richtige Haltung einzunehmen.

So heißt es ganz richtig bei Smith et al. (1982): „Die korrekte Behandlung des Patienten in den frühen Stadien nach dem Schlaganfall ist von entscheidender Bedeutung bei der Vorbeugung der Folgen einer Schulterverschiebung".

Niemals sollten bei einer Bewegung Schmerzen im Schultergelenk oder in der Schultergegend auftreten. Solche Schmerzen sind ein Anzeichen dafür, daß irgendwelche Strukturen komprimiert werden, und sollten den Therapeuten veranlassen, umgehend seine Hilfestellung abzuändern. Die Lösung ist in fast allen Fällen die Korrektur der Schulterblattstellung.

12.1.3 Schlußfolgerung

Es sollte nicht vergessen werden, daß eine Subluxation der Schulter bei Hemiplegiepatienten sehr häufig zu beobachten ist. Sie verursacht aber keine Schmerzen, solange die Skapula beweglich bleibt (B. Bobath 1978). Der schlaff oder hypotonisch herunterhängende Arm ruft eine Subluxation hervor, jedoch sollte dies kein Anlaß zu übermäßiger Beunruhigung sein (Johnstone 1978). Die Subluxation ist als harmlos anzusehen, solange die passive Beweglichkeit schmerzfrei ist (Mossman 1976). Die subluxierte Schulter an sich ist nicht schmerzhaft (Davies 1980) (Abb. 12.10 a, b). Es sollte jedoch sorgsam darauf geachtet werden, daß die ungeschützte subluxierte oder verschobene Schulter sich nicht zu einer schmerzhaften Schulter mit eingeschränkter passiver oder aktiver Beweglichkeit entwickelt.

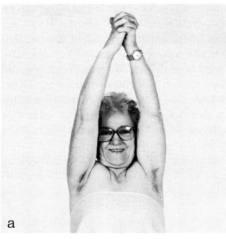
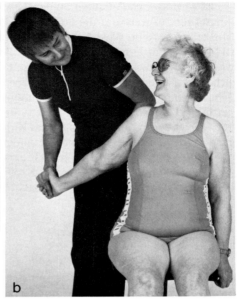

Abb. 12.10a, b. Die subluxierte Schulter ist an sich nicht schmerzhaft (rechtsseitige Hemiplegie). **a** Die vollständige Flektion kann selbständig ohne Schmerzen durchgeführt werden. **b** Selbst extreme Stellungen rufen keine Schmerzen hervor

12.2 Die schmerzhafte Schulter

Schmerzen in der Schulter können schon recht früh nach einem Schlaganfall auftreten; unter Umständen entwickeln sie sich aber auch erst sehr viel später, sogar erst nach Monaten. Die obere Extremität kann dabei eine gewisse Schlaffheit oder auch eine starke Spastizität aufweisen. Es muß aber nicht unbedingt eine Subluxation vorliegen; da jedoch die meisten Hemiplegiepatienten in den frühen Phasen der Krankheit eine Subluxation aufweisen, kann logisch gefolgert werden, daß bei vielen Patienten mit schmerzender Schulter auch eine solche Verschiebung vorliegt.

Die Schmerzen in der Schulter entstehen meist nach einem typischen Schema, auch wenn sie in Ausnahmefällen plötzlich als Ergebnis eines bestimmten traumatischen Ereignisses auftreten können. Der Patient klagt zunächst über einen stechenden Schmerz an der Bewegungsgrenze, wenn sein Arm während der Therapie oder bei einer Untersuchung passiv bewegt wird. Er kann exakt das schmerzende Gebiet angeben. Wenn die ursächlichen Faktoren nicht ausgeschaltet werden, verstärken sich die Schmerzen allmählich, manchmal innerhalb sehr kurzer Zeit, und der Patient klagt dann über Schmerzen bei sämtlichen Bewegungen, insbesondere beim Hochheben des Armes und bei seiner Abduktion. Manche Patienten verspüren nur in bestimmten Stellungen oder sogar nachts im Liegen Schmerzen. Es kann aber auch ein plötzlicher, starker Schmerz auftreten, häufig nicht nur bei voller Beweglichkeit, sondern auch wenn der Arm wieder nach unten an die Rumpfseite bewegt wird oder auch an bestimmten Punkten im Verlauf der Bewegung.

Es wird für den Patienten immer schwieriger, das schmerzende Gebiet genau zu umgrenzen; er weist auf die Region des Deltamuskels, indem er mit der Hand die Muskelmasse reibt. Wird die Art der Therapie in diesem Stadium nicht abgeändert, so führt das dazu, daß der Patient Tag und Nacht Schmerzen hat und keinerlei Bewegung des Armes mehr ertragen kann. Er wird über diffuse Schmerzen klagen, die sich in manchen Fällen auf den ganzen Arm und in die Hand erstrecken. Diese Schmerzen müssen außerordentlich intensiv sein, weil oft sogar an sich starke Männer hilflos weinend den Therapeuten bitten, den Arm nicht zu bewegen, oder sich aggressiv jeder Berührung des Armes widersetzen. Manche Patienten versuchen sogar, sich der Therapie ganz und gar zu entziehen.

Diese Schmerzen müssen jedoch keineswegs als Teil der Krankheit akzeptiert werden. Sie waren am Anfang der Krankheit nicht vorhanden; also muß irgendetwas geschehen sein, was sie verursacht hat.

12.2.1 Die ursächlichen Faktoren

„Die Schulter ist im wesentlichen ein Gefüge von sieben Gelenken, die sich synchron bewegen und deren Zusammenspiel die schmerzfreie Bewegung sichert" (Cailliet 1980). Jede Unterbrechung dieses koordinierten Zusammenspiels kann Schmerzen oder eine Einschränkung der Bewegungsfähigkeit hervorrufen. Um zu verstehen, welche Störungen im Schultermechanismus die Schmerzen bei Hemiplegiepatienten hervorrufen, muß sich eingehend mit bestimmten Aspekten dieses Mechanismus beim gesunden Menschen beschäftigt werden.

Der von Codman (1934) und Cailliet (1980) beschriebene scapulohumerale Rhythmus ermöglicht es dem Arm, in die vollständige Flektion gehoben zu werden (Abb. 12.11). Wenn sich der Arm im normalen Stehen an der Körperseite befindet, kann von einem Winkel von 0 Grad zwischen Skapula und Humerus gesprochen

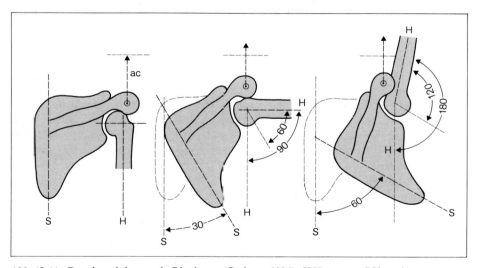

Abb. 12.11. Der skapulohumerale Rhythmus (Codman 1934). *H* Humerus, *S* Skapula

werden. Wenn der Arm abduziert ist, besteht ein Verhältnis von 2:1 zwischen Skapularotation und glenohumeraler Bewegung. Das bedeutet, daß bei einer Armabduktion von 90 Grad 60 Grad der Bewegung im Glenohumeralgelenk stattfinden und 30 Grad von der Skapularotation übernommen werden. Die vollständige Flektion des Armes auf 180 Grad basiert zu 120 Grad auf glenohumeraler Bewegung und zu 60 Grad auf Skapularotation. Die Bewegung verläuft fließend und rhythmisch; der normale Muskeltonus setzt ihr keinen Widerstand entgegen. Die Skapula wird rotiert, um die Schultergelenkpfanne anpassend auszurichten. Ohne diese Rotation kann der Arm nicht vollständig abduziert oder über den Kopf gehoben werden.

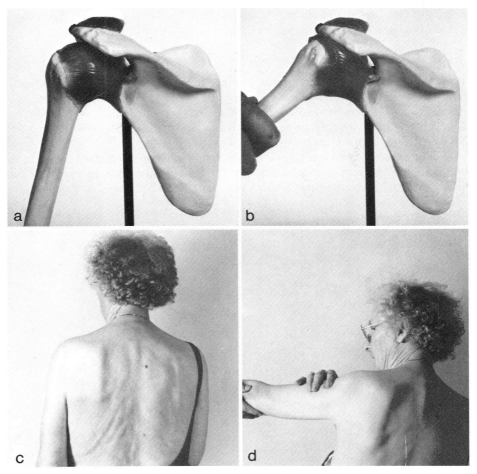

Abb. 12.12 a–d. Durch den Verlust des skapulohumeralen Rhythmus wird die Schulter traumatisiert (linksseitige Hemiplegie). **a** Modell eines Schultergelenkes mit Humerus in neutraler Stellung. **b** Modell eines Schultergelenkes mit dem traumatisierenden Mechanismus bei abduziertem Humerus. **c** Patientin mit Arm an ihrer Seite. **d** Bei Anheben des Armes rotiert die Skapula nicht, und die Patientin empfindet Schmerzen in der Schulter

Die Außenrotation des Humerus ist notwendig, um den Arm vollständig zu abduzieren, denn sie ermöglicht es, das Tuberculum majus hinter das Acromion zu führen. „Bei Innenrotation des Arms stößt das Tuberculum majus gegen den Coracoacromialbogen und blockiert die weitere Abduktion bei 60 Grad" (Cailliet 1980). Die Außenrotation muß von einer nach unten gleitenden Bewegung des Humeruskopfes in der Schultergelenkpfanne begleitet sein, damit das Tuberculum majus ungehindert unter der Bänderhaube zwischen Processus coracoideus und Acromion hindurchgleiten kann.

Bei Hemiplegiepatienten, die an Schmerzen und Bewegungsverlust in der Schulter leiden, ist dieser Mechanismus an einer oder mehreren Stellen aufgrund von abnormalen und unausgewogenem Muskeltonus gestört. In der oberen Extremität ist das spastische Flektionsmuster vorherrschend. Als schmerzverursachende Mechanismen sind besonders die Komponenten der Depression und Retraktion der Skapula und der Innenrotation des Humerus von Bedeutung.

Verlust des scapulohumeralen Rhythmus

Wenn der Arm des Patienten vom Körper abgehoben wird, verzögert sich die Rotation der Skapula. Die Strukturen zwischen Acromion und Humeruskopf werden mechanisch zwischen den beiden harten Knochenteilen eingeklemmt. Am Modell läßt sich das deutlich erkennen, wenn man den Humerus seitlich anhebt, ohne dabei das Schulterblatt zu bewegen (Abb. 12.12a, b).

Ebenso kommt es zu einer Schädigung, wenn bei passivem Anheben des Arms die Skapula sich nicht genügend bewegt; der Patient verspürt Schmerzen an der Stelle, wo Strukturen zusammengedrückt werden (Abb. 12.12c, d). Das gleiche kann

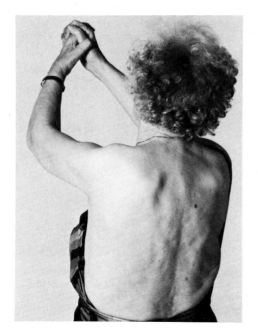

Abb. 12.13. Selbstunterstützte Armaktivität inkorrekt durchgeführt

geschehen, wenn der Patient seinen hemiplegischen Arm falsch mit dem gesunden anhebt, die Arme also flektiert und das Schulterblatt nicht genügend protrahiert und rotiert (Abb. 12.13).

Die verzögerte Skapularotation ist auf einen erhöhten Tonus jener Muskeln zurückzuführen, die das Schulterblatt retrahieren und herunterdrücken. Der Arm mag zwar schlaff erscheinen, aber schon die kleinste Tonuserhöhung proximal an der Skapula reicht aus, um eine gleichzeitige Rotation zu verzögern. Ist der Tonus in den die Skapula umgebenden Muskeln der gleiche wie in den Armmuskeln, bleibt der Rhythmus bestehen. Arm und Skapula bewegen sich mit derselben Geschwindigkeit und bilden so einen natürlichen Schutz.

Ist die Spastizität des Patienten zum Beispiel proximal und distal gleich, kann der „schwere" Arm nur langsam in die Abduktion bewegt werden. Somit hat die Skapula genügend Zeit, ebenfalls langsam zu rotieren. Daher sind bei einigen Patienten mit ausgeprägtem Hypertonus häufig überhaupt keine Schmerzen oder Einschränkungen der Motilität festzustellen. Auch Patienten mit ausgeprägtem Hypotonus können aus demselben Grund schmerzfrei sein, obwohl sie sich noch keiner Therapie unterzogen haben. Der schlaffe Arm läßt sich leicht anheben, und die frei bewegliche Skapula folgt dieser Bewegung wie ein Schatten nach. Ein unausgewogener Tonus, der in der Skapularegion höher ist als um das Schultergelenk selbst, führt jedoch zu Schmerzen, wenn aufgrund inkorrekter Handhabung ein Trauma verursacht wird.

Unzureichende Außenrotation des Humerus

Aufgrund des spastischen Zuges der kräftigen Innenrotatoren der Schulter rotiert der Arm des Patienten nicht nach außen. Das Tuberculum majus drückt bei passiver Bewegung auf die Bänder zwischen Processus coracoideus und Acromion und verursacht Schmerzen. Oft reagiert der Patient empfindlich bei Druck auf das Tuberculum oder verspürt dabei sogar Schmerzen. Eine häufige Ursache für eine Ruptur der Rotatorenmanschette ist „das Einklemmen des Insertionsbereichs der Rotatoren am Tuberculum durch das Acromion, wenn der Arm mit Gewalt abduziert wird und dabei keine Außenrotation stattfindet, die das Tuberculum vom Acromion entfernt halten würde" (Bateman 1963).

In Abb. 12.14 läßt sich deutlich erkennen, daß hier der Schmerz von einer unzureichenden Außenrotation beim Anheben des Armes und nicht durch eine Subluxation hervorgerufen wurde. Die Patientin hatte um einen chirurgischen Eingriff gebeten, weil sie etwa ein Jahr nach Auftreten ihrer Krankheit unerträgliche Schmerzen in ihrer hemiplegischen Schulter hatte, da ihr die in diesem Kapitel beschriebene Behandlung nicht zur Verfügung stand. Bei der Untersuchung stellte der Chirurg eine „sehr manifeste Innenrotation-Adduktionskontraktur in der Schulter" fest (R. Dewar, persönliche Mitteilung).

Eine linksseitige Severs-Operation wurde unter Allgemeinnarkose durchgeführt. Im Operationsbericht ist folgendes zu lesen:

„Der Arm wurde außenrotiert und die Fasern des M. subscapularis identifiziert. Die darüberliegende Faszie wurde stumpf retrahiert und der M. subscapularis dann etwa 1,5 cm medial zu seinem Ansatz am Humerus scharf durchtrennt, ohne dabei die Kapsel zu durchschneiden. Dann wurde der M. pectoralis major identifiziert und etwa zwei Zoll medial zu seinem Ansatz am Humerus durchtrennt."

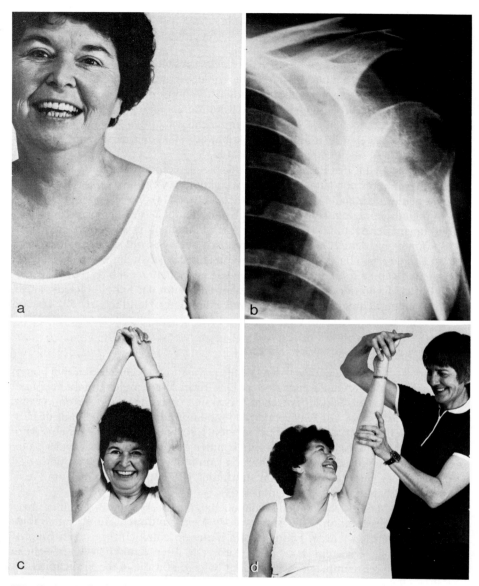

Abb. 12.14. a Patientin ein Jahr nach Severs-Operation (linksseitige Hemiplegie). b Die Röntgenaufnahme der Schulter der Patientin in derselben Stellung zeigt eine ausgeprägte Subluxation (mit freundlicher Genehmigung von R. Dewar). c Die selbstunterstützte Flektion des Armes verursacht keine Schmerzen. d Selbst die extreme Flektion mit Außenrotation verursacht keine Schmerzen

Die Schmerzen ließen nach, und die volle Beweglichkeit war wiederhergestellt, nachdem nur zwei Muskeln durchschnitten worden waren, deren Funktionen die Innenrotation und Adduktion des Armes waren. Ein Jahr nach der Operation war die Subluxation noch deutlich sichtbar (Abb. 12.14a), und eine Röntgenaufnahme bestätigte die starke Subluxation der hemiplegischen Schulter (Abb. 12.14b). Dennoch war es der Patientin möglich, selbständig Armübungen durchzuführen, ohne dabei Schmerzen zu haben. Bei den Bewegungen war die Außenrotation der betroffenen Schulter größer als die der gesunden (Abb. 12.14c). Selbst die passive Bewegung des Armes in die vollständige Flektion mit Außenrotation rief keinerlei Schmerzen bei der Patientin hervor (Abb. 12.14d).

Ungenügendes Heruntergleiten des Humeruskopfes in der Schultergelenkpfanne

In selteneren Fällen treten Schmerzen auf, obwohl sich das Schulterblatt ausreichend bewegt. Bei der Palpation läßt sich dann feststellen, daß der Humeruskopf unter dem Acromion festgehalten wird. Jeder Versuch, den Arm zu abduzieren, verursacht dem Patienten Schmerzen, da die notwendige Bewegung des Humeruskopfes in der Gelenkpfanne nach unten durch die Spastizität verhindert wird.

12.2.2 Bewegungen, die häufig schmerzhafte Traumata verursachen

1. Passive Bewegungen, ohne daß das Schulterblatt in die erforderliche Stellung gebracht und der Humerus außenrotiert wird: Therapeut oder Krankenschwester heben den Arm des Patienten am distalen Ende an und verusachen damit eine Kompression des Gewebes (Abb. 12.15a), anstatt die Skapula mit zu bewegen (Abb. 12.15b). Sind die Schmerzen erst einmal aufgetreten, entsteht ein Teufelskreis: Schmerzen und Angst führen beim Menschen zu einer Erhöhung des Flexortonus; der Patient, der bei der passiven Bewegung Schmerzen empfunden hat, weist schon vor Wiederholung der Bewegung einen erhöhten Flexortonus auf. Durch die Tonuserhöhung im spastischen Flektionsmuster wird das Schulterblatt nach unten fixiert und der Arm innenrotiert. Jeder Versuch, den Arm gegen diesen Widerstand in die Flektion zu zwingen, wird zu noch schwerwiegenderen Traumata führen.
2. Hilfestellung beim Wechsel vom Bett in den Rollstuhl durch Ziehen am Arm des Patienten: Halten die Krankenschwester oder der Therapeut den Arm des Patienten, wenn sie ihm aus dem Bett in den Rollstuhl helfen, können sie unmöglich den schweren Rumpf des Patienten stützen. Daher zwingt das Körpergewicht des Patienten die Schulter in die Abduktion, sobald sich der Patient bewegt. Dadurch kann die Schulter leicht geschädigt werden. Das gleiche geschieht, wenn als Hilfestellung beim Gehen Hand und Arm des Patienten gehalten werden oder der betroffene Arm auf die Schulter des Therapeuten gestützt wird. Der Patient braucht dann nur das Gleichgewicht zu verlieren oder eine plötzliche Bewegung zu machen, und schon wird der Arm gewaltsam abduziert und der Humerus wird gegen das Acromion gedrückt.
3. Falsches Anheben des Patienten beim Setzen in den Rollstuhl: Der Therapeut oder Pfleger versucht, die Haltung des Patienten zu korrigieren, wenn dieser im Rollstuhl nach vorn gerutscht ist. Dabei steht er hinter dem Patienten, greift mit

245

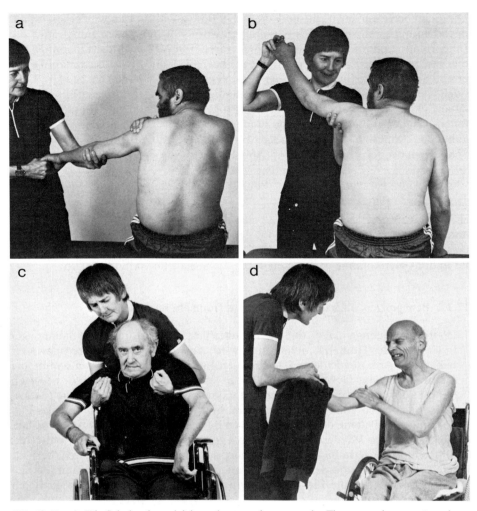

Abb. 12.15 a–d. Die Schulter kann leicht verletzt werden, wenn der Therapeut sie ungenügend unterstützt. **a** Wenn der Arm ohne Mitbewegung der Skapula angehoben wird. **b** Durch richtiges Stützen der Skapula wird die Bewegung schmerzfrei (linksseitige Hemiplegie). **c** Wenn der Patient falsch im Rollstuhl wieder aufgesetzt wird (linksseitige Hemiplegie). **d** Wenn der Arm des Patienten in den Ärmel geführt wird (rechtsseitige Hemiplegie)

den Händen unter dessen Arme und versucht, ihn wieder auf den Sitz zu heben (Abb. 12.15 c). Dadurch wird die ungeschützte hemiplegische Schulter durch das Körpergewicht des Patienten gewaltsam in die Abduktion gebracht. Das gleiche geschieht, wenn die Krankenschwester den Patienten aus dem Bad hebt, solange dieser noch nicht in der Lage ist, aktiv an der Bewegung teilzunehmen.
4. Anheben des Armes des Patienten von der Hand her bei der Krankenpflege, z. B. beim passiven Anziehen (Abb. 12.15 d), beim Waschen der Achsel oder beim Umdrehen des Patienten im Bett.

5. Anwendung eines wechselseitigen Flaschenzuges: Es wird häufig irrtümlicherweise angenommen, daß der Patient die volle Beweglichkeit seiner Schulter erhalten kann, wenn er übt, den hemiplegischen Arm mit Hilfe der gesunden Hand
in die Abduktion *und* Flektion zu ziehen. Wenn er mit Gewalt den innenrotierten
Arm nach oben zieht, bewirkt er damit jedoch genau das Gegenteil, nämlich eine
Schädigung der eigenen Schulter. Najenson et al. (1971) und Irwin-Carruthers
und Runnals (1980) beschreiben die durch Übungen mit einem Flaschenzug verursachte Schädigung der Strukturen in der Schultergegend. „Bei Flaschenzug-
übungen für die Schulter sind die Skapularotation und die Außenrotation des
Humerus unzureichend; diese Übung sollte nicht als Mittel zur passiven Flexion
des betroffenen Arms angewendet werden" (Griffin und Reddin 1981).

12.2.3 Vorbeugung und Behandlung

Wird den möglichen Ursachen der schmerzhaften Schulter sorgfältig entgegengewirkt, kann das Auftreten dieser Komplikation verhindert werden. Besondere Aufmerksamkeit sollte der Lagerung des Patienten im Bett oder im Rollstuhl sowie der
korrekten Hilfestellung bei Bewegungen gewidmet werden. Jeder passiven Bewegung des Arms muß eine vollständige Mobilisierung des Schulterblattes vorausge-
hen. Während distaler Bewegungen des Armes muß das Schulterblatt so unterstützt
werden, daß die Schultergelenkpfanne immer nach oben und nach vorn zeigt.

Verursacht eine Stellung oder eine Bewegung dem Patienten Schmerzen, so ist
sie sofort so abzuändern, daß die Schmerzen aufhören. Es ist bei weitem besser, den
Arm überhaupt nicht zu bewegen, als dies unter Schmerzen zu tun. Der Patient wird
dem Therapeuten sofort mitteilen, wenn ihm eine Bewegung Schmerzen verursacht.
Der Therapeut kann sich an diesem Feedback orientieren und so eine Schädigung
der empfindlichen Strukturen vermeiden. Nur wenn der Patient bestätigt, keine
Schmerzen zu empfinden, kann der Therapeut wirklich sicher sein, daß keine Schädigungen hervorgerufen werden.

Vorgehen bei frühen Anzeichen von Schmerzen

Wenn ein Patient, bei dem bislang keine Schmerzen aufgetreten sind, eines Tages
unerwartet über eine schmerzende Schulter klagt, sollte der Therapeut versuchen,
noch am selben Tag eine volle, schmerzfreie Beweglichkeit zu erreichen. Bevor der
Arm bewegt wird, ist besonders auf die Mobilisierung der Skapula und auf die
Rumpfrotation zur Inhibierung des Hypertonus zu achten. Der Patient sollte aufgefordert werden, weiter seine selbständigen Armübungen durchzuführen; dabei kontrolliert der Therapeut, ob er korrekt und sorgfältig vorgeht und dabei keine
Schmerzen auftreten (Abb. 12.16).

Der Patient sollte auf jeden Fall ermuntert werden, den Arm zu bewegen, denn
bei Schmerzen neigt jeder Mensch dazu, den betreffenden Körperteil still und vor
allem in Flektion zu halten. Wenn man sich zum Beispiel den Ellbogen am Türrah-
men gestoßen hat, drückt man den flektierten Arm fest gegen den Körper und hält
den Ellbogen mit der anderen Hand fest; der ganze Körper zieht in die Flektion.
Verspürt ein Patient Schmerzen in der Schulter, hält er den Arm gebeugt am Körper
und bewegt ihn nur sehr ungern. Der Flexorhypertonus verstärkt sich; dadurch

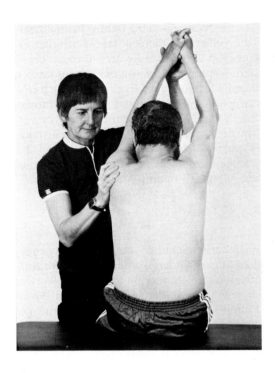

Abb. 12.16. Korrektur der selbständigen Armbewegung (linksseitige Hemiplegie)

wird das Schulterblatt noch stärker in einer heruntergedrückten, retrahierten Position fixiert und die Schulter innenrotiert. Wird dieser Teufelskreis nicht durchbrochen, ist am nächsten Tag die passive Beweglichkeit mit größter Wahrscheinlichkeit noch schmerzhafter. Daher ist es von äußerster Wichtigkeit, eine solche Wiederholung der Schädigung zu vermeiden. Dabei ist vor allem auf die korrekte Hilfestellung beim Stellungswechsel des Patienten, beim Anziehen und beim Gehen zu achten. Die Lagerung im Bett sollte genau kontrolliert werden; der Patient sollte so häufig wie möglich in der korrekten Stellung auf seiner hemiplegischen Seite mit voll protrahierter Schulter liegen.

Vorgehen bei heftigen Schulterschmerzen

Bei einem Patienten, der bereits vor Beginn der korrekten Behandlung an Steifigkeit und Schmerzen in der Schulter leidet, muß anders vorgegangen werden. Schon in der ersten Behandlung wird der Patient dem Therapeuten sagen, daß er starke Schmerzen in der Schulter hat, und ihn bitten, seinen Arm nicht zu bewegen. Der Therapeut sollte diesem Wunsch auf jeden Fall nachkommen und erst einmal auf eine Überprüfung der tatsächlichen Beweglichkeitseinschränkung verzichten. Eine Bewegung des Armes würde dem Patienten auf jeden Fall Schmerzen verursachen und so von vornherein das Vertrauensverhältnis trüben. Es kann ohnehin davon ausgegangen werden, daß von dem Moment an, wo der Patient zum ersten Mal über diese Schmerzen klagte, Ärzte und Therapeuten immer wieder seinen Arm bewegt haben, um die Beweglichkeit zu ermitteln, und daß er dabei jedesmal Schmerzen hatte.

Daher sollte der Therapeut den Arm zunächst in Ruhe lassen und alle anderen Aspekte der Behandlung vorziehen, bis der Patient genügend Vertrauen zu ihm entwickelt hat. Bis es soweit ist, muß der Patient auf anderen Gebieten Erfolge erfahren haben, wie etwa bei der Haltung des Gleichgewichts, beim Gehen, Treppensteigen und anderen Aktivitäten. Das kann unterschiedlich lange dauern und sich in manchen Fällen sogar über mehrere Wochen hinziehen, aber das Warten lohnt sich auf jeden Fall. Die Schultersteifigkeit ist sicherlich nicht über Nacht aufgetreten, und daher werden weitere ein bis zwei Wochen Wartezeit das Behandlungsergebnis auch nicht mehr beeinträchtigen.

Hat der Patient Angst vor Schmerzen, dann treten diese Schmerzen bei Bewegung des Armes früher auf als gewöhnlich. Angst ruft beim Menschen einen erhöhten Flexortonus hervor; er kauert sich zusammen, wenn er sich vor etwas fürchtet. Auch beim Patienten wird der Tonus der ohnehin schon hypertonischen Flexorgruppen erhöht, darunter auch jener Flexoren, die das Schulterblatt nach unten ziehen und retrahieren und den Humerus innenrotieren. Der Therapeut sollte dem Patienten versichern, daß er keinerlei Zug auf seinen Arm ausüben wird und daß durch die gemeinsame Arbeit der Schmerz vollständig abgebaut werden kann.

Lagerung im Bett. Ein Patient mit schmerzender, eingeschränkter Schulter ist fast immer in Rückenlage gepflegt worden. Zur Mobilisierung des Schulterblattes ist jedoch die Seitenlage unerläßlich; sie sollte allerdings erst allmählich eingeführt werden. Dazu wird der Patient auf die hemiplegische Seite gelegt, zunächst vielleicht nur mit einer Viertelumdrehung. Er wird aufgefordert, 15 Minuten so liegenzubleiben oder jedenfalls solange, bis Schmerzen auftreten. Dann wird er wieder umgelagert. Im Verlauf der darauffolgenden Tage wird diese Zeitspanne allmählich verlängert, und in erstaunlich kurzer Zeit wird der Patient fähig sein, die volle Seitenlage beizubehalten. Das gleich gilt natürlich auch für die Seitenlage auf der gesunden Seite.

Allgemeine Bewegungen. Ein Patient mit eingeschränkter, schmerzhafter Schulter muß auch lernen, andere Bewegungssequenzen zu verbessern. So hat er zum Beispiel Schwierigkeiten, sein Körpergewicht korrekt auf die hemiplegische Seite zu verlagern. Der Therapeut sollte daher mit ihm sämtliche in den vorhergehenden Kapiteln beschriebenen Aktivitäten durchgehen, um sein Gleichgewicht, seinen Gang und die mühelose Bewegungsfähigkeit zu verbessern.

Spezifische Bewegungen. Die Schulter wird bewegt, ohne daß dabei der Arm als Hebel benutzt wird. Besonders sinnvoll sind Bewegungen, bei denen Skapula und Schulter von ihren proximalen Komponenten her bewegt werden, anstatt daß der Arm distal an der Hand angehoben wird:

1. Der Therapeut hilft dem Patienten, im Sitzen das Gewicht auf die hemiplegische Seite zu verlagern und dabei diese Rumpfseite betont zu verlängern. Dazu setzt er sich neben den Patienten, greift mit einer Hand unter dessen Achsel und fordert ihn auf, sein Körpergewicht in seine Richtung zu verlagern. Während der Bewegung hebt der Therapeut mit der Hand den Schultergürtel des Patienten an. Diese Bewegung wird rhythmisch wiederholt, und jedesmal versucht der Patient, sich etwas weiter zur hemiplegischen Seite hin zu bewegen. Die Verlängerung der Rumpfseite inhibiert die Spastizität, die sonst die freie Bewegung des Schulter-

blattes beeinträchtigt. Der Rumpf wird gegen das Schulterblatt bewegt. Die Wirkung dieser Bewegung ist betonter, wenn der Patient dabei die Hände neben sich flach auf den Behandlungstisch aufstützt und seinen gestreckten Arm belastet. Der Therapeut hält den Ellbogen des Patienten in Extension.

2. Der Therapeut kniet vor dem sitzenden Patienten und fordert ihn auf, sich mit vorn herunterhängenden Armen soweit vorzubeugen, bis er seine Füße berührt. Der Patient soll darauf achten, sich nicht mit den Füßen abzudrücken. Anfangs gelingt es ihm unter Umständen nur, die Oberschenkel des Therapeuten zu berühren. Dieser facilitiert die Bewegung, indem er seine Hände auf die Schulterblätter des Patienten legt und dicht vor ihm bleibt. Wenn der Patient seine Zehen erreicht hat, ist die Schulter um 90 Grad flektiert, ohne daß die Hand angehoben wurde.

3. Der Therapeut hilft dem Patienten, im Sitzen die Hände zu falten und sie auf einem großen Ball ruhen zu lassen, der vor ihm liegt. Dann lehnt sich der Patient nach vorn, rollt dabei den Ball von seinen Knien weg und zieht ihn wieder auf sich zu. Die Bewegung selbst wird durch Hüftflexion verursacht, gleichzeitig bewegt sich jedoch die Schulter weiter in die Flexion. Da die Hände des Patienten aufgestützt sind, treten keine Schmerzen auf, und er kann die Bewegung selbst bremsen und den Ball wieder auf sich zu bewegen, bevor die Schulter zu schmerzen beginnt.

4. Der Patient sitzt vor einem Tisch oder einer Behandlungsbank und legt seine gefalteten Hände auf ein darauf befindliches Handtuch. Dann versucht er, dieses soweit wie möglich nach vorn zu schieben. Die glatte Oberfläche ermöglicht eine mühelose Bewegung, und wieder wird die Schulter durch Rumpfbewegung bewegt (Abb. 12.17).

5. Rollen aus der Rückenlage auf die hemiplegische Seite inhibiert die Spastizität im Rumpf und in der oberen Extremität. Der Therapeut hält die hemiplegische Schulter des Patienten mit einer Hand nach vorne in Protraktion, während er mit der anderen Hand dem Patienten hilft, sich langsam und vorsichtig auf die betroffene Seite zu rollen. Zunächst rollt sich der Patient nur teilweise herum und kehrt dann wieder in die Rückenlage zurück, um den Schulterschmerz zu vermeiden. Beim Zurückrollen hebt der Therapeut den Arm des Patienten vom Bett oder von der Behandlungsbank an, um zu Anfang eine vollständige Abduktion zu vermeiden. Der Patient rollt sich ohne Kraftaufwand hin und her; dabei hebt der Therapeut seinen Arm allmählich immer weiter in die Flexion. Wenn die Bewegungssequenz beendet ist, hält der Therapeut den Arm des Patienten soweit nach oben, wie es die neu erworbene Beweglichkeit erlaubt. Dann faltet der Patient die Hände und versucht selbständig, die Arme noch weiter in die Flexion zu heben.

6. Der Patient liegt auf dem Rücken, sein hemiplegisches Bein ist gebeugt aufgestellt und gegen das gesunde Bein gelehnt. Der Therapeut hilft dem Patienten sein Becken leicht hin und her zu rotieren (Abb. 12.18a). Durch das rhythmische Schaukeln wird der Rumpf rotiert und die Spastizität in der gesamten Körperseite gehemmt.

Der Therapeut hebt den Arm des Patienten bei gestrecktem Ellbogen leicht an, und der Patient fährt fort, mit dem Becken hin und her zu rotieren, bis durch die Beckenrotation die Muskeln in der Schultergegend entspannt sind. Dann hebt

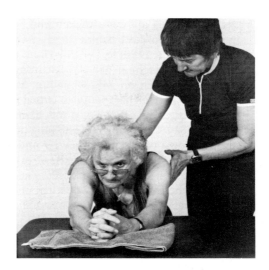

Abb. 12.17. Vorwärtsschieben eines Handtuchs mit gefalteten Händen (linksseitige Hemiplegie)

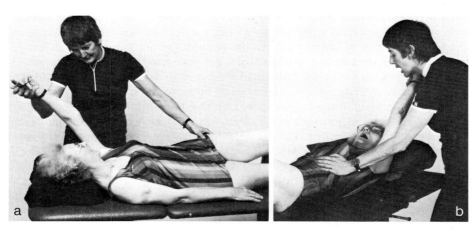

Abb. 12.18 a, b. Inhibition des Hypertonus, um die Skapula für Bewegungen freizusetzen (linksseitige Hemiplegie). **a** Rhythmische Beckenrotation. **b** Ausatmen mit Hilfestellung

der Therapeut den Arm weiter in die Flektion und beobachtet dabei den Gesichtsausdruck des Patienten. Sobald dieser Anzeichen von Anspannung aufweist, wird die Flektion leicht reduziert.

Bei dieser Bewegung spielt die Stimme des Therapeuten eine besondere Rolle. Durch leises Sprechen in beruhigendem Tonfall kann er die Anstrengung verringern, die der Patient zur Bewegung des Beckens einsetzt, und ebenso den Hypertonus insgesamt reduzieren. Auf diese Weise ist es möglich, einen erstaunlichen Flektionsgrad in der Schulter zu erreichen. Während der Bewegungsabfolge muß der Patient sich jedoch darauf verlassen können, daß der Therapeut seinen Arm nicht plötzlich in eine schmerzhafte Stellung ziehen wird.

7. Der Patient liegt auf dem Rücken und hält das hemiplegische Bein gebeugt und entspannt gegen das gesunde Bein gelehnt. Der Therapeut hilft dem Patienten, tief auszuatmen. Dazu legt er eine Hand derart auf die Rippen des Patienten, daß seine Finger diagonal wie die Richtung der Rippenbewegung verlaufen, und drückt nach unten zur Mittellinie hin, wenn der Patient ausatmet. Mit der anderen Hand hält der Therapeut den lateral rotierten Arm des Patienten soweit angehoben, wie es möglich ist, ohne dem Patienten Schmerzen zu verursachen (Abb. 12.18 b). Durch die Hilfestellung bei der Rippenbewegung wird der Thorax gegen Skapula und Schulter bewegt und dadurch die Spastizität in der Schultergegend verringert. Nach dieser Bewegung kann der Arm mühelos weiter in die Flektion gehoben werden. Der Patient kann auch aufgefordert werden, beim Ausatmen bestimmte Vokale deutlich und lange klingen zu lassen. Dadurch wird die Aktivität für ihn interessanter und Stimme und Atemkontrolle werden verbessert.

Erweiterung der passiven Beweglichkeit. Sobald der Patient dem Therapeuten genügend Vertrauen entgegenbringt und sein Schulterblatt ohne Schwierigkeiten bewegt werden kann, wird allmählich damit begonnen, den Arm zuerst passiv und später aktiv in die Flektion zu bringen. Dazu ist es wichtig, daß die hemiplegische Körperseite verlängert und nach vorne gebracht ist, bevor der Arm bewegt wird. Das hemiplegische Bein muß gebeugt und gegen das gesunde gelehnt sein, damit das Becken auf dieser Seite vorsteht und die Spastizität der gesamten betroffenen Seite ausreichend inhibiert ist. Bleibt das Bein nicht entspannt in der inhibierenden Position, sollte der Therapeut den Arm auf keinen Fall bewegen, da sonst Schmerzen in der Schulter hervorgerufen werden könnten. Der Therapeut führt den Arm bei außenrotierter Schulter und gestrecktem Ellbogen vorsichtig nach vorn und oben. Ist der Patient immer noch ängstlich, kann er aufgefordert werden, den Arm selbst soweit wie möglich anzuheben, ohne daß es ihm Schmerzen verursacht. Dabei kann er die gesunde Hand zu Hilfe nehmen, indem er beide Hände faltet. Auf diese Weise wird

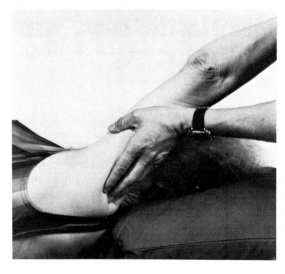

Abb. 12.19. Der Therapeut stützt den Humeruskopf (linksseitige Hemiplegie)

eine Außenrotation sichergestellt, und gleichzeitig hat der Patient die Gewißheit, daß er die Bewegung jederzeit selbst unterbrechen kann und sie vollständig seiner eigenen Kontrolle unterliegt.

Auf diese Weise erkennt der Therapeut, in welcher Stellung der Patient beginnt, sich unwohl zu fühlen. Er übernimmt den Arm des Patienten mit einer Hand und hält ihn mit leichtem Zug protrahiert und außenrotiert. Mit der anderen Hand stützt er den Humeruskopf und verhindert mit den Fingern, daß dieser gegen die angrenzende Knochenprotuberanz stößt (Abb. 12.19). Mit den Fingern unterstützt er darüber hinaus die gleitende Abwärtsbewegung des Humeruskopfes in der Schultergelenkpfanne, durch die eine weitere schmerzfreie Flektion ermöglicht wird.

Gezielte Bewegungen helfen dem Patienten, sich ohne Furcht vor Schmerzen zu bewegen. Wenn er entspannt ist und sich auf die Aktivität konzentriert, ist die Flektionsspastizität nicht so hoch und der Arm läßt sich freier und mit größerem Spielraum bewegen. Der Patient kann zum Beispiel mit gefalteten Händen einen Ball in Richtung eines Mitspielers stoßen, nach einem Ballon schlagen oder auch im Stehen oder Sitzen einen Ball auf ein bestimmtes Ziel hin stoßen, sei es um Kegel umzuwerfen, oder ein Tor oder einen Behälter zu treffen.

Selbstunterstützte Armaktivitäten

Schließlich muß der Patient lernen, seine Schulter korrekt zu bewegen und seinen hemiplegischen Arm mit Hilfe der gesunden Hand in die Flektion zu bringen. Werden dem Patienten keine genauen Anweisungen gegeben, könnte er versuchen, den Arm durch Flektion anzuheben, und dadurch seine Schulter schädigen, oder er wird nach einigen schmerzhaften Versuchen aufgeben.

Hebt der Patient den Arm bei retrahierter Skapula und flektiertem Ellbogen an, wird durch diese Bewegung der Schmerzmechanismus ausgelöst. Da der Arm nach unten und in die Adduktion zieht, ist er schwer und läßt sich nur unter größter Anstrengung anheben. Durch diese Anstrengung wird der Hypertonus weiter erhöht. Mit Hilfe des Therapeuten lernt der Patient, seine Arme zunächst weit nach vorn zu schieben, um das Schulterblatt ausreichend zu protrahieren. Dann hebt er die Arme bei gestrecktem Ellbogen und aneinanderliegenden Handflächen soweit wie möglich an. Zunächst kann er sie möglicherweise nur einige wenige Zentimeter vom Tisch vor sich abheben, aber die Qualität der Bewegung ist für einen Erfolg sehr viel wichtiger als die Quantität der Flektion. Sämtliche Mitglieder des Rehabilitationsteams, andere Patienten und Angehörige sollten den Patienten stets dazu ermuntern, diese Bewegung immer wieder korrekt durchzuführen. Sobald er den Arm mit Hilfe der anderen Hand richtig bewegen kann und dies auch häufig tut, wird die Schulter bald schmerzfrei und sein Problem damit gelöst sein.

Zusätzliche Behandlungsmöglichkeiten

Wenn das beschriebene Programm sorgfältig durchgeführt wird, kann der Schulterschmerz in 2–3 Monaten, manchmal sogar schon in sehr viel kürzerer Zeit, vollständig abgebaut werden. Interessanterweise läßt sich beobachten, daß sich die Gewebestrukturen um das Schultergelenk herum nicht verkürzen. Die vollständige passive Beweglichkeit ist in kürzester Zeit wiederhergestellt, sobald der Schmerz nachgelassen hat.

Injektion eines Lokalanästhetikums mit oder ohne Kortisonpräparat: Durch eine Injektion in die stark schmerzende Schulter kann eine vorübergehende Schmerzlinderung erreicht werden. Da jedoch damit nicht die Ursache des Schmerzes beseitigt wird, ist natürlich die Linderung nur von kurzer Dauer. Vor passiven Bewegungen sollte keine Anästhesie verabreicht werden, da, wie bereits erwähnt, der Therapeut erfahren muß, in welcher Stellung beim Patienten der Schmerz einsetzt. Nur so kann er sichergehen, daß er bei der Bewegung kein Trauma verursacht.

Anwendung von Eis: Eis hat eine spastizitätslösende Eigenschaft; um das gewünschte Resultat zu erzielen, müssen das gesamte Schulterblatt und die Schulter mit feuchten, geeisten Handtüchern bedeckt werden. Diese Methode ist jedoch umständlich und zeitraubend und daher im Vergleich zu den anderen beschriebenen Maßnahmen, mit denen schnellere und länger anhaltende Erfolge zu erzielen sind, nicht unbedingt zu rechtfertigen.

Passive Mobilisation: Einige der von Maitland (1973) beschriebenen Techniken der passiven Mobilisation sind sehr nützlich zur Linderung der Schmerzen und Wiederherstellung der Beweglichkeit, wenn sie als Begleitmaßnahmen zum Gesamtprogramm durchgeführt werden. Sie sind besonders in folgenden Fällen empfehlenswert:

Wenn die Komponente des Schmerzes vorherrscht und nicht die Einschränkung der Bewegung der dominierende Faktor ist. Die passiven Zusatzbewegungen, also jene Bewegungen der Gelenke, die der Mensch nicht aktiv und selektiv ausführen kann, sind bei der Schmerzbehandlung die wirksamsten. Irwin-Carruthers und Runnalls (1980) beschreiben ihre Erfahrungen mit einer kombinierten Behandlung von Inhibition und nachfolgender passiver Mobilisation mit sorgfältig abgestuften Zusatzbewegungen des Schultergelenks.

Wenn der Schmerz nur am Ende der Beweglichkeit auftritt, kann vermutlich der Humeruskopf nicht in der Schultergelenkpfanne nach unten gleiten.

Wenn kein Schmerz mehr empfunden wird, aber die vollständige Flexion am Ende der Beweglichkeit mechanisch blockiert zu sein scheint. Auch hier gleitet vermutlich der Humeruskopf nicht nach unten, um die vollständige Bewegung zu ermöglichen.

12.3 Das „Schulter-Hand"-Syndrom

Als sekundäre Komplikation tritt bei manchen Hemiplegiepatienten plötzlich eine geschwollene, schmerzende Hand auf, die eine weitere Belastung und Behinderung für die Patienten darstellt. Davis et al. (1977) zufolge tritt diese Komplikation bei etwa 12,5% aller Patienten auf, meist zwischen dem ersten und dem dritten Monat nach dem Schlaganfall. Die Schmerzen beeinträchtigen den Rehabilitationsprozeß des Patienten; sehr viel schwerwiegender ist jedoch die Tatsache, daß bei Nichtbehandlung eine bleibende Kontraktur der Hand und der Finger entsteht, die jede funktionelle Nutzung dieser Hand in der Zukunft beeinträchtigt. Es gibt zahlreiche unterschiedliche Bezeichnungen für diese Störung, die zur Unklarheit über ihre Ursachen nur noch beigetragen haben.

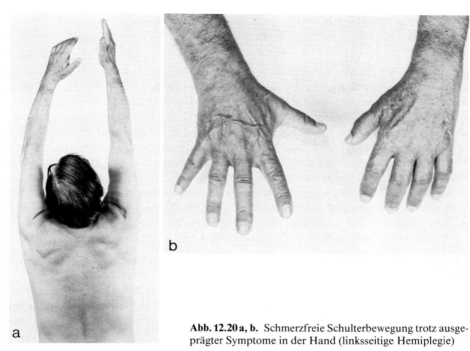

Abb. 12.20 a, b. Schmerzfreie Schulterbewegung trotz ausgeprägter Symptome in der Hand (linksseitige Hemiplegie)

Eine genaue Kenntnis der Ursachen dieser Störung ist aber unbedingt notwendig, um Vorbeugemaßnahmen treffen oder eine erfolgreiche Behandlung durchführen zu können. Dazu sollten zunächst einmal die in der Hand auftretenden Symptome unabhängig von der schmerzenden Schulter betrachtet werden. Wenn, wie oben erwähnt, zwischen 60 und 80% aller Patienten an einer schmerzhaften Schulter leiden, kann angenommen werden, daß die 12%, bei denen eine geschwollene Hand auftritt, sich oft innerhalb dieser Gruppe befinden. Die Ursachen der schmerzhaften Schulter sind oben bereits beschrieben worden. Wird davon ausgegangen, daß die schmerzhafte Schulter auf die erwähnten mechanischen Faktoren zurückzuführen ist, sind die durch einen anderen Mechanismus in Handgelenk, Hand und Fingern auftretenden Störungen leichter zu verstehen und zu behandeln. Auch das Ergebnis einer Studie von Moskowitz et al. (1958) läßt sich so leichter erklären; sie führten zur Behandlung des Syndroms eine Blockade des Ganglion stellatum und eine Durchtrennung des Sympathikus im oberen Thorax durch. Auf diese Weise wurden zwar die Symptome in der Hand verringert, aber – wie die Autoren schreiben – „die Symptome in der Schulter einschließlich der Schmerzen und der Motilitätseinschränkung wurden weder durch die Blockade noch durch die Sympathikusdurchtrennung positiv beeinflußt." Davis et al. (1977) beschreiben die erfolgreiche Behandlung von 68 Patienten mit oraler Gabe von Steroiden als Begleitmaßnahme zum Rehabilitationsprogramm: „Zwei Patienten, die nicht in der Studie berücksichtigt wurden, wiesen nur in der Hand Symptome auf; sie wurden mit derselben Methode erfolgreich behandelt..." Wird die Schulter, wie oben beschrieben, sorgfältig geschützt und korrekt bewegt, so ist eine volle, schmerzfreie Schulterbewegung (Abb. 12.20a) trotz ausgeprägter Symptome in der Hand (Abb. 12.20b) möglich.

12.3.1 Symptome in der Hand

Frühstadium

Die Hand des Patienten schwillt plötzlich an, und innerhalb kurzer Zeit entwickelt sich eine Einschränkung der Beweglichkeit. Das Ödem ist vornehmlich auf dem Handrücken erkennbar, wobei auch die Metacarpophalangealgelenke und somit die Finger und der Daumen betroffen sind (Abb. 12.21). Die Hautfalten verschwinden, insbesondere über den Fingerknöcheln und den distalen und proximalen Interphalangealgelenken. Das Ödem ist weich und pastös und reicht im allgemeinen bis zum proximalen Rand des Handgelenks. Die Sehnen in der Hand sind nicht mehr zu sehen, und die Hand selbst nimmt eine rötliche oder lila Färbung an, die besonders stark auffällt, wenn der Arm seitlich herunterhängt. Bei Berührung fühlt sich die Hand warm und manchmal feucht an. Die Farbe der Fingernägel beginnt sich zu verändern; sie werden weißer oder milchiger als die der gesunden Hand.

Es kommt zu einem Beweglichkeitsverlust, der sich folgendermaßen äußert:

Verlust der passiven Supination, der im allgemeinen mit Schmerzen im Handgelenk (Abb. 12.22 a) verbunden ist.

Die Dorsalextension des Handgelenks ist eingeschränkt, und der Versuch einer passiven Bewegung in mehr Extension führt zu Schmerzen im Handrücken. Auch bei Gewichtsübernahme auf gestrecktem Arm und flach auf die Behandlungsbank aufgestützter Hand treten Schmerzen auf.

Die Metacarpophalangealgelenke zeigen einen starken Verlust an Flexion, die Knochenprotuberanzen sind nicht mehr sichtbar (Abb. 12.22 b).

Die Abduktion der Finger ist stark eingeschränkt, und dem Patienten fällt es zunehmend schwerer, die Hände zu falten. Es sieht aus, als seien die Finger der gesunden Hand zu dick, um in die Fingerzwischenräume der hemiplegischen Hand zu passen.

Die proximalen Interphalangealgelenke sind steif und vergrößert. Die Flektion ist fast unmöglich, und eine volle Extension kann ebenfalls nicht erreicht werden. Der Versuch, die Gelenke passiv zu beugen, führt zu Schmerzen.

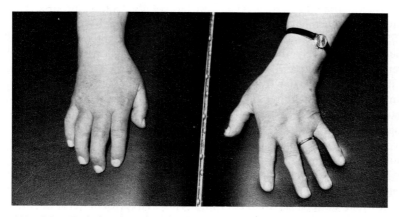

Abb. 12.21. Typisches Aussehen der geschwollenen Hand (rechtsseitige Hemiplegie)

Abb. 12.22 a, b. Eingeschränkte Beweglichkeit. **a** Supinationsverlust, besonders im Handgelenk (linksseitige Hemiplegie). **b** Flektionsverlust der Metacarpophalangealgelenke (rechtsseitige Hemiplegie)

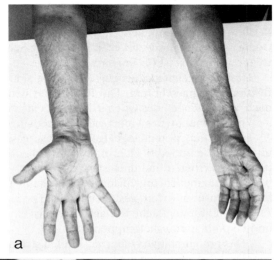
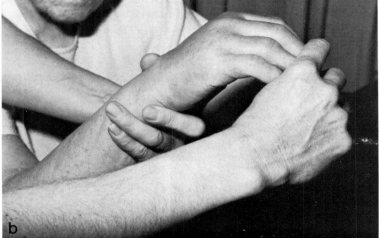

Die distalen Interphalangealgelenke sind gestreckt und lassen sich kaum beugen. Auch wenn diese Gelenke sich in leichter Flektion versteift haben, ist jede weitere Beugung nur begrenzt möglich und schmerzhaft.

Spätere Stadien

Wird die Hand während der frühen Stadien nicht richtig behandelt, verstärken sich die Symptome noch. Der Schmerz nimmt zu, bis der Patient keinerlei Druck auf Hand oder Finger mehr ertragen kann. Auf dem Röntgenbild lassen sich in manchen Fällen osteoporotische Veränderungen feststellen. Auf dem Handrücken ist zentral in der Intercarpalregion und ihrer Verbindung zu den Mittelhandknochen eine harte Beule sichtbar.

End- oder Folgestadium

Bei der nicht behandelten Hand tritt eine typische, fixierte Deformität auf. Das Ödem geht vollständig zurück, und auch die Schmerzen verschwinden, aber die Bewegungsfähigkeit ist für immer verloren.

Das Handgelenk ist gebeugt und weist eine Ulnarabweichung auf; die Dorsalflektion ist eingeschränkt. Die Beule über den Handwurzelknochen ist hart und nach Verschwinden des Ödems deutlicher sichtbar als zuvor (Abb. 12.23 a).

Die Supination des Unterarms ist stark eingeschränkt (Abb. 12.23 b).

Die Metacarpophalangealgelenke lassen sich nicht mehr beugen und kaum noch abduzieren (Abb. 12.23 c). Der Zwischenraum zwischen Daumen und Zeigefinger ist verringert und unelastisch.

Die proximalen und distalen Interphalangealgelenke sind in einer leicht gebeugten Position fixiert, gestatten jedoch fast gar keine weitere Flektion.

Die Handinnenfläche ist flach und weist eine ausgeprägte Atrophie der Thenar- und Hypothenarmuskelgruppen auf.

„Das proteinhaltige Ödem verwandelt sich in ein diffuses, spinnwebartiges Narbengewebe, das eng den Sehnen und Gelenkkapseln anliegt und jede weitere Bewegung verhindert. An den Gelenken entwickelt sich eine Inaktivitätsatrophie des Knorpels mit einer Verdickung der Kapseln" (Cailliet 1980).

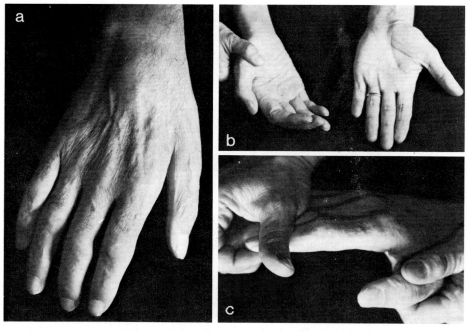

Abb. 12.23 a–c. End- und Residualstadium (rechtsseitige Hemiplegie). **a** Das Ödem verschwindet; die Erhöhung auf der Handrückenfläche ist fest; das Gelenk steht in Ulnarabweichung gebeugt und die Finger sind steif. **b** Erhebliche Einschränkung der Supination. **c** Keine Flektion der Metacarpophalangealgelenke

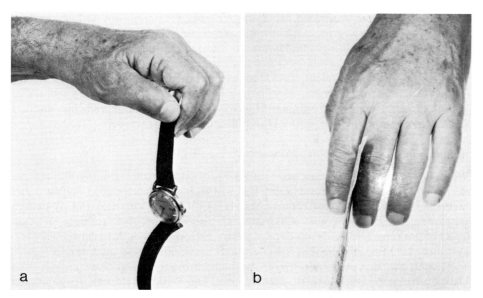

Abb. 12.24a, b. Die geschwollene Hand hat oft aktive Funktionen (linksseitige Hemiplegie). **a** Greifen mit Daumen und Zeigefinger. **b** Selektive Adduktion der Finger

Bei einer Handoperation, die in diesem Stadium am King's College Hospital in London durchgeführt wurde, stellte sich heraus, daß die Ligamente der Interphalangealgelenke ossifiziert waren, und Laboruntersuchungen ergaben, daß es sich tatsächlich um eine echte Knochenentwicklung handelte. Die geschwollene Hand sollte bereits im Frühstadium behandelt werden, damit das Endstadium unter allen Umständen vermieden wird. Dies ist besonders im Hinblick auf die zukünftige Funktionsfähigkeit wichtig, da klinische Beobachtungen gezeigt haben, daß bei vielen Patienten trotz dieser Störung später aktive, selektive Bewegung möglich ist (Abb. 12.24a, b). Davis et al. bestätigen diese Beobachtungen: bei 70,5% der von ihnen untersuchten Fälle trat nur ein „partieller Verlust der Motorik auf".

12.3.2 Ursächliche Faktoren bei Hemiplegie

Obwohl über das Schulter-Hand-Syndrom bei der Hemiplegie sehr viel geschrieben worden ist, gibt es kaum eindeutige Hinweise auf seine Ursachen. Es wäre eine grobe Vereinfachung des Problems, wollte man einzig den Verlust der motorischen Aktivität oder das Herunterhängen des Armes für das Syndrom verantwortlich machen, da dann sehr viel mehr Patienten diese doch relativ seltene Komplikation aufweisen würden. Auch wenn nach der Behandlung die Symptome abgeklungen sind, können dennoch weiterhin ein vollständiger Verlust der motorischen Aktivität und die entsprechende Armstellung vorliegen, ohne daß die ursprünglichen Symptome wieder auftreten.

Es muß einen spezifischen Vorgang geben, der das Syndrom auslöst, das dann seinerseits durch die Inaktivität und die abhängige Armstellung nur noch gefestigt wird. Das plötzliche Auftreten der Symptome bei Patienten, die vorher keinerlei Schmerzen oder Bewegungseinschränkungen in der Hand aufwiesen, unterstützt diese Vermutung. Eine logische Hypothese ist, daß ein mechanischer Vorgang ein primäres Ödem oder sekundäres Ödem nach einem Trauma hervorruft, und daß die Muskelpumpe nicht ausreicht, das Ödem wegzutransportieren. Es entsteht ein Teufelskreis aus Ödem, Schmerz, Motilitätsverlust und Einbeziehung des sympathischen Nervensystems. Das Schulter-Hand-Syndrom kann durch verschiedene Ursachen, die zu einem Ödem in der Hand führen, ausgelöst werden.

Anhaltende Plantarflektion des Handgelenkes unter Druck

Wenn der Patient im Bett liegt oder im Rollstuhl sitzt, ist der Arm über lange Zeiträume an seiner Körperseite. Hierbei befindet sich das Handgelenk - meist unbemerkt - in forcierter Volarflektion (Abb. 12.25 a, b). Die Volarflektion ist extrem ausgeprägt, da die Antagonisten hypotonisch sind und von oben auf dem Handgelenk ein stärkerer Druck als nur der des passiven Gewichts des Arms lastet. Der Hypertonus der Muskeln, die den Schultergürtel nach hinten und nach unten ziehen, und jener, die den Arm adduzieren und innenrotieren, tragen wesentlich zum Druck auf das ungeschützte Handgelenk bei. Die Wirkung ist weit ausgeprägter, wenn der Patient im Rollstuhl sitzt, da er sich normalerweise mit seinem gesamten Körpergewicht zur hemiplegischen Seite hin lehnt.

Die Venendrainage der Hand ist durch die forcierte Volarflektion des Handgelenks stark beeinträchtigt. Auf der Röntgenaufnahme einer gesunden Hand ist zu erkennen, daß in einer flektierten Stellung mit Druckausübung von oben durch den Arm eine der großen Venen vollständig blockiert ist. Für das Experiment wurde ein Kontrastmittel in die Vene distal auf dem Handrücken injiziert. Bei neutraler Stellung des Handgelenks war klar erkennbar, daß das Kontrastmittel frei fließen konnte (Abb. 12.26 a). Dann beugte der Proband sein Handgelenk und drückte die Metacarpalköpfchen fest auf den Tisch. Der Proband verstärkte zusätzlich diesen Druck noch durch Herunterziehen der Schulter und Anspannen der Adduktoren im Arm, also durch Imitation der Spastizität. Nun zeigte das Röntgenbild eine Unterbrechung im Fluß des Kontrastmittels (Abb. 12.26 b). Interessanterweise verursachte bei nachlassendem Druck die Dorsalextension des Handgelenks der Versuchsperson Schmerzen.

Das Ergebnis dieses kleinen Experiments erhält eine besondere Bedeutung, wenn man die folgenden Aspekte der Entwicklung des „Schulter-Hand-Syndroms" bei der Hemiplegie berücksichtigt:

In den meisten Fällen entwickelt sich das Syndrom zwischen dem ersten und dem dritten Monat nach Beginn der Hemiplegie. Davis et al. (1977) zufolge sind es 66% der Fälle, bei denen das Syndrom in diesem Zeitraum auftritt. Der Patient befindet sich also in einem Stadium, in dem er nicht mehr so intensiv gepflegt und beobachtet wird wie in den ersten Wochen. Es können manchmal einige Stunden vergehen, bevor seine Position im Bett oder im Rollstuhl korrigiert wird oder sich ein Pfleger mit ihm beschäftigt. So kann sich seine Hand oft über einen längeren Zeitraum unbemerkt in relativ forcierter Flektion befinden.

Der Tonus im Arm ist immer noch relativ niedrig, obwohl in den Flexoren des Handgelenks und im Flexionsmuster der Schulterregion bereits ein gewisser Hyper-

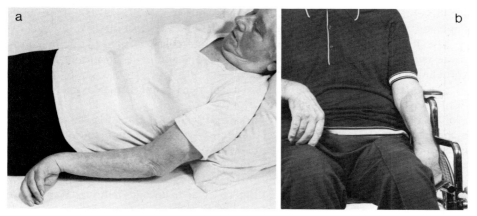

Abb. 12.25 a, b. Häufig zu beobachtende Stellungen forcierter Flektion des Handgelenks (linksseitige Hemiplegie). **a** Im Bett, **b** im Rollstuhl

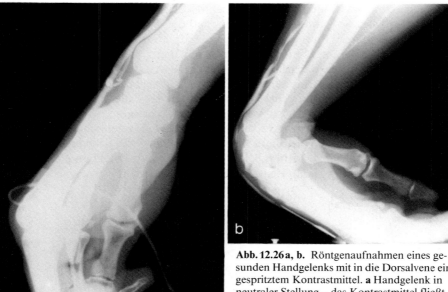

Abb. 12.26 a, b. Röntgenaufnahmen eines gesunden Handgelenks mit in die Dorsalvene eingespritztem Kontrastmittel. **a** Handgelenk in neutraler Stellung – das Kontrastmittel fließt ungehindert. **b** Handgelenk in forcierter Flektion – Fluß des Kontrastmittels ist unterbrochen

tonus bestehen kann. Die Extensoren des Handgelenks sind jedoch mit größter Wahrscheinlichkeit noch hypotonisch und setzen der Flektion des Handgelenks keinerlei Widerstand entgegen.

Im frühen Krankheitsstadium neigen viele Patienten dazu, ihren hemiplegischen Arm zu vernachlässigen und bemerken es nicht, wenn das Handgelenk in einer abnormalen Stellung ist. Die Vernachlässigung kann einhergehen mit einem tatsächlichen Verlust der Sensibilität: 91% der von Davis et al. (1977) untersuchten Patienten wiesen einen mittleren oder schweren Grad an Sensibilitätsverlust auf.

Der überwiegende Teil der venösen Lymphdrainage der Hand findet im Handrücken statt (Cailliet 1980). Das Ödem tritt im Frühstadium des Syndroms ebenfalls vornehmlich auf dem Handrücken auf

Das Ödem ist deutlich lokalisiert und reicht meist nur bis zum proximalen Rand des Handgelenks.

Das Handgelenk des Patienten ist praktisch 24 Stunden lang fast ausschließlich mehr oder weniger stark gebeugt, insbesondere wenn der Patient nicht sorgfältig gelagert und überwacht wird. Oft ist die Flektion stärker ausgeprägt, wenn der Patient eine Art Schlinge trägt oder die Hände beim Sitzen im Schoß hält.

Die durch den Flektionsmechanismus des Handgelenks beeinträchtigte Venendrainage scheint somit die häufigste primäre Ursache für das „Schulter-Hand-Syndrom" bei der Hemiplegie zu sein.

Entstehen einer entzündlichen Reaktion mit Ödem und Schmerzen aufgrund einer Überdehnung der Gelenke der Hand

Die durchschnittliche Beweglichkeit der zahlreichen Gelenke der Hand ist individuell verschieden. So kann es vorkommen, daß der Therapeut unbeabsichtigt die Hand des Patienten zu Bewegungen zwingt, die für ihn zu stark sind, und damit die Gelenke oder die sie umgebenden Strukturen schädigt.

Dies kann zum Beispiel sehr leicht geschehen, wenn ein Patient aufgefordert wird, seinen gestreckten Arm zu belasten. Seine Hand liegt dabei neben ihm auf der Sitzfläche auf, und der Therapeut hält den Ellbogen des Patienten gestreckt. Dann weist er ihn an, sein Gewicht so weit wie möglich auf diese Seite zu verlagern. Durch die Seitwärtsbewegung des Körpers wird das Handgelenk in eine verstärkte Dorsalflektion gebracht. Wird diese Bewegung mit sehr viel Schwung oder ohne ausreichende Kontrolle ausgeführt, kann dadurch die Dorsalflektion über die normale Beweglichkeit des Handgelenks hinaus forciert werden.

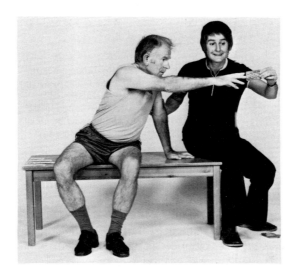

Abb. 12.27. Forcierte Dorsalflektion des Handgelenks, wenn der Patient sich auf eine Tätigkeit konzentriert (linksseitige Hemiplegie)

Das gleiche kann auch während der Beschäftigungstherapie geschehen, wenn der Patient mit der gesunden Hand Tätigkeiten ausführt und sich dabei auf die hemiplegische Hand aufzustützen versucht. Konzentriert er sich stark auf die auszuführende Aufgabe, merkt er unter Umständen nicht, daß sein Handgelenk in eine übermäßige Dorsalflektion forciert wird (Abb. 12.27).

Dazu kann es in allen Situationen kommen, in denen der Patient seinen gestreckten Arm im Knien, Stehen oder Sitzen belastet. Wird der Patient aufgefordert, das Beugen und Strecken des Ellbogens zu üben, während sein Arm belastet ist, kann das Handgelenk unbeabsichtigt zu weit in die Dorsalflektion forciert werden. Das gleiche kann auch bei einer zu kräftigen passiven Bewegung auftreten.

Auf diese Art und Weise wird das Ödem häufig entweder bei Patienten ausgelöst, bei denen das Syndrom erst später auftritt oder die im frühen Krankheitsstadium besonders aktiv sind. Ein typisches Beispiel dafür ist ein Patient, dessen untere Extremität kaum von der Krankheit betroffen ist und gehen und üben kann auf einem Niveau, das seinen Arm- und Handfunktionen weit voraus ist.

Auslaufen von Infusionsflüssigkeit in das Handgewebe

Wenn wiederholt Infusionen verabreicht werden müssen, geschieht das im allgemeinen in die Handvenen. Aus verständlichen Gründen wird dazu nicht die gesunde Hand benutzt, da der Patient sonst überhaupt keine Tätigkeiten mehr selbständig durchführen könnte. Fließt aber die Infusionsflüssigkeit in das Gewebe der Hand, so entsteht ein ausgeprägtes Ödem.

Kleinere Verletzungen der Hand

Insbesondere bei Verlust der sensiblen Fähigkeiten oder bei Vernachlässigung des hemiplegischen Armes können leicht kleinere Verletzungen der Hand auftreten. So kann es etwa vorkommen, daß der Patient stürzt und seine hemiplegische Hand verstaucht. Bei zufälligem Kontakt mit einem heißen Teller, einer Zigarette oder mit einer Wärmflasche kann er sich verbrennen. Auch kommt es vor, daß er sich mit seiner Hand zwischen den Speichen des Rollstuhls verfängt und, ohne es zu bemerken, weiterfährt. All dies hat Verletzungen zur Folge, die zu Ödemen in der Hand führen können.

12.3.3 Vorbeugung und Behandlung

Vorbeugung

Dem „Schulter-Hand-Syndrom" wird vorgebeugt, indem sämtliche Ursachen für ein mögliches Auftreten eines Ödems in der Hand vermieden werden.

Der Patient muß sowohl im Bett als auch im Rollstuhl sorgfältig gelagert werden, wie es bereits in Kapitel 5 beschrieben wurde. Solange er noch nicht selbst darauf achten kann, daß sein Handgelenk nicht vollständig gebeugt ist oder sein Arm nicht seitlich neben dem Rollstuhl herunterhängt, können diese Gefahren durch ein am Rollstuhl befestigtes Tischchen ausgeschaltet werden, bis er schließlich genügend Fortschritte gemacht hat, um selbst auf seinen Arm zu achten (Abb. 12.28).

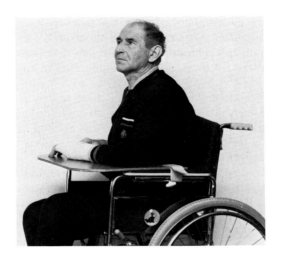

Abb. 12.28. Ein Rollstuhltisch. Der Patient trägt eine Schiene am Handgelenk für die geschwollene Hand (linksseitige Hemiplegie)

Bei Aktivitäten mit Gewicht auf dem hemiplegischen Arm ist besondere Vorsicht geboten. Der Therapeut sollte dem Patienten helfen, die Bewegungen, wenn notwendig, zu steuern. Bevor derartige Aktivitäten oder passive Bewegungen irgendwelcher Art durchgeführt werden, muß der Therapeut genau die individuelle Beweglichkeit des Patienten durch einen Vergleich der hemiplegischen mit der gesunden Seite feststellen. Klagt der Patient während der Therapie über Beschwerden oder Schmerzen, sollte die Stellung seiner Hand verändert werden. Im Sitzen verringert zum Beispiel eine stärkere Außenrotation des Arms das Maß an Dorsalflektion, das notwendig ist, um das Körpergewicht seitlich zu verlagern und den gestreckten Arm zu belasten. Lassen die Schmerzen nicht nach, sollte die Bewegung abgebrochen werden.

Es sollte alles getan werden, um eine Infusion in die Venen der hemiplegischen Hand zu vermeiden. Als Alternative könnte eine der subklavikulären Venen verwendet werden.

Alle, die mit dem Patienten zu tun haben, also sowohl das Klinikpersonal als auch die Angehörigen, sollten darauf achten, daß der Patient sich nicht einmal kleinere Verletzungen an der Hand zuzieht. Wärmflaschen sollten nicht benützt werden.

Häufig wird die Fähigkeit des Patienten, selbst auf seine Hand zu achten, überschätzt, insbesondere wenn er eine gute motorische Aktivität aufweist oder gut sprechen kann.

Behandlung des bestehenden Syndroms

Die besten Ergebnisse werden erzielt, wenn bereits im Frühstadium des Syndroms mit der Behandlung begonnen wird, d. h. sobald Ödem, Schmerzen oder Motilitätsverlust auftreten. Die Behandlung kann jedoch auch noch nach einigen Monaten erfolgreich sein, wenn die Hand noch entzündet ist, akut schmerzt und ein Ödem aufweist. Sobald jedoch eine Konsolidierung stattgefunden hat und die Hand wieder ihre normale Größe und Farbe angenommen hat, kann kaum noch etwas getan werden, um die fixierten Kontrakturen zu überwinden. Hauptziel der Behandlung ist es somit, das Ödem so schnell wie möglich abzubauen und damit auch die Schmerzen und die Steifigkeiten zu verringern. Der Zustand der Hand ist als akut und entzündlich anzusehen.

Lagerung. Im Bett sollte der Patient die in Kapitel 5 beschriebenen Stellungen weiterhin einnehmen, um die Schulter schmerzfrei zu erhalten. Im Sitzen sollte er seinen Arm immer vor sich auf einen Tisch legen. Um eine zusätzliche Hochlagerung und eine bequemere Stellung zu erreichen, kann ein Kissen unter den Arm gelegt werden. Bewegt sich der Patient im Krankenhaus mit seinem Rollstuhl, sollte ein Tischchen an den Armlehnen befestigt werden, um sicherzustellen, daß die Hand nicht unbemerkt herunterhängt (Abb. 12.28).

Es wird empfohlen, den Arm des Patienten sowohl im Liegen als auch im Sitzen mechanisch über der Höhe des Herzens aufzuhängen. Diese Aufhängung ist jedoch abzulehnen, da der Zug des Schulterblattes nach unten gegen den abduzierten oder flektierten Arm unvermeidlich zu einer Schädigung der Schulter und infolgedessen zu heftigen Schmerzen führt.

Vermeiden von Flektion im Handgelenk. Es ist äußerst wichtig, das Handgelenk Tag und Nacht in Dorsalflektion zu halten, um die Venendrainage zu verbessern und eine permanente Extension der Metacarpophalangealgelenke zu verhindern, die mechanisch auftritt, wenn die Hand des Patienten im Schoß ruht oder auch nur auf einen Tisch abgestützt ist oder flach auf dem Bett aufliegt (Abb. 12.29).

Zur Stützung des Handgelenks kann aus Gips eine kleine Lagerungsschiene aus acht bis zehn Lagen einer 8-cm-Gipsbinde hergestellt werden:

Dazu sitzt der Patient an einem Tisch und stützt den Arm vor sich auf. Eine Hilfsperson steht neben ihm, hält seine Schulter nach vorn und sein Handgelenk so, daß es sich in einer für den Patienten angenehmen Dorsalflektion befindet. Der Therapeut steht vor dem Patienten und legt vorsichtig die feuchte Gipsbinde an (Abb. 12.30a). Es ist darauf zu achten, daß das distale Ende der Schiene nach dem Trocknen nicht die Flektion der Metacarpophalangealgelenke behindert. Es sollte daher nur bis zur distalen Falte der Handfläche reichen und eine angemessene Schrägung nach unten vom ersten zum fünften Gelenk aufweisen. Der Daumen

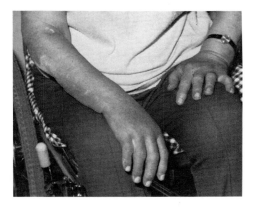

Abb. 12.29. Anhaltende Extension der Metacarpophalangealgelenke (rechtsseitige Hemiplegie)

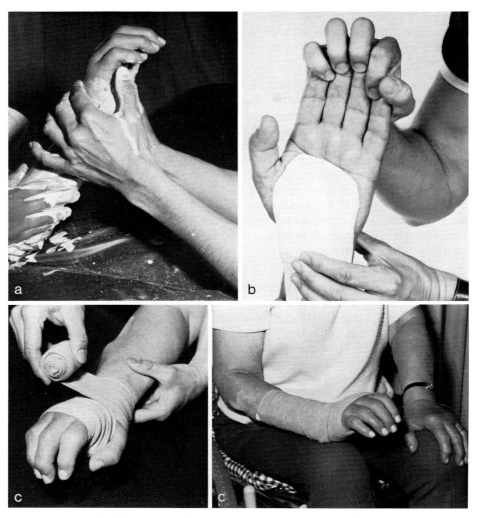

Abb. 12.30 a–d. Schiene zur Stützung des Handgelenks. **a** Anlegen der feuchten Gipsbinde. **b** Korrektes Anlegen der Schiene. **c** Anwickeln. **d** Die Flektion im Handgelenk wird verhindert

bleibt dabei frei (Abb. 12.30b). Der Pfleger streicht den Unterarmabschnitt der Gipsschiene glatt, während der Therapeut dem Gips an der Hand die richtige Form gibt. Dazu schlägt er die Gipsbinde an der Linie der Metacarpophalangealgelenke um und drückt dann mit den Daumen gegen die Handflächen des Patienten, um der Schiene die notwendige Rundung zu verleihen. Mit den Fingern übt er dabei Gegendruck auf den Handrücken des Patienten aus, um dessen Handgelenk in leicht radialer Richtung in Dorsalflektion zu halten.

Wenn die Schiene getrocknet ist, wird sie mit einer elastischen Binde fest angewickelt (Abb. 12.30c). Dabei ist darauf zu achten, daß das Handgelenk richtig auf die Schiene aufgelegt und in der korrekten Stellung fixiert wird. Schon durch eine

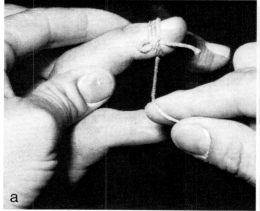
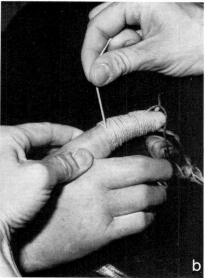

Abb. 12.31 a, b. Zentripetale Kompressionswickel

geringfügige Flektion des Handgelenks wird die Schiene distal weggedrückt und die Flektion der Metacarpophalangealgelenke behindert. Die Bandage bedeckt den gesamten Handrücken von den Fingerknöcheln bis zum proximalen Ende der Schiene. Der Patient sollte diese Schiene Tag und Nacht tragen und sie nur für Hautuntersuchungen, zum Waschen oder bei der Therapie abnehmen lassen. Auf diese Weise ist die ständige Extension des Handgelenks sichergestellt, unabhängig davon, wo und wie der Patient die Hand lagert (Abb. 12.30 d).

Die Schiene wird solange ständig getragen, bis das Ödem und der Schmerz abgeklungen sind und die Farbe der Hand wieder normal ist. Der Patient kann auch mit der Schiene die Eigenaktivitäten zur Erhaltung der Schulterbeweglichkeit durchführen.

Zentripetales Kompressionswickeln. „Das zentripetale Umwickeln von Fingern oder Extremitäten hat sich als einfache, sichere und äußerst wirkungsvolle Behandlungsmethode zum Abbau peripherer Ödeme und ihrer schädlichen Begleiterscheinungen erwiesen" (Cain und Liebgold 1976). Mit einem Bindfaden von etwa 1–2 mm Durchmesser umwickelt der Therapeut zuerst den Daumen und dann jeden einzelnen Finger des Patienten von distal nach proximal. Dann umwickelt er auch die Hand bis kurz über dem Handgelenk. Der Wickelvorgang beginnt mit einer kleinen Schlaufe in der Fingernagelregion. Der Faden darf dabei jedoch nicht auf die empfindliche Nagelhaut drücken (Abb. 12.31 a). Dann wird der Finger schnell fest umwickelt, bis der Faden an der Hand selbst angelangt ist (Abb. 12.31 b). Daraufhin wird sofort durch Zug am freien Ende der Schlaufe der Faden wieder entfernt.

Nachdem jeder Finger einschließlich des Daumens einzeln umwickelt worden ist, beginnt der Therapeut mit der Umwickelung der Hand. Wieder beginnt er mit einer kleinen Schlaufe und wickelt dann den Faden in proximaler Richtung um die Metacarpophalangealgelenke. Wenn die Wickelung am Daumenansatz angelangt

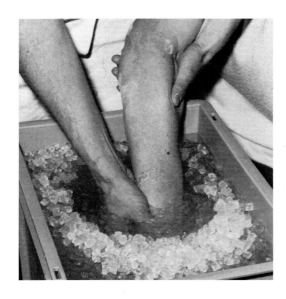

Abb. 12.32. Eintauchen der Hand in Eis

ist, wird der Daumen adduziert, so daß seine proximalen Gelenke mit umwickelt werden. Der letzte Wickelvorgang umfaßt das Handgelenk, wobei der Therapeut an der Stelle mit dem Wickeln beginnt, an der er bei der Umwickelung der Hand aufgehört hat.

Die Angehörigen des Patienten können dieses Verfahren recht schnell lernen; dadurch wird kostbare Therapiezeit eingespart. Das Ergebnis ist äußerst zufriedenstellend, oft sogar überraschend. „Der Effekt reichte von der Freilegung residualer Bewegungen in einer scheinbar vollständig gelähmten Hand bis zur völligen und dauerhaften Wiederherstellung der normalen Funktionsfähigkeit einer zuvor geschwollenen, schmerzenden und funktionsuntüchtigen Hand" (Cain und Liebgold 1967). Auf jeden Fall wird die Durchblutung durch die Reduzierung des Ödems sofort verbessert, und andere Formen der Therapie können wirksamer angewendet werden.

Eis. Wenn zerkleinertes Eis zur Verfügung steht, kann der Therapeut die Hand des Patienten in einen Eimer mit einer Mischung aus Eis und Wasser eintauchen. Im Idealfall besteht diese Mischung aus einem Teil Wasser und zwei Teilen Eis, so daß die Hand leicht eingetaucht werden kann und durch das schmelzende Eis zusätzlich Kälte entsteht (Abb. 12.32). Der Therapeut führt die Hand des Patienten in kurzen Abständen dreimal in das Eiswasser. Da er auch seine eigene Hand in das Eis eintaucht, kann er fühlen, wie lange die Kälte zu ertragen ist.

Aktive Bewegung. Die während der Therapie durchgeführten Bewegungen sollen, wenn irgendwie möglich, aktiv sein. Jede aktive Muskelfunktion des Patienten sollte in die Bewegungen einbezogen werden, auch wenn seine Hand selbst vollständig gelähmt ist. So ist es zum Beispiel meist möglich, einen gewissen Grad an Aktivität in den Ellbogenextensoren zu stimulieren, wenn der Patient in Rückenlage den Arm hochhält. Die Muskelkontraktion wirkt als die beste Pumpe zum Abbau des

Ödems. Die Bewegungen werden mit hochgehaltenem Arm durchgeführt, nachdem zuvor das Schulterblatt mobilisiert wurde. Jede Aktivität zur Stimulierung der Funktionen im hemiplegischen Arm kann hierzu verwendet werden. Besonders nützlich sind jene, die eine Greifbewegung beinhalten, wie etwa das Halten und Schwingen eines Handtuchs mit Hilfestellung oder das Greifen und Loslassen eines Stockes.

Bevor nicht sämtliche Anzeichen von Schmerzen und Ödem verschwunden sind, sollten auf keinen Fall Bewegungen durchgeführt werden, bei denen der gestreckte Arm belastet wird. Durch diese Aktivitäten ist möglicherweise das Syndrom ausgelöst worden, und sie führen in jedem Fall zu Schmerzen und zu einer Verlängerung des Zustandes. Es sollte im Grunde genommen jede Aktivität oder Stellung sorgfältig ausgeklammert werden, bei der der Patient Schmerzen verspürt. Das gleiche gilt auch für die passive Bewegung durch den Therapeuten bis an die Grenzen der Beweglichkeit.

Passive Bewegung. Die vorsichtige passive Bewegung innerhalb der gesamten Motilität beugt einer schmerzhaften Schulter vor. Die passive Bewegung von Hand und Fingern muß jedoch sehr sanft vorgenommen werden, damit dem Patienten keine Schmerzen verursacht werden. Es darf nicht vergessen werden, daß die Störung von einem Verlust der Supination im Handgelenk und in der Handwurzelregion begleitet wird. Der Therapeut berücksichtigt dies, indem er den Unterarm nur soweit in die Supination bewegt, wie es schmerzfrei möglich ist. Bei sämtlichen Bewegungen kann der Patient auf dem Rücken liegen und den Arm zur Verbesserung der Venendrainage hochhalten.

Aus Furcht vor dem Entstehen von Kontrakturen neigen viele Therapeuten dazu, bei der Behandlung der geschwollenen Hand zu heftig vorzugehen, obwohl hier ein Zuwenig unendlich viel besser ist als ein Zuviel. Wenn das Ödem abgebaut ist und der Schmerz nachläßt, ist die Beweglichkeit schnell wiederhergestellt.

Orale Kortisongabe. In manchen Fällen kann es vorkommen, daß trotz mehrwöchiger strikter Befolgung des Behandlungsprogramms die Symptome deutlich bestehen bleiben und zur Besorgnis führen, insbesondere wenn eine gewisse Aktivität in der Hand bereits wiederhergestellt ist und die zukünftige Funktionsfähigkeit der Hand gefährdet zu sein scheint. Die anhaltenden Schmerzen machen dem Patienten häufig das Leben schwer und beeinträchtigen die Rehabilitation insgesamt. Der für die Behandlung der Hand erforderliche Zeitaufwand ist oft unverhältnismäßig groß.

In einem solchen Fall ist die orale Gabe eines Kortisonpräparats, wie sie von Davis et al. (1977) beschrieben wurde, äußerst wirkungsvoll. Oft läßt der Schmerz innerhalb weniger Tage nach und der Patient kann wieder voll am Rehabilitationsprogramm teilnehmen. Es kommt nicht oft vor, daß eine medikamentöse Behandlung notwendig ist; sie sollte aber ins Auge gefaßt werden, wenn mit der empfohlenen Therapie allein kein Erfolg erzielt wird. Das Therapieprogramm wird dabei wie zuvor weitergeführt und die Steroide zusätzlich oral verabreicht. Trotz der schnellen Linderung der Symptome sollte das Medikament nicht zu schnell wieder abgesetzt werden. Um dauerhafte Ergebnisse zu erzielen, ist eine Applikation über 2 bis 3 Wochen im allgemeinen notwendig.

12.4 Überlegungen

Patienten, die unter peinigenden Schmerzen in der hemiplegischen Schulter und der hemiplegischen Hand zu leiden haben, sind in vielen Krankenhäusern und Rehabilitationszentren leider nur allzu häufig anzutreffen. Sie leiden nicht nur unter den Schmerzen, sondern auch darunter, daß sie das ihnen zur Verfügung stehende Rehabilitationsprogramm nicht voll nutzen können. In manchen Fällen führt die schmerzhafte Steifigkeit zu dauerhaften Mißbildungen und einer Beeinträchtigung der Funktionsfähigkeit. Durch sorgfältige Überwachung und Behandlung und durch die Kenntnis der ursächlichen Faktoren kann jedoch verhindert werden, daß diese schmerzhaften Komplikationen überhaupt auftreten. Sollte es aber trotz einer sorgfältigen Prophylaxe doch einmal dazu kommen, können die Probleme schnell überwunden werden, insbesondere wenn sie bereits im Frühstadium entdeckt werden. Das gesamte Team sollte an den Maßnahmen zur Vorbeugung oder Behandlung der schmerzhaften Schulter und der geschwollenen Hand beteiligt werden, und sowohl der Patient als auch seine Angehörigen sollten als integrale Teile dieses Teams angesehen werden, genaue Anweisungen erhalten und dazu ermuntert werden, an den Vorbeugemaßnahmen oder der Behandlung aktiv teilzunehmen. Wenn der Schmerz nachgelassen hat oder ganz verschwunden ist, kann der Patient voll am Rehabilitationsprogramm teilnehmen und wird bald sowohl physisch als auch psychisch äußerst zufriedenstellende Fortschritte machen.

13 Das vernachlässigte Gesicht

Hemiplegiepatienten leiden häufig unter Störungen der Sensibilität oder der Beweglichkeit im Bereich der Mundpartie oder des ganzen Gesichts. Auch wenn eine derartige Störung nicht besonders ausgeprägt ist, leidet der Patient im allgemeinen sehr darunter. Im täglichen Leben spielt das Gesicht des Menschen eine große Rolle. Jeder Mensch hat das Gefühl, sozusagen mit seinem Ich „hinter seinen Augen" zu stehen. Anders als andere Körperteile ist das Gesicht immer offen sichtbar und kann nicht durch Kleidung versteckt oder anders verdeckt werden. Treffen wir einen Menschen zum ersten Mal, beurteilen wir ihn nach seinem Gesicht und seinem Mienenspiel. Wir sagen zum Beispiel, ein Mensch habe „ ein ausgesprochen freundliches Lächeln", „ein intelligentes Gesicht" oder „einen konzentrierten Gesichtsausdruck". Nach diesem ersten Eindruck entscheiden wir, ob wir jemanden näher kennenlernen möchten und wie wir uns dem betreffenden Menschen gegenüber verhalten wollen.

Die kleinen, dicht innervierten Muskeln der mimischen Muskulatur ermöglichen es dem Menschen, seinen Gesichtsausdruck durch eine Vielzahl subtilster Bewegungen zu verändern. Zusammen mit der Bewegung des Kopfes ist das Mienenspiel das wichtigste Kommunikationsmittel des Menschen. Beides wird ständig eingesetzt, um verbale Aussagen zu unterstreichen oder in manchen Fällen sogar zu ersetzen. Durch kleinste Veränderungen der Mimik können Freude, Zweifel, Liebe und Ablehnung usw. ausgedrückt werden.

Um einen Menschen besser kennenzulernen, sprechen wir mit ihm; dabei achten wir nicht nur auf den Inhalt des Gesagten, sondern auch auf die Stimme selbst. Wir registrieren den Tonfall, die Stimmlage und die Art, wie bestimmte Worte ausgesprochen werden und bilden uns beim Zuhören unsere Meinung über den Gesprächspartner.

Wenn Menschen zusammenkommen und sich unterhalten, ist dies oft mit Essen und Trinken verbunden, denn Essen und Trinken dienen nicht nur der Ernährung, sondern auch dem Vergnügen und sind ein wichtiger Teil des gesellschaftlichen Lebens. Auch dabei wird der Gesprächspartner weiter beobachtet und beurteilt. Jegliche Anomalie des Gesichtsausdrucks, der Stimme oder der Eßgewohnheiten wird sofort registriert, stört die Kommunikation und erschwert den Kontakt mit der betreffenden Person. Fast jeder hat derartiges schon einmal am eigenen Leibe erfahren, zum Beispiel wenn er beim Zahnarzt eine Betäubungsspritze bekommen hat oder wenn ein winziges Pickelchen in der eigenen Vorstellung zu einem häßlichen Furunkel wurde und er das Gefühl hatte, daß jeder ihn anstarrte.

Bei umfassenden Rehabilitationsprogrammen, durch die der Patient vor allem wieder gehen und für sich selbst sorgen lernen soll, werden die Behinderungen im

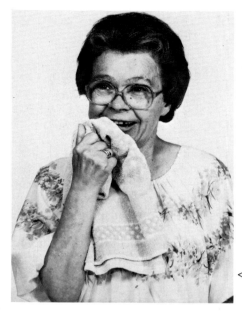
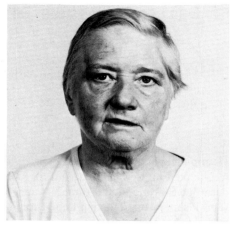

Abb. 13.2. Leichte Gesichtsasymmetrie (linksseitige Hemiplegie)

◁ **Abb. 13.1.** Patientin, die weder essen noch sprechen kann, muß mit dem Handtuch den Speichel abfangen (rechts- und linksseitige Hemiplegie)

Bereich des Gesichtes und der Mundpartie häufig übersehen und daher bei der Behandlung vernachlässigt. Werden aber diese Störungen nicht beseitigt, werden die anhaltenden Schwierigkeiten die Lebensqualität des Patienten beeinträchtigen. Es kann sogar soweit kommen, daß ihm Essen und Trinken, sei es allein oder in Gesellschaft anderer, keine Freude mehr bereiten. Aufgrund seines oft unzureichenden oder der Situation nicht angemessenen Gesichtsausdrucks werden die Reaktionen des Patienten in vielen Fällen von seiner Umwelt mißverstanden oder falsch eingeschätzt. Kann der Patient nicht mehr so sprechen wie vor seiner Erkrankung, hat er häufig Schwierigkeiten, neue Kontakte zu knüpfen oder bestehende Beziehungen aufrechtzuerhalten. Die Menschen seiner Umwelt reagieren anders auf ihn und lassen sich im Gespräch mit ihm dazu verleiten, eine unangemessene Sprachebene zu verwenden.

Art und Ausmaß der Behinderung können sehr unterschiedlich sein. Manche Patienten können zum Beispiel gar nicht essen (Abb. 13.1), bei anderen wiederum ist das Gesicht nicht ganz symmetrisch (Abb. 13.2). Sowie eine Störung festgestellt wird, muß der Patient genau beobachtet und untersucht werden, damit die Behinderung erfolgreich behandelt werden kann. Da der Therapeut im Normalfall den Patienten erst nach dem Schlaganfall kennenlernt, sind ihm die Probleme unter Umständen gar nicht auffällig. Der Therapeut sollte deshalb den Patienten und seine Angehörigen sorgfältig befragen, da diesen eventuelle Veränderungen eher auffallen.

13.1 Wichtige Betrachtungen für die Facilitation von Gesichts- und Mundbewegungen

Die Beobachtung, Analyse und Behandlung der Behinderungen, die bei Hemiplegiepatienten im Gesicht und in der Mundpartie auftreten, setzen eine grundlegende Kenntnis der normalen Bewegungen bei der Kommunikation und beim Essen voraus. Trotz individueller Unterschiede bewegen sich alle Menschen nach ähnlichen Mustern, die zum Teil reflexbedingt sind und zum Teil in frühester Kindheit erlernt wurden. Dadurch erhalten wir Nahrung und werden in der Gesellschaft akzeptiert.

13.1.1 Bewegungen zur Kommunikation

Haltung und Bewegung des Kopfes können eine Vielzahl von Signalen und Emotionen zum Ausdruck bringen. Wir setzen sie stets ein, um den verbalen Ausdruck zu verstärken. Das leichte Verbeugen und das Nicken, wenn wir jemanden treffen und grüßen, das Kopfnicken und Kopfschütteln, um Zustimmung, Ablehnung oder Staunen auszudrücken, und die abweisende „Hochnäsigkeit" sind nur einige Beispiele dafür. Wir drehen den Kopf, um den Gesprächspartner anzusehen und unsere Zuhörbereitschaft zum Ausdruck zu bringen, und bewegen den Kopf häufig, um dem anderen zuzustimmen oder seine Aussage zu unterstreichen. Das Abwenden des Gesichts ist oft ein negatives Signal.

Folgende Schwierigkeiten werden häufig beobachtet:

Der Kopf des Patienten ist in einer Stellung fixiert, da gewisse Muskelgruppen einen übermäßig starken Zug ausüben. In manchen Fällen hält der Patient seinen Kopf starr in einer Position, um sich überhaupt aufrecht halten zu können oder unzulängliche Gleichgewichtsreaktionen auszugleichen. So kann er nicht die allgemein üblichen Gesten ausführen, die seine Umwelt von ihm erwartet.

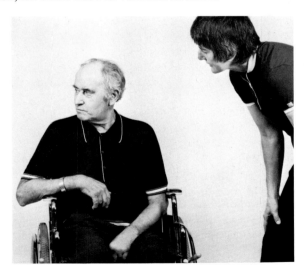

Abb. 13.3. Der Patient wendet seinen Kopf nicht, wenn er angesprochen wird (linksseitige Hemiplegie)

Aufgrund des Verlustes oder der Beeinträchtigung der sensorischen Modalitäten der betroffenen Körperseite wendet der Patient im Gespräch sein Gesicht nicht dem Gesprächspartner zu, besonders dann nicht, wenn er von der betroffenen Seite her angesprochen wird (Abb. 13.3). Häufig haben die Patienten Schwierigkeiten, den Blickkontakt mit Personen herzustellen, die auf ihrer hemiplegischen Seite stehen.

Das Gesicht, das eine so große Zahl von Empfindungen wiederspiegeln kann, ist an sich schon eines der wichtigsten Kommunikationsmittel. Darüber hinaus verstärkt und unterstreicht das Mienenspiel die verbalen Aussagen des Menschen. Wir können unseren Gesprächspartnern zeigen, daß wir ihm zuhören. Wir runzeln die Stirn oder lächeln, senken den Blick oder verschmälern die Augen – mit diesen und Hunderten anderer winziger Bewegungen kann der Mensch seinen Gefühlen Ausdruck verleihen oder aber bewußt tarnen, was er wirklich fühlt. „Die Muskeln, die eingesetzt werden, um den Gesichtsausdruck zu verändern, stellen für den Menschen ein Instrumentarium dar, durch das er mit subtilst abgestuften Bewegungen non-verbale Botschaften übermitteln kann" (Moore 1980).

Wenn ein Mensch mit anderen Menschen kommuniziert, ist sein Gesicht dabei ständig in mehr oder weniger starker Bewegung. Die gewohnten Bewegungen der Gesichtsmuskulatur oder des Kopfes werden als etwas Selbstverständliches hingenommen; es ist für einen Menschen deshalb zum Beispiel höchst irritierend, einem anderen vorgestellt zu werden, der weder grüßend mit dem Kopf nickt noch lächelt, oder aber mit jemandem zu sprechen, der keinen Blickkontakt herstellt und keine Miene verzieht.

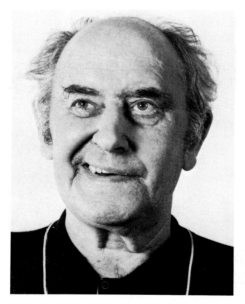

Abb. 13.4. Beim Lächeln wird die Asymmetrie deutlicher (linksseitige Hemiplegie)

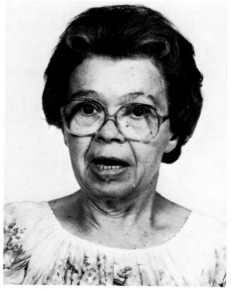

Abb. 13.5. Die Patientin kann den Mund nicht willkürlich schließen, um den Speichelfluß aus dem Mundwinkel zu verhindern (bilaterale Hemiplegie)

Folgende Störungen werden häufig beobachtet:

Die hemiplegische Gesichtshälfte kann nicht ausreichend bewegt werden, und diese Asymmetrie wird noch auffälliger, wenn der Patient lächelt, spricht oder ißt (Abb. 13.4).

Das Gesicht ist entweder total ausdruckslos und unbewegt oder der Gesichtsausdruck des Patienten verändert sich nur geringfügig.

Der Patient weist nur stereotype Veränderungen des Gesichtsausdrucks auf, die nichts mit seiner jeweiligen Stimmungslage oder der Situation, in der er sich befindet, zu tun haben. So kann es zum Beispiel sein, daß er immer wieder übertrieben lächelt.

Der Gesichtsausdruck wirkt ständig anomal, so ist der Mund zum Beispiel stets leicht geöffnet (Abb. 13.5), die Zähne werden entweder entblößt oder die Lippen zu fest nach innen gezogen.

Der Patient hat Schwierigkeiten, Speichelfluß zu vermeiden, besonders wenn er sich auf etwas konzentriert, wie etwa auf das Schuhanziehen. Er tupft sich ständig mit einem Taschentuch die Lippen ab, weil er befürchtet, daß Speichel herunterlaufen könnte. Da er nur eine Hand benutzen kann, ist es höchst unpraktisch, mit ihr ständig ein Taschentuch bereit zu halten; der Patient wird von anderen Aufgaben abgelenkt, weil er permanent damit beschäftigt ist, das Taschentuch irgendwo abzulegen oder wieder in die Hand zu nehmen.

Die Fähigkeit, klar und deutlich zu sprechen, setzt eine Vielzahl komplexer und gut koordinierter Bewegungen voraus. Zunge und Lippen bilden die Konsonanten. Beim Sprechen kommt es vor allem auf eine klare Artikulation an, die es ermöglicht, auch dann den Gesprächspartner noch zu verstehen, wenn dieser nur flüstert und seine Stimme dazu überhaupt nicht einsetzt. Die zum Sprechen verwendeten Bewegungen haben sich aus denen entwickelt, die ursprünglich den zum Überleben notwendigen Tätigkeiten des Essens und Trinkens dienten. Beim Sprechen laufen diese Bewegungen schneller und besser koordiniert ab. Die Zunge muß schnell und selektiv bewegt werden können, damit zum Beispiel zur Bildung der Konsonanten „t" und „d" die Zungenspitze genau hinter die Schneidezähne geführt und bei „g" und „k" hinter der unteren Zahnreihe stabilisiert und dabei der mittlere Zungenabschnitt schnell gegen den Gaumen gehoben werden kann. Es muß möglich sein, die Zunge zu bewegen, ohne daß gleichzeitig der Kiefer in einer primitiven Massensynergie mitgeführt wird. Schnelle, exakt abgestufte Bewegungen der Lippen sind notwendig, um die Laute „p" und „b" zu bilden. Zögerndes, schlecht artikuliertes Sprechen wird für gewöhnlich mit Müdigkeit, Krankheit, Alkoholgenuß oder sogar mit Schwachsinn in Verbindung gebracht.

Die Atemkontrolle ist eine wesentliche Voraussetzung für die Stimmbildung. Die Luft, die zwischen den Stimmbändern hindurchströmt, läßt Laute entstehen. Durch die Veränderung des Luftvolumens wird die Lautstärke beim Sprechen reguliert. Lauter oder leiser sprechen wir, um etwas zu betonen, um Interesse zu bekunden oder um bestimmte Gefühle zu äußern. Sprechen von Wortgruppen oder Sätzen von angemessener Länge setzt die Fähigkeit voraus einen Ton mühelos 15 bis 20 Sekunden lang halten zu können; ein geübter Sänger kann das sogar bis zu einer Minute.

Der Kehlkopf bewegt sich nach oben oder nach unten, wenn die Tonhöhe verändert wird, um etwas zu betonen oder Gefühlen Ausdruck zu verleihen. Diese Fähigkeit wird bewußt gesteuert und setzt einen normalen Tonus der Muskeln des Halses und des Kehlkopfes voraus. Die Klarheit der Stimme wird durch die Koordinierung der Spannung in den Stimmbändern ermöglicht. Voraussetzung für Klarheit und Qualität des Klangs ist die Funktionsfähigkeit des weichen Gaumens, der die Nasenhöhle vollständig abschließen muß, damit bei der Bildung von Stimmlauten keine Luft durch die Nase entweicht. Der weiche Gaumen muß aber auch nach unten bewegt werden können, wenn Nasallaute gebildet werden sollen. Die Bewegung muß schnell und koordiniert ablaufen, da sich die Stellung des weichen Gaumens beim Sprechen eines Satzes oder auch nur eines einzelnen Wortes permanent verändert. Vokale werden gebildet, indem die Mundstellung verändert und Lippen und Kiefer bewegt werden.

Folgende Störungen werden häufig beobachtet:

Konsonanten werden unklar oder undeutlich ausgesprochen und der Patient ist dementsprechend schwer zu verstehen. Er spricht zögernd und vorsichtig, manchmal sogar nur mit großer Anstrengung.
Der Patient spricht zu leise und wird daher oft nicht verstanden. Er spricht in kurzen Sätzen und muß unter Umständen schon nach wenigen Worten erneut Luft holen. Häufig kann er die Stimme nur etwa 5 Sekunden lang ohne Unterbrechung halten.
Die Stimme des Patienten klingt monoton, seine Stimmhöhe verändert sich kaum. Die Stimmlage kann insgesamt höher oder tiefer sein als früher.
Seine Stimme klingt heiser, als müßte er sich ständig räuspern.
Seine Stimme klingt gepreßt und als würde ihm das Sprechen Mühe bereiten.
Der Patient spricht durch die Nase oder kann nicht verhindern, daß bei der Bildung bestimmter Laute hörbar Luft durch die Nase entweicht.
Der Patient kann beim Sprechen Speichelfluß nicht verhindern.

13.1.2 Bewegungen beim Essen und Trinken

Der Mensch ißt und trinkt nicht nur, um zu überleben, sondern auch zu seinem Vergnügen. Dabei muß er eine Reihe erlernter Regeln einhalten, um innerhalb seines sozialen Umfelds akzeptiert zu werden. Auch wenn sich Sitten und Gebräuche im Einzelfall voneinander unterscheiden, gelten doch überall für Essen und Trinken allgemein verbindliche Verhaltensregeln:

Wir sitzen aufrecht am Tisch; Kopf und Hals befinden sich so in der optimalen Stellung zur Nahrungsaufnahme. Aus diesem Grunde sitzen die Menschen in den meisten Ländern zum Essen auf Stühlen mit senkrechter Rückenlehne. In dieser Stellung kann die Nahrung horizontal in den Mund eingeführt werden und das Kauen und die Bewegung der Nahrung mit der Zunge fallen leichter. Der Kehlkopf kann sich ungehindert nach oben und nach unten bewegen, da die ihn umgebenden Muskeln nicht gedehnt oder gespannt sind. Die Nahrung wird in der Mitte von vorn in die Mundhöhle gelegt, die Lippen schließen sich um den Bissen. Der Schluckakt wird bei Erwachsenen mit der Schließbewegung der Kiefer eingeleitet.

Feste Nahrung

Die Kaubewegungen laufen automatisch ab, sobald die Nahrung von der Zunge zwischen die Zähne gebracht wurde. Der Bissen wird lateral durch den Muskeltonus der Wangen und medial durch die Bewegung der Zunge an der richtigen Stelle gehalten. Das Kauen ist eine asymmetrische Mahlbewegung, und die Nahrung wird von der Zunge abwechselnd von einer Seite des Mundes in die andere transportiert. Die Zahl der Kaubewegungen ist von Mensch zu Mensch verschieden: wir kauen solange, bis der Bissen so weich und mit Speichel durchsetzt ist, daß er mühelos geschluckt werden kann. Intakte sensorische Rezeptoren ermöglichen eine Steuerung der zum Kauen aufgewendeten Kraft und ihre entsprechende Anpassung, sobald der Bissen weicher wird. Während des Kauzyklus werden kleine Mengen ausreichend vorbereiteter Nahrung von der Zunge ausgewählt und dann geschluckt. Normalerweise wird also nicht der ganze Bissen auf einmal geschluckt.

Die Schluckbewegung wird dadurch eingeleitet, daß der Bissen auf die Mitte der Zunge geschoben wird und diese ihn dann mit einer schnellen Wellenbewegung nach hinten in den Schlund drückt. Dazu wird zuerst die Zungenspitze, dann der mittlere und hintere Zungenabschnitt angehoben und anschließend wie ein Kolben nach hinten bewegt (Abb. 13.6a). Der weiche Gaumen wird angehoben, um den Nasenrachenraum abzuschließen und so zu verhindern, daß die Nahrung nach oben in die Nase gedrückt wird (Abb. 13.6b). Durch den Bissen wird der Kehldek-

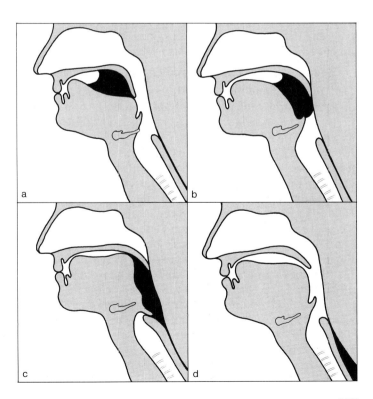

Abb. 13.6a–d. Normaler Schluckakt

kel nach unten gekippt, und die Nahrung rutscht über dessen glatte, konvexe Oberfläche in die Speiseröhre (Abb. 13.6 c). Der Kehlkopf, der nach oben bewegt wurde, wird zum Schutz des Atemweges vom Kehldeckel versiegelt. Die Stimmbänder bilden einen weiteren Sicherheitsmechanismus; sie schnappen zu, um möglicherweise in den laryngealen Luftweg geratene Nahrungspartikel abzustoßen. Sobald der Bissen sich in der Speiseröhre befindet, kehrt der Kehldeckel in seine Ausgangsstellung zurück und der weiche Gaumen entspannt sich, um wieder eine normale Atmung zu ermöglichen (Abb. 13.6 d). Der gesamte Schluckakt wird reflektorisch gesteuert.

Flüssige Nahrung

Beim Trinken wird die Flüssigkeit durch aktives Saugen aus einer Tasse oder von einem Löffel, die an die Unterlippe geführt werden, in die Mitte der Zunge befördert. Durch dieselbe Wellenbewegung wie beim Verzehr von fester Nahrung wird die Flüssigkeit zum Schlucken nach hinten befördert. Im Normalfall besteht der Vorgang aus einer größeren Schluckbewegung, der ein oder zwei kleinere folgen, mit denen der Rachen vollständig entleert wird. In einer entspannten Situation ist dieser Vorgang normalerweise für andere nicht hörbar, und er kann bei Erwachsenen nur bei geschlossenem Mund erfolgen.

Nach dem Essen oder Trinken werden Zähne und Mund gründlich mit der Zunge und durch Bewegen der Lippen und Wangen an den Zähnen gesäubert. Mit Speichel wird die Mundhöhle „ausgewaschen". Essen und Trinken in Gesellschaft ist ein angenehmer Zeitvertreib. Wir können in schneller Abfolge feste und flüssige Nahrung zu uns nehmen und uns dabei mühelos unterhalten, selbst während ein Bissen noch unauffällig in der Mundseite gehalten wird.

Folgende Schwierigkeiten werden häufig beobachtet:

Der Patient ist unfähig, eine aufrechte, symmetrische Haltung einzunehmen. Bei gebeugtem Rumpf muß er seinen Nacken strecken, um essen zu können, und die vorderen Halsmuskeln werden gedehnt. Dadurch werden die Bewegungen von Zunge und Kehlkopf erschwert.

Rumpf und Kopf sind zur hemiplegischen Seite hin geneigt, so daß er Schwierigkeiten hat, den Bissen in die Mitte des Mundes zu plazieren. Es fällt ihm schwer, die Nahrung im Mund zu bewegen: sie rutscht zwischen Zähne und Wangen oder fällt am Mundwinkel wieder heraus, da seine hemiplegische Seite nach unten geneigt ist. Häufig haben Patienten noch Stunden nach dem Essen Nahrungsreste im Mund. Sie bleiben in der Wange und am Gaumen hängen oder liegen auf den Zähnen, an den Lippen oder am Kinn, wo sie besonders auffallen. Oft nimmt der Patient die Finger zu Hilfe, um Essensreste aus dem Mund zu entfernen.

Der Patient kaut nur auf der gesunden Seite, wodurch sich die Spastizität der hemiplegischen Seite erhöht. Ist die Sensibilität der betroffenen Seite beeinträchtigt und liegt ein Hypotonus vor, wird überhaupt keine Aktivität stimuliert. Die Kiefer werden beim Kauen nur auf- und abbewegt, anstatt wie beim gesunden Erwachsenen eine komplexe Mahlbewegung auszuführen. Auch wird die Kaubewegung der Nahrungskonsistenz nicht angepaßt. Der Kraftaufwand beim Kauen bleibt gleich, unabhängig davon, ob der Patient Toast oder Schokoladenpudding ißt.

278

Da der Patient nur langsam und mühsam kauen kann, braucht er dazu viel länger und meidet häufig härtere Nahrungsmittel gänzlich oder nimmt sie nur in sehr kleinen Portionen zu sich. Aufgrund der beeinträchtigten Sensibilität oder des abnormalen Tonus beißt er sich häufig aus Versehen in die Innenseite der Wange, und es entstehen kleine, schmerzhafte Geschwüre in der Mundschleimhaut.

Der Schluckakt ist deutlich zu hören und bereitet dem Patienten Mühe; der gesamte Bissen wird auf einmal heruntergeschluckt. Der Patient muß oft mehrmals hintereinander schlucken, bis der Rachen frei ist. Er verschluckt sich oft, besonders beim Trinken.

Essen und Trinken werden zu einem zeitaufwendigem, mühsamen Vorgang, auf den sich der Patient intensiv konzentrieren muß. Er kann sich nicht am Tischgespräch beteiligen, und häufig wird sein Essen kalt und sieht unappetitlich aus, bevor er fertig ist.

13.2 Zahnprothesen

Zahnersatz kann für den Patienten beim Sprechen und Essen zum Problem werden. Eine Prothese, die früher trotz schlechten Sitzes durch die normale Muskelaktivität gehalten wurde, verrutscht jetzt ständig aufgrund der Veränderungen von Tonus und Sensibilität. Die Zahnprothese sollte sobald wie möglich nach dem Schlaganfall wieder getragen und dazu mit Haftmitteln befestigt werden. Sobald der Patient in der Lage ist, zum Zahnarzt zu gehen, sollte die Prothese neu angepaßt werden.

Zahnprothesen müssen nach jeder Mahlzeit gründlich gereinigt werden, da sich häufig Nahrungsreste zwischen der Gebißplatte und dem harten Gaumen festsetzen, von wo sie der Patient nicht mit der Zunge entfernen kann.

13.3 Behandlung häufig auftretender Schwierigkeiten

Den oben beschriebenen Störungen liegen folgende Ursachen zugrunde:

Abnormaler Tonus: Der Muskeltonus von Gesicht, Mund und Hals ist entweder zu hoch oder zu niedrig:
Unzureichende Sensibilität: Die sensiblen Wahrnehmungen sind auf der hemiplegischen Seite des Gesichts und der Mundhöhle gestört.
Selektive Bewegungen fallen dem Patienten schwer oder sind ihm gänzlich unmöglich. Er kann sich nur in stereotypen Massensynergien bewegen.

Der erste wichtige Schritt besteht darin, diese Schwierigkeiten zu erkennen und ihre Behandlung in das Rehabilitationsprogramm aufzunehmen. Gesicht und Mund werden sonst zu einer Art „Niemandsland" und dementsprechend vernachlässigt. Das Pflegepersonal kümmert sich um die Mundhygiene des Patienten und sorgt dafür, daß dieser genügend Nahrung erhält. Der Beschäftigungstherapeut hilft dem Patienten, mit einer Hand die Speisen vorzubereiten und zu essen und wenn notwendig zusätzliche Hilfsmittel zu verwenden. Der Physiotherapeut sorgt dafür, daß der Patient sich ausreichend bewegen kann, um zum Eßtisch zu gelangen und kor-

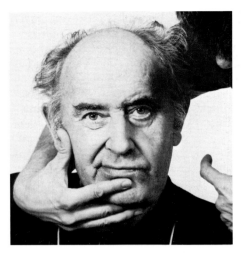 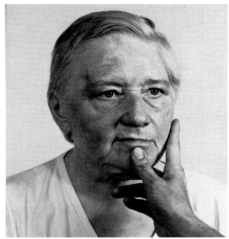

Abb. 13.7. Griff bei Patienten, die den Kopf nicht in normaler Stellung halten können (linksseitige Hemiplegie)

Abb. 13.8. Griff bei Patienten, die die korrekte Kopfstellung halten können (linksseitige Hemiplegie)

rekt zu sitzen. Der Logopäde beschäftigt sich im allgemeinen eher mit Sprachproblemen als mit den nonverbalen Aspekten der Kommunikation oder mit dem Essen.

Bei komplexeren Behinderungen ist eine qualifizierte Behandlung erforderlich; für die Mehrzahl der Patienten ist jedoch der folgende Behandlungsplan ausreichend und sinnvoll. Er kann von jedem der mit dem Patienten beschäftigten Therapeuten durchgeführt werden. Der Schwerpunkt der Behandlung sollte entsprechend den individuellen Schwierigkeiten des Patienten gesetzt werden; es darf allerdings nicht übersehen werden, daß jede Schwierigkeit auch andere Bewegungen erheblich beeinflußt.

Zur Beurteilung oder Behandlung der Störungen im Gesicht und am Mund sind zwei Handgriffe besonders nützlich; sie können auch angewendet werden, wenn der Therapeut dem Patienten beim Trinken oder Zähneputzen hilft.

1. Der Therapeut steht, zumeist an der hemiplegischen Seite, neben dem Patienten und legt seinen Arm um dessen Hinterkopf. Mit Armbeuge und Oberarm hält er den Kopf des Patienten in der Mitte und verlängert damit die Rückseite des Nakkens. Der Theapeut hält seine Hand in der Volarflektion, so daß sein Daumen auf dem Temperomandibulargelenk des Patienten ruht. So spürt er sofort jede abnormale Veränderung der Bewegungen oder des Tonus. Mit Zeige- und Mittelfinger umfaßt er das Kinn des Patienten, um die Kieferbewegungen zu facilitieren. Der Zeigefinger wird dazu eingesetzt, das Schließen der Lippen zu fördern, mit dem Mittelfinger wird die Zunge des Patienten von unten her entspannt oder in ihren Bewegungen facilitiert (Abb. 13.7).
2. Der Therapeut sitzt vor dem Patienten und legt seinen Daumen auf das Kinn des Patienten und seinen Mittelfinger unter den Mundboden zwischen den Unterkieferknochen. Der Zeigefinger liegt seitlich an der Wange des Patienten (Abb. 13.8).

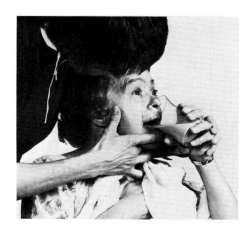

Abb. 13.9. Hilfestellung beim Trinken (bilaterale Hemiplegie)

Mit dem Daumen wird das Schließen der Lippen unterstützt und mit dem Mittelfinger die Zungenmuskulatur facilitiert. Der Therapeut registriert mit dem Zeigefinger die laterale Bewegung des Kiefers und den Tonus in der Wange. Dieser Griff kann angewendet werden, wenn der Patient seinen Kopf ausreichend unter Kontrolle hat und die Extension des Halses bereits willkürlich kontrollieren kann. Er ist besonders bei Patienten mit Sprachschwierigkeiten nützlich, da diese das Gesicht des Therapeuten sehen und auf diese Weise erkennen können, was von ihnen erwartet wird.

Will der Therapeut dem Patienten beim Essen oder Trinken helfen, ist in den meisten Fällen der erste Griff zu empfehlen. Der Patient kann dabei ganz normal am Tisch sitzen und das Essen auf dem Teller sehen. Benötigt der Patient Hilfe, um die beim Essen verwendeten Geräte zum Mund zu bewegen, ist es für den Therapeuten in dieser Stellung leichter, dem Patienten die Hand zu führen, da er beim Essen dieselben Bewegungen auch selbst machen würde (Abb. 13.9).

13.3.1 Schwierigkeiten bei der nonverbalen Kommunikation

Es sollte unbedingt darauf geachtet werden, daß der Hals des Patienten voll bewegungsfähig bleibt und Hypertonus und Überaktivität reduziert werden. Zuerst bewegt der Therapeut den Kopf des Patienten passiv und achtet dabei auf volle Beweglichkeit; der Patient versucht, die Bewegung zuzulassen, ohne ihr Widerstand entgegenzusetzen (Abb. 13.10). Häufig ist es in der Rückenlage einfacher für den Patienten, die volle Bewegungsfähigkeit wiederzuerlangen. Der Therapeut muß dabei die Schulter des Patienten mit einer Hand festhalten, während er dessen Kopf in eine volle Seitenflektion oder Rotation bewegt. Sobald der Widerstand nachläßt, wird der Patient aufgefordert, seinen Kopf aktiv zu bewegen. Alle Bewegungen sollten vollständig und ohne Widerstand im Sitzen und Stehen möglich sein, da diese genau die Stellungen sind, in denen der Mensch gewöhnlich mit seiner Umwelt kommuniziert. Durch Aktivitäten in der Gruppe mit Musik, Bällen oder Ballons

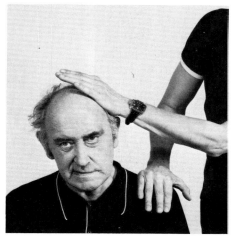
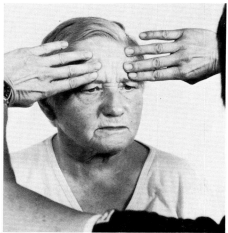
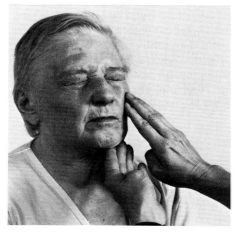
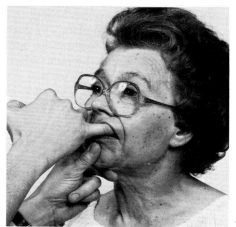
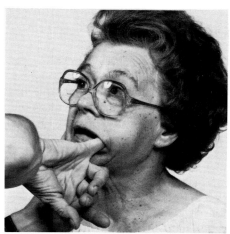

Abb. 13.10. Passive Bewegung des Kopfes (linksseitige Hemiplegie)

Abb. 13.11. Stirnrunzeln (linksseitige Hemiplegie)

Abb. 13.12. Augen fest geschlossen halten (linksseitige Hemiplegie)

Abb. 13.13. Zahnfleischmassage (bilaterale Hemiplegie)

Abb. 13.14. Hemmung der Spastizität in der Wange (bilaterale Hemiplegie)

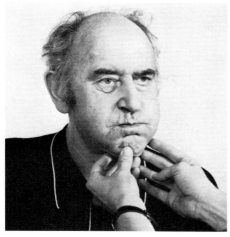
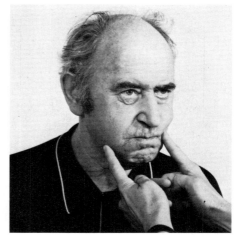

Abb. 13.15. Aufblasen der Wangen (linksseitige Hemiplegie)

Abb. 13.16. Luft von einer Wange in die andere drücken. Die Therapeutin hilft auf hemiplegischer Seite (linksseitige Hemiplegie)

Abb. 13.17. Facilitation zum symmetrischen Lächeln (linksseitige Hemiplegie)

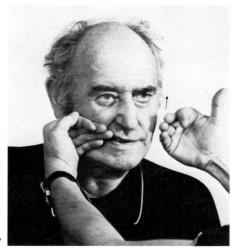

Abb. 13.18 a, b. Mit dem Rücken einer elektrischen Zahnbürste (bilaterale Hemiplegie) wird **a** der Tonus in der Wange normalisiert, **b** das Schließen des Mundes stimuliert
▽

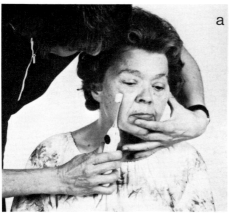
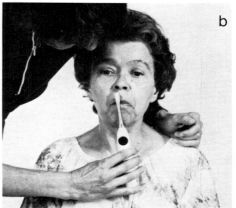

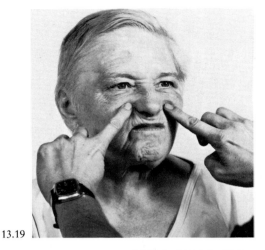
13.19

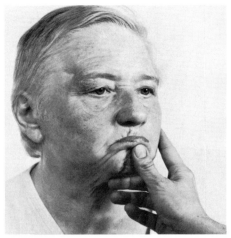
13.20

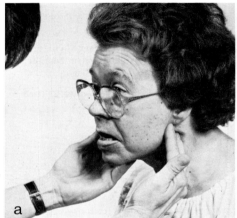
13.21 a

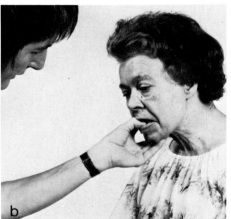
b

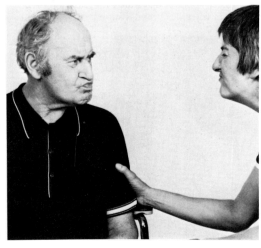
13.22

Abb. 13.19. Naserümpfen (linksseitige Hemiplegie)

Abb. 13.20. Die Unterlippe wird über die Oberlippe geschoben (linksseitige Hemiplegie)

Abb. 13.21 a, b. Facilitation der Protraktion des Unterkiefers (bilaterale Hemiplegie); **a** von hinter den Kieferwinkeln, **b** mit dem Daumen hinter den unteren Schneidezähnen

Abb. 13.22. Imitation eines Gesichtsausdrucks (linksseitige Hemiplegie)

können Patienten lernen, das Problem der starren Kopfhaltung und des mangelnden Blickkontaktes mit anderen zu überwinden.

Die Gesichtsbewegungen sollten von Anbeginn facilitiert werden, um die volle Beweglichkeit zu erhalten und die Sensibilität zu stimulieren.

Der Therapeut schiebt mit den Fingerspitzen die Stirn des Patienten von beiden Seiten diagonal zur Mitte hin in Falten (Abb. 13.11). Diese Bewegung wird mit einem Anheben der Augenbrauen abgewechselt, um den Ausdruck des Erstaunens zu erzielen. Dazu wird die Stirn nach oben und nach außen gehoben. Der Patient spürt die Bewegung und versucht, aktiv daran teilzunehmen, während der Therapeut die Hilfestellung allmählich verringert.

Anfangs kann diese Bewegung unter Umständen nur in einer groben Massensynergie ausgeführt werden. Ein Stirnrunzeln wird dann nur bei fest geschlossenen Augen (Abb. 13.12) und ein Anheben der Augenbrauen nur bei weit geöffneten Augen möglich sein. Wenn der Patient in der Therapie Fortschritte gemacht hat, werden seine Bewegungen selektiver und feiner abgestuft, bis er die Augen schließen kann, ohne die Stirn zu bewegen, oder auch nur ein Auge schließen oder eine Augenbraue hochziehen kann.

Der Therapeut bewegt die Wangen des Patienten von außen und auch von der Mundinnenseite her, um den Tonus zu normalisieren. Er reibt das Zahnfleisch des Patienten mit seinem kleinen Finger (Abb. 13.13), massiert die Innenseite der Wange und zieht sie mit einer Halbkreisbewegung seitlich von den Zähnen weg (Abb. 13.14). Die erzielte Dehnung reduziert die Spastizität und stimuliert auch die Aktivität der hypotonischen Wange, deren Tonus der Therapeut mit dem der anderen Wange vergleichen kann.

Dann bläst der Patient die Wange auf und versucht, die Luft darin zu halten (Abb. 13.15). Diese Aktivität erfordert ein festes Zusammenpressen der Lippen und eine Bewegung des weichen Gaumens, damit die Luft nicht entweicht. Anschließend bewegt der Patient die Luft im Mund von einer Wange in die andere. Dadurch wird die Muskelaktivität in den Wangen und im weichen Gaumen stimuliert (Abb. 13.16).

Der Therapeut hilft dem Patienten, die mimischen Muskeln so zu bewegen, daß zuerst ein symmetrisches Lächeln entsteht und dann die Lippen gespitzt werden. Besteht beim Lächeln eine Überaktivität auf der gesunden Seite, inhibiert der Therapeut diese mit dem Handrücken der einen Hand, während er die betroffene Seite mit einer schnellen, aufwärts streichenden Bewegung seiner anderen Hand stimuliert (Abb. 13.17).

Wange und Lippen können durch schnelles Bestreichen mit Eis oder mit der Rückseite einer elektrischen Zahnbürste stimuliert werden. Dazu wird die Bürste von der Seite zur Mitte hin geführt. Die Vibrationen verbessern die Sensibilität und tragen zur Normalisierung des Tonus bei (Abb. 13.18a, b).

Der Patient wird aufgefordert, die Nase krauszuziehen, so als nehme er einen unangenehmen Geruch wahr. Der Therapeut legt seine Fingerspitzen oberhalb der Nasenflügel des Patienten, um diese Bewegung zu unterstützen (Abb. 13.19). Später kann der Patient dann versuchen, die Nase sehr schnell krauszuziehen, ohne dabei andere Teile seines Gesichts mitzubewegen.

Der Patient wird gebeten, die Oberlippe hochzuziehen, als wolle er dem Therapeuten die Schneidezähne und die Innenseite der Lippe zeigen.

Der Patient schiebt die Lippen übereinander, wobei einmal die Unterlippe und einmal die Oberlippe oben liegt (Abb. 13.20). Er kann dabei auch den Unterkiefer nach vorn schieben und versuchen, die untere Zahnreihe über die Oberlippe zu bewegen, um der spastischen Retraktion des Kiefers entgegenzuwirken. Der Therapeut unterstützt die Bewegung, indem er mit den Fingern hinter die Kieferwinkel faßt (Abb. 13.21a). Da diese Region sehr druckempfindlich ist, kann der Therapeut unter Umständen so nicht genügend Unterstützung leisten. Bei Patienten mit ausgeprägter Spastizität und daraus resultierender starker Retraktion des Kiefers kann der Therapeut seinen Daumen hinter die unteren Vorderzähne des Patienten und seinen Zeigefinger unter dessen Kinn legen (Abb. 13.21b). Dann wird der Unterkiefer des Patienten mehrmals nach vorn gezogen. Sobald der Hypertonus durch diese Bewegung genügend reduziert ist, führt der Patient sie aktiv selbst durch.

Der Therapeut hilft dem Patienten, seinen Gesichtsausdruck wiederholt zu verändern, indem er mit seinen Fingern das Gesicht des Patienten bewegt. Dann kann der Patient üben, einen Gesichtsausdruck, der ihm gezeigt wird, zu kopieren oder selber mit seiner Mimik Gefühle auszudrücken, die der Therapeut dann erkennen muß (Abb. 13.22).

13.3.2 Schwierigkeiten beim Sprechen

Die Atmung des Patienten wird unterstützt, indem der Therapeut seine Hände auf beide Seiten des Thorax des Patienten legt und damit die Flankenatmung fördert. Aufgrund eines bestehenden Hypotonus oder Hypertonus wird die hemiplegische Seite oft nicht ausreichend bewegt. Durch eine Vibration von oben nach unten über das Brustbein läßt sich die Ausatmungsphase verlängern. Der Patient wird aufgefordert, beim Ausatmen einen langen Ton zu produzieren, ohne sich dabei anzustrengen. Die Dauer des Tons wird gemessen und der Patient bemüht sich, ihn die notwendigen 15 Sekunden lang zu halten.

Der Kehlkopf wird passiv zu beiden Seiten diagonal nach oben und nach unten bewegt (Abb. 13.23). Der Patient äußert dann Laute von unterschiedlicher Tonhöhe, um den Kehlkopf aktiv zu bewegen. Die hohen und tiefen Töne können auch durch das Aussprechen unterschiedlicher Vokale eingeübt werden: „ooh – aah" oder „iih – ooh".

Der Patient leckt sich die Lippen, indem er sich mit der Zunge einmal über den ganzen Mund fährt. Dann führt er die Zunge mit einer kreisenden Bewegung zwischen Zahnfleisch und Lippeninnenseite entlang und drückt dabei die Lippen so weit wie möglich nach außen (Abb. 13.24). Der Therapeut fordert den Patienten auf, die Zunge an der Wangeninnenseite soweit wie möglich nach hinten zu führen und zeigt die gewünschte Position von außen mit dem Zeigefinger an (Abb. 13.25). Der Patient soll versuchen, die Wange mit der Zunge zu dehnen und zu massieren.

Bei Patienten mit stark beeinträchtigter Zungenbeweglichkeit muß der Therapeut eine direktere Stimulation ausüben. Dazu führt er seinen kleinen Finger in den Mund des Patienten, drückt dessen Zunge hinunter und bewegt den Finger in kleinen „Schritten" nach hinten (Abb. 13.26a). Mit schnellen Streichbewegungen auf der Oberfläche der Zunge von hinten nach vorn kann die intrinsische Muskulatur aktiviert werden (Abb. 13.26a). Die seitliche Bewegung der Zunge wird durch

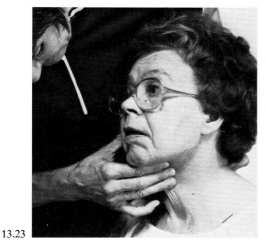

13.23

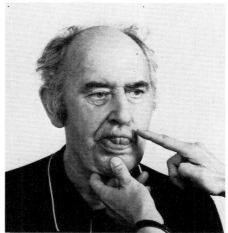

13.24

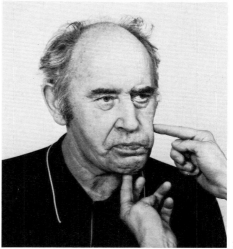

13.25

Abb. 13.23. Passive Bewegung des Kehlkopfes zur Normalisierung des Tonus (bilaterale Hemiplegie)

Abb. 13.24. Die Zunge bewegt sich über die obere Zahnreihe (linksseitige Hemiplegie)

Abb. 13.25. Die Zunge wird weit nach hinten zwischen Wange und Zahnreihe geführt (linksseitige Hemiplegie)

Druck auf ihren lateralen Rand gefördert. Der Patient versucht dabei, mit der Zunge gegen den Finger des Therapeuten zu drücken.

Der Therapeut fordert den Patienten auf, seine Zunge gegen einen Spatel oder einen Strohhalm zu drücken und deren Bewegungen im Mund und außerhalb des Mundes zu folgen (Abb. 13.26 c).

Bevor die Zungenbewegung gefördert wird, sollte der Therapeut den Hypertonus inhibieren. Dazu legt er einen Finger unter den Unterkiefer des Patienten auf die Region des weichen Gewebes unterhalb des Mundbodens. Mit einer Halbkreisbewegung drückt er den Finger nach oben und nach vorn, um den Tonus der Zungenmuskulatur zu beeinflussen und deren Vorwärtsbewegung zu fördern (Abb. 13.27). Um die zum Schlucken notwendige wellenförmige Bewegung zu er-

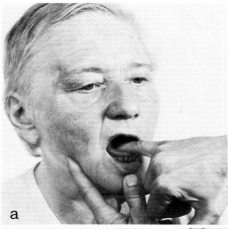
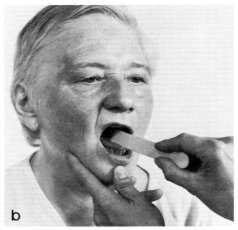
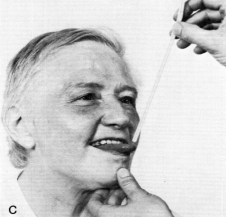

Abb. 13.26 a–c. Stimulation der Aktivität in der Zunge (linksseitige Hemiplegie). **a** Der Finger wird auf der Zunge in kleinen „Schritten" nach hinten geführt. **b** Mit dem Rand eines hölzernen Spatels wird über die Zungenmitte gestrichen. **c** Die Zungenspitze wird gegen einen Strohhalm gedrückt

Abb. 13.27. Inhibition der Zungenspastizität von unten und Bewegung der Zunge (bilaterale Hemiplegie)

Abb. 13.28. Facilitieren der Zungenbewegung; dazu wird die Zunge mit einem Stück feuchter Gaze festgehalten und in verschiedene Richtungen bewegt (linksseitige Hemiplegie)

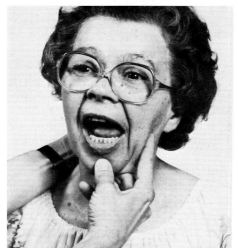
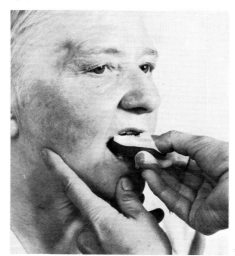

möglichen, wendet der Therapeut den gleichen Griff an, nur daß er in diesem Fall die Finger in einer Halbkreisbewegung nach oben und hinten führt.

Bei Patienten, die ihre Zunge so gut wie gar nicht bewegen können, übernimmt der Therapeut anfangs die Bewegung der Zunge vollständig. Dazu wickelt er ein Stück feuchte Gaze um die Zunge des Patienten, so daß er sie zwischen Finger und Daumen halten und in die verschiedenen Richtungen bewegen kann (Abb. 13.28). Er zieht die Zunge nach vorn und achtet darauf, sie nicht an der unteren Zahnreihe zu verletzen; dann hebt er sie an und bewegt sie zu beiden Seiten. Er fordert den Patienten auf, die Bewegung selbst zu erspüren und sie mit seiner Hilfe aktiv mitzuvollziehen.

Der Patient versucht, die Laute „d" und „t" korrekt auszusprechen, in dem er die Zungenspitze an die Rückseite der oberen Schneidezähne führt. Er erhöht die Geschwindigkeit der Bewegung und versucht, diese Laute zu bilden, ohne dabei den Unterkiefer zu bewegen. Dann werden die Laute „g" und „k" geübt, wobei die Zungenspitze nach vorn gegen die unteren Schneidezähne gedrückt wird. Sobald der Patient diese Bewegung bewältigt, kann er dazu übergehen, in schneller Folge „g"- und „d"-Laute abzuwechseln.

Die hierzu erforderlichen Bewegungen sind dieselben, die auch zum Schlucken benötigt werden: Erst wird beim Aussprechen von „d" oder „t" die Zungenspitze, dann bei „g" oder „k" der hintere Zungenabschnitt angehoben. Anfangs kann es notwendig sein, die Zunge des Patienten in die korrekte Position zu führen, indem mit einem Spatel die Zungenspitze angehoben oder auf die richtige Stelle hinter den Vorderzähnen gedeutet wird (Abb. 13.29). Durch Druck mit dem Spatel auf den hinteren Zungenabschnitt kann der Therapeut die für das „g" notwendige Aufwärtsbewegung facilitieren.

Die Aktivität des weichen Gaumens kann stimuliert werden, indem der Patient gebeten wird, durch einen Strohhalm in ein Glas mit farbiger Flüssigkeit zu pusten

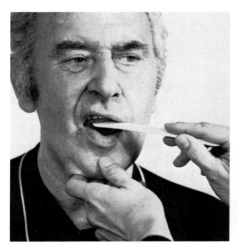

Abb. 13.29. Die Zungenspitze wird mit einem Spatel angehoben, bis sie hinter der oberen Zahnreihe anstößt (linksseitige Hemiplegie)

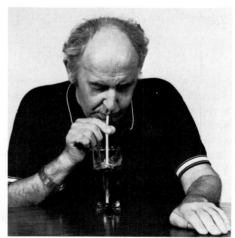

Abb. 13.30. Durch einen Strohhalm blasen (linksseitige Hemiplegie)

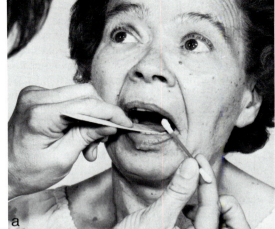
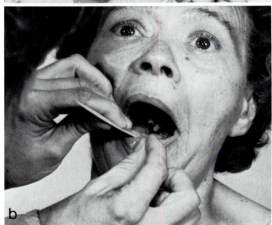
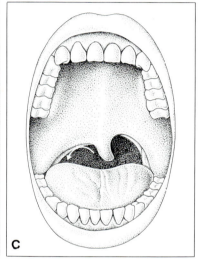

Abb. 13.31 a–c. Stimulierung des weichen Gaumens mit Eis (bilaterale Hemiplegie). **a** Die Zunge wird mit einem Spatel hinuntergedrückt. **b** Ein gefrorenes Wattestäbchen wird über den weichen Gaumen gestrichen. **c** Die Streichbewegung verläuft nach oben und seitlich

und Blasen zu bilden. Der Patient versucht, die Blasenbildung nicht abreißen zu lassen und verbessert mit dieser Übung seine Atemkontrolle (Abb. 13.30). Bleibt der weiche Gaumen inaktiv, kann er mit einem feuchten Wattebausch, der vorher im Gefrierfach des Kühlschranks gelegen hat, durch Eis stimuliert werden. Der Therapeut drückt die Zunge des Patienten mit einem Spatel nach unten und streicht mit dem gefrorenen Wattebausch schnell über seinen weichen Gaumen (Abb. 13.31a, b). Nach der Eisbehandlung wird der Patient aufgefordert, kurze „a"-Laute auszustoßen, um den weichen Gaumen nach oben zu bewegen.

Um Tonfall und Ausdruckskraft der Stimme zu verbessern, wird der Patient gebeten, einen kurzen Satz auf unterschiedliche Art auszusprechen, also zum Beispiel beim Sprechen des Satzes: „Was machst Du da?" Ärger, Erstaunen, Freude oder Wut auszudrücken.

13.3.3 Schwierigkeiten beim Essen

Alle Bewegungen, die darauf abzielen, die sprachlichen Fähigkeiten des Patienten zu verbessern, führen gleichzeitig auch zu einem besseren Eßmuster. Umgekehrt gilt auch, daß ein Patient, der mit korrekten Bewegungen ißt, die Sprechbewegungen positiv beeinflußt. Selbst bei Patienten, die noch mit einer Sonde ernährt werden müssen, sollte bereits mit der Behandlung begonnen werden, damit sie die Nahrungsaufnahme durch den Mund wieder schneller erlernen können. Diese Patienten profitieren ganz besonders von Bewegungen und Stimulation in der Mundhöhle. Übungen zur klaren Lautbildung und zur Veränderung der Tonhöhe tragen dazu bei, daß Stimmbänder und Kehlkopf richtig bewegt werden und verhindern, daß der Patient Nahrungspartikel aspiriert und sich verschluckt.

Die Haltung des Patienten ist der wohl wichtigste Aspekt beim korrekten Essen. Hat ein Patient Schwierigkeiten beim Essen und Schlucken, sollte er niemals versuchen, im Bett zu essen oder zu trinken. Selbst im Rollstuhl ist der Rumpf meist gebeugt. Der Patient sollte beim Essen am Tisch auf einem Stuhl mit senkrechter Rückenlehne sitzen; sein Rumpf sollte anfangs vom Therapeuten passiv gestreckt werden, um dem Patienten zu einer korrekten Sitzhaltung zu verhelfen. Der hemiplegische Arm des Patienten wird dabei vor ihm auf dem Tisch gelagert, so daß die betroffene Seite nicht in die Flektion zieht und die Kopfhaltung korrigiert werden kann.

Am Anfang sind für den Patienten zwar zähflüssige, pürierte Nahrungsmittel am einfachsten zu essen, aber zur Stimulierung der Kaubewegungen und der Sensibilität in der Mundhöhle sollten dem Patienten auch knusprigere Speisen mit mehr „Konsistenz" gegeben werden. So kann er versuchen, leicht gedünstetes Gemüse, Kekse und Toastbrot zu sich zu nehmen. Ißt der Patient nur Nahrungsmittel, die

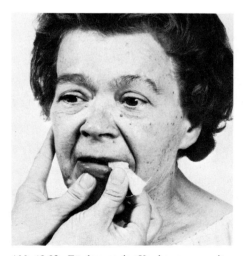

Abb. 13.32. Förderung der Kaubewegung mit Hilfe eines in Gaze gewickelten Stück Apfels (bilaterale Hemiplegie)

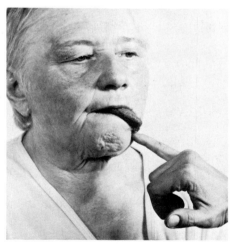

Abb. 13.33. Die Patientin entfernt einen Krümel von ihrem Kinn (linksseitige Hemiplegie)

kein Kauen erfordern, ist es für den Therapeuten so gut wie unmöglich, die Kaubewegung mechanisch zu facilitieren.

Der Patient sollte dazu angehalten werden, das Essen im Mund möglichst zuerst zur hemiplegischen Seite zu schieben und auf dieser Seite zu kauen. Kaut er nämlich nur auf der gesunden Seite, verstärkt sich dadurch die Asymmetrie seines Gesichts und die Aktivität der hemiplegischen Seite wird nicht stimuliert. Wenn der Patient nicht richtig kauen kann oder die Gefahr besteht, daß er beim Kauen aspiriert, sollte der Therapeut die festere Nahrung in ein Stück Gaze wickeln und auf der hemiplegischen Seite zwischen die Zähne des Patienten schieben (Abb. 13.32). So kann der Patient die Bissen kauen und dabei die unterschiedlichen Speisen schmecken. Die Kaubewegungen fördern zudem die Bewegung von Zunge und Lippen.

Anstatt nach dem Essen den Mund immer wieder mit einer Serviette abzutupfen, sollte der Patient versuchen, Essensreste auf Lippe oder Kinn mit der Zunge oder durch ein Übereinanderschieben der Lippen zu entfernen (Abb. 13.33). Er kann auch die Nahrungsreste oder Speicheltropfen mit der Hand abwischen, so wie wir es tun würden.

13.4 Mundhygiene

Bei Patienten, denen es schwerfällt, die Zunge zu bewegen, oder die nur weiche Nahrungsmittel zu sich nehmen können, sollte der Mundhygiene besondere Aufmerksamkeit geschenkt werden, da Nahrungsreste an den Zähnen hängenbleiben und sich schnell zersetzen. Häufig ist auch das Zahnfleisch in schlechtem Zustand,

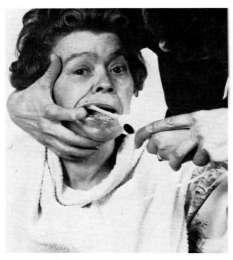

Abb. 13.34. Hilfestellung beim Zähneputzen (bilaterale Hemiplegie)

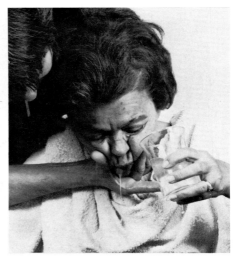

Abb. 13.35. Facilitation beim Ausspucken des Wassers nach dem Mundspülen (bilaterale Hemiplegie)

da die Durchblutung nicht durch das Kauen fester Nahrungsmittel oder durch gründliches Zähneputzen stimuliert wird. Es wird oft davon ausgegangen, daß der Patient sich mit der gesunden Hand die Zähne richtig putzen kann. Aufgrund der mangelnden Sensibilität und der Vernachlässigung der hemiplegischen Seite werden auf dieser Seite die Zähne entweder gar nicht oder nur sehr unzureichend geputzt. Daher sollte der Therapeut dem Patienten helfen, nach jeder Mahlzeit die Zähne gründlich zu reinigen, bis der Patient damit allein zurechtkommt (Abb. 13.34). Eine elektrische Zahnbürste leistet hier gute Dienste, denn aufgrund ihrer automatischen Bewegung braucht der Patient weniger Geschick zu ihrer Handhabung als bei einer normalen Zahnbürste. Der kleinere Bürstenkopf ist auch bei gelähmten oder spastischen Lippen einfacher zu führen und stimuliert durch seine Vibration die Sensibilität und die Bewegung im Mund. Es sollte besonders darauf geachtet werden, daß auch die Innenseiten der Zähne gründlich gereinigt werden.

Der Patient sollte eine feste Routine lernen, wobei er zunächst die obere Zahnreihe sowohl innen als auch außen putzt. Dann wird die Reinigung von den hinteren Backenzähnen der einen Seite bis zu den hinteren Backenzähnen der anderen Seite durchgeführt, danach wird die untere Zahnreihe genauso gereinigt. Der Therapeut führt dabei die gesunde Hand des Patienten, damit dieser durch Erfahrung die Bewegungsabläufe lernt. Vielen Patienten fällt es schwer, sich den Mund richtig auszuspülen und besonders, hinterher das Wasser auszuspucken. Der Therapeut muß deshalb unter Umständen die dazu notwendigen Bewegungen facilitieren, indem er Wangen und Lippen des Patienten zwischen Daumen und Fingern hält und nach vorn in die korrekte Position schiebt (Abb. 13.35).

Ist das Zahnfleisch des Patienten besonders stark angegriffen, kann der Therapeut es mit dem Finger massieren. Um die Wirkung zu erhöhen, kann ein Stück Gaze um den Finger gewickelt werden.

13.5 Überlegungen

Dem Gesicht wird in unserer Gesellschaft eine besondere Bedeutung zugemessen. Dies wird schon deutlich, wenn wir uns nur einmal die Werbung für Kosmetika ansehen. Es ist daher verwunderlich, daß in der vorhandenen Rehabilitationsliteratur und den verschiedenen angebotenen Behandlungsprogrammen dem Gesicht des Patienten so wenig Aufmerksamkeit gewidmet wird. Auch der Vorgang des Essens und Trinkens, der eine so wichtige Rolle für die Lebensqualität spielt, wird meist nur im Zusammenhang mit rein ernährungsphysiologischen Fragen erwähnt. Dabei hat es sich oft gezeigt, daß Hemiplegiepatienten für die erfolgreiche Behandlung von Gesicht und Mund besonders dankbar sind. Offenbar haben viele Therapeuten Hemmungen, diesen Aspekt in die Behandlung aufzunehmen. Haben sie diese Hemmungen jedoch erst einmal überwunden, sind die Resultate sehr erfreulich. Patienten sind mehr als bereit, empfohlene Aktivitäten auch allein durchzuführen.

Alle in diesem Kapitel zu dem Thema „Das vernachlässigte Gesicht" beschriebenen Untersuchungs- und Behandlungsmethoden basieren auf dem Unterrichtsmaterial von K. Coombes (unveröffentlicht).

14 Das „Pusher-Syndrom"

Die meisten Studien über die Rehabilitation hemiplegischen Patienten haben gezeigt, daß die Mehrzahl der Patienten durchaus lernen kann, wieder ohne fremde Hilfe zu gehen, auch wenn Gangmuster unterschiedlicher Qualität verwendet werden. Viele Patienten lernen auch ohne Rehabilitationsprogramm wieder gehen. Es ist deshalb zu fragen, warum es immer noch eine Minderheit gibt, die mit konventionellen Methoden das Gehen nicht wiedererlernt, und wie dieser Patientengruppe zu helfen ist.

Es sind schon viele Gründe angeführt worden, um dieses Versagen zu erklären: Alter, körperliche Schwäche, unzureichender Extensortonus, Spastizität der Flexoren im Bein, Beeinträchtigung der Sensibilität im hemiplegischen Bein. Es liegt auf der Hand, daß diese Begründungen auf einer stark vereinfachten Betrachtungsweise des Problems beruhen und daher nicht zutreffen können. Selbst ältere Patienten mit ausgeprägtem Motorikverlust haben wieder gehen gelernt, junge wie alte Poliopatienten können trotz erheblicher körperlicher Schwäche und mangelndem Extensortonus im Bein wieder laufen. Die Spastizität hat keinen Einfluß auf die Fähigkeit des Patienten, das Gehen wiederzuerlernen, sie bestimmt nur die Qualität des Gangmusters. Patienten mit einer stark beeinträchtigten Sensibilität in der unteren Extremität benötigen zum Gehen oft nicht einmal einen Stock.

Das Problem ist weit komplexer, als meistens angenommen wird. Die Beobachtung von Patienten über mehrere Jahre hat ergeben, daß alle Patienten, die das selbständige Gehen nicht wiedererlernen, auch andere Störungen gemein haben. Diese treten in so einheitlicher Form auf, daß sie unter einer Bezeichnung zusammengefaßt werden konnten, nämlich dem „Pusher-Syndrom". Diese Bezeichnung beruht auf dem auffälligsten gemeinsamen Symptom: Die Patienten stoßen sich in jeder Position zur hemiplegischen Seite hin und setzen jedem Versuch, diese Haltung passiv zu korrigieren und das Körpergewicht wieder zur Mittellinie hin zu verlagern, Widerstand entgegen.

In der akuten Phase nach einem Schlaganfall weisen viele Patienten vorübergehend diese Symptome auf. Nach einer gewissen Zeit entwickelt sich das klassischere Krankheitsbild der Hemiplegie, und der Patient wird selbständiger. Patienten, bei denen das „Pusher-Syndrom" stärker ausgeprägt ist und längerfristig Schwierigkeiten bereitet, werden häufig als ungeeignet für die Rehabilitation eingestuft und in Pflegeheime oder geriatrische Einrichtungen eingewiesen. Oft werden diese Patienten erst nachdem sie monatelang im Rollstuhl gesessen haben und auch die Behandlung im Krankenhaus erfolglos geblieben ist, in Rehabilitationszentren überwiesen. Solchen Patienten wird dann irrtümlicherweise oft unterstellt, daß es ihnen an Motivation gemangelt habe.

14.1 Die typischen Symptome

Das „Pusher-Syndrom" tritt vor allem bei Patienten mit linksseitiger Hemiplegie auf. Die Symptome sind jedoch auch bei Patienten zu beobachten, die schon längere Zeit an rechtsseitiger Hemiplegie gelitten haben. Sie haben dann entweder eine sehr schwere Aphasie oder die Sprachfähigkeit ist überhaupt nicht beeinträchtigt. Im zweiten Fall kann es sich um Patienten handeln, bei denen die rechte Hirnhemisphäre dominant ist. Das Ausmaß der Behinderung ist von Patient zu Patient verschieden und hängt nicht immer unmittelbar mit einem Verlust der aktiven Bewegungsfähigkeit zusammen. Es gibt Patienten, die durchaus in der Lage sind, ihre hemiplegische Hand oder den hemiplegischen Fuß trotz ausgeprägtem „Pusher-Syndrom" selektiv zu bewegen. Weist ein Patient ein oder zwei der beschriebenen Symptome auf, ist im allgemeinen davon auszugehen, daß auch die anderen in mehr oder weniger starker Ausprägung vorliegen.

Das Syndrom in seiner schwersten Form läßt sich am Beispiel eines Patienten mit linksseitiger Hemiplegie wie folgt charakterisieren:

1. Der Kopf des Patienten ist nach rechts gedreht und gleichzeitig lateral nach rechts verschoben, d.h. der Abstand zwischen der rechten Schulterspitze und dem Hals ist stark verkürzt. Im Sitzen kann der Patient seine Muskeln nicht entspannen, um die Seitbewegung des Kopfes zur hemiplegischen Seite hin zuzulassen, obwohl er ihn zur gesunden Seite hin ohne weiteres frei bewegen kann (Abb. 14.1a, b). Sind schon einige Monate seit seiner Erkrankung vergangen, kann der Hals so versteift sein, daß nahezu keine Bewegung mehr möglich ist.

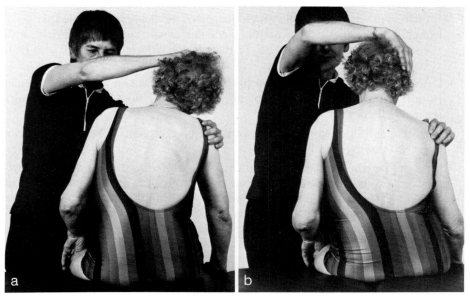

Abb. 14.1a, b. Laterale Flektion des Halses (linksseitige Hemiplegie). **a** Freie Flektion zur gesunden Seite hin. **b** Begrenzte Flektion zur hemiplegischen Seite hin

Im Liegen kann der Hals spürbar freier bewegt werden, besonders wenn der Patient aufgefordert wird, der passiven Bewegung keinen Widerstand entgegenzusetzen. Auch der Blick ist oft nach rechts gerichtet, und es fällt dem Patienten schwer, den Blick nach links zu wenden und ihn dort zu halten.

2. Die Fähigkeit des Patienten, Reize wahrzunehmen, die auf seine linke Körperseite einwirken, ist in allen Wahrnehmungsmodalitäten beeinträchtigt. Mountcastle (1978) beschreibt die ausgeprägte kontralaterale Vernachlässigung und setzt sie in Beziehung zu parietalen Lobusläsionen. Bei ihm heißt es: „Diese Patienten haben die Fähigkeit verloren, die Welt mit ihrer kontralateralen Seite zu erleben: für sie existiert auf dieser Seite nichts mehr."

   a) Taktil oder taktil-kinästhetisch: die sensorische Wahrnehmung kann stark beeinträchtigt sein oder sogar ganz fehlen; selbst wenn der Patient spezifische Teste scheinbar gut bewältigt, vernachlässigt er seine hemiplegische Seite, wenn er sich bewegt oder sich nicht gerade wie in der Testsituation besonders auf sie konzentriert. Sein hemiplegischer Arm hängt zum Beispiel an der Seite des Rollstuhls herunter und kann sich manchmal sogar im Rad verfangen. Hilft der Therapeut ihm, die Hände zu falten, versucht der Patient unter Umständen, seine gesunde Hand mit der des Therapeuten anstatt mit seiner eigenen hemiplegischen zu falten. Oft wäscht und bekleidet er nur seine rechte Körperseite.

   b) Visuell: Der Patient sieht Gegenstände, die sich links von ihm befinden, nicht. Er leidet unter Umständen an Hemianopsie und versäumt es, den Gesichtsfeldausfall durch leichtes Drehen des Kopfes zu kompensieren. Selbst wenn keine Hemianopsie nachweisbar ist, ignoriert der Patient auf ihn einwirkende visuelle Reize und stößt häufig mit seinem Rollstuhl gegen Dinge, die ihm im Wege stehen. Da sein Kopf ständig nach rechts gedreht ist, sieht er nicht, was vor ihm ist und sein Gesichtsfeld ist erheblich eingeschränkt.

   c) Auditiv: Da der Patient nicht hört, wenn ihn jemand von links anspricht, wird er häufig für taub gehalten. Bei Tests stellt sich jedoch heraus, daß sein Hörvermögen nicht beeinträchtigt ist.

3. Dem Patienten fehlt sein Gesichtsausdruck im allgemeinen völlig. Das Gesicht ist starr und wird, wenn überhaupt, nur asymmetrisch mit Überaktivität auf der rechten Seite bewegt.

4. Die Stimme ist monoton, die Atemkontrolle und das Stimmvolumen sind beim Sprechen unzureichend.

5. Liegt der Patient in Rückenlage auf einer Liege oder im Bett, ist die hemiplegische Seite vom Kopf bis zum Fuß verlängert (Abb. 14.2). Besonders auffällig ist der Unterschied zwischen rechter und linker Rumpfseite. Die rechte Seite scheint verkürzt, das rechte Bein kann dabei aktiv gebeugt sein und die Ferse gegen die Stützfläche drücken. Der Therapeut muß den Patienten auffordern, das Bein zu entspannen, damit er es flach auf die Oberfläche auflegen kann. Der Patient hält den Kopf aktiv vom Kissen abgehoben, bis er aufgefordert wird, den Hals zu entspannen.
   Die linke Körperseite ist dabei retrahiert, Schulter, Thorax und Becken liegen auf dieser Seite tiefer als auf der anderen. Das linke Bein ist daher nach außen rotiert. Wenn der Patient lange Zeit auf dem Rücken gelegen hat, weist er häufig

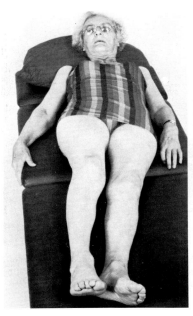
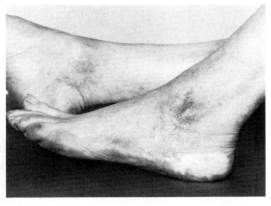

Abb. 14.3. Druckstelle nach Rückenlage (linksseitige Hemiplegie)

◁ **Abb. 14.2.** Verlängerung der gesamten hemiplegischen Seite in Rückenlage. Der Kopf wird vom Kissen abgehoben, das gesunde Bein ist aktiv gebeugt, und die Patientin hält sich seitlich an der Liege fest (linksseitige Hemiplegie)

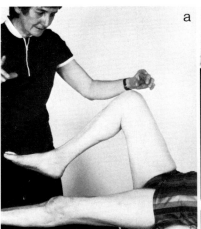
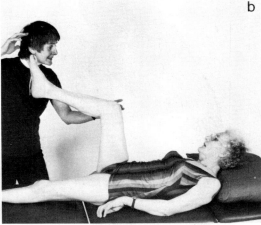

Abb. 14.4a, b. Placieren des gesunden Beines (linksseitige Hemiplegie). **a** Nicht möglich ohne verbale Aufforderung. **b** Nach mündlicher Anweisung hält die Patientin das Bein in der gewünschten Stellung

über dem lateralen Knöchel und/oder der Außenseite der Ferse Druckstellen auf (Abb. 14.3).
6. Liegt der Patient auf der Behandlungsbank, hält er sich mit seiner gesunden Hand am Rand fest, da er Angst hat, hinunterzufallen.
7. Wird das gesunde Bein placiert, hält der Patient es nicht automatisch in der ge-

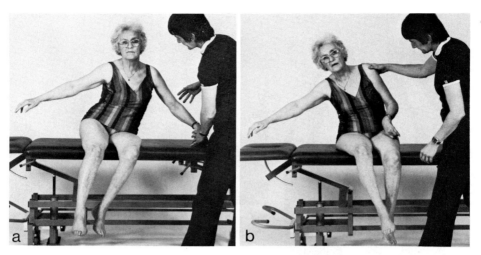

Abb. 14.5 a, b. Seitwärtsbewegung im Sitzen: Gleichgewichtsreaktionen (linksseitige Hemiplegie). **a** Zur hemiplegischen Seite: Die Reaktionen von Kopf und Rumpf sind fast normal. **b** Zur gesunden Seite: Die hemiplegische Seite reagiert überhaupt nicht. Die gesunde Seite wird zu stark verkürzt

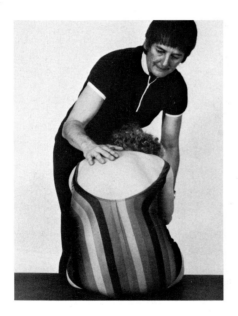

Abb. 14.6. Lehnt sich die Patientin nach vorn, wird die hemiplegische Seite verlängert und die gesunde Gesäßhälfte überhaupt nicht belastet (linksseitige Hemiplegie)

wünschten Stellung. Auf eine entsprechende Aufforderung hin ist er jedoch sehr wohl dazu in der Lage (Abb. 14.4a, b).
8. Wenn der Patient beide Beine gebeugt hält und die Füße dabei auf dem Bett stehen, sind die Knie nach links geneigt. Versucht der Therapeut, beide Knie nach rechts zu drücken, als wolle er sie rechts vom Körper auf dem Bett aufliegen las-

sen, spürt er starken Widerstand. Der Rotation beider Knie zur hemiplegischen Seite hin wird jedoch kein Widerstand entgegengesetzt.

9. Die Schwierigkeiten treten besonders deutlich zutage, wenn der Patient sitzt. Er hält den Kopf starr nach rechts. Die rechte Rumpfseite ist stark verkürzt, die hemiplegische linke Seite verlängert. Der Bauchnabel ist nach rechts verschoben und an den Muskeln der linken Bauchseite ist deutlich ein Hypotonus zu erkennen. Das Körpergewicht ist jedoch auf die linke Seite verlagert. Versucht der Therapeut, das Gewicht des Patienten nach rechts zu verlagern, setzt dieser der Bewegung Widerstand entgegen, indem er sich unter Zuhilfenahme der gesunden Hand dagegen stemmt. Manchmal protestiert er auch dagegen, obwohl er keine Angst zeigt, wenn sein Körpergewicht zu weit nach links verlagert ist.
Verlagert der Patient auf Aufforderung sein Körpergewicht auf seine gesunde Seite, findet dabei nicht automatisch eine entsprechende Ausrichtung des Kopfes statt. Der Kopf wird weiterhin starr nach rechts gewendet und die Rumpfseite wird aktiv verkürzt, anstatt verlängert zu werden (Abb. 14.5 b). Bei Gewichtsverlagerung nach links erscheinen die Reaktionen des Patienten fast normal, da die rechte Körperseite stets verkürzt ist (Abb. 14.5 a).

10. Es ist schwierig, den Patienten in einen Stuhl zu transferieren, da er seinen Körper nach hinten und vom gesunden Bein weg schiebt, mit dem er sich normalerweise abstützen würde. Dieser Vorgang wird noch schwieriger, wenn der Stuhl an der gesunden Seite des Patienten steht, da dieser mit der rechten Hand und dem rechten Bein kräftig entgegen der Bewegungsrichtung drückt.

11. Im Rollstuhl nimmt der Patient eine typische Haltung ein: Sein Rumpf ist gebeugt, sein Kopf nach rechts gewendet und der rechte Arm ständig aktiv gegen die Seitenlehne gedrückt. Er sitzt sehr weit links im Rollstuhl, so daß es schwierig ist, die Armlehne auf dieser Seite wieder zu befestigen.

12. Wenn er sich nach vorn lehnt, um aufzustehen oder sich wieder ins Bett zu legen, drückt er den Körper zur hemiplegischen Seite hin, obwohl die gesunde Seite des Rumpfes deutlich verkürzt ist (Abb. 14.6). Dabei kann sein betroffener Fuß unter dem Stuhl nach hinten rutschen oder aber überhaupt keine Aktivität zeigen.

13. Im Stehen ist der Körperschwerpunkt des Patienten nach links verlagert, so daß eine gedachte Linie zwischen seinem gesunden Fuß und seinem Brustbein, schräg zum Boden verlaufen würde. Perry (1969) hat dieses Symptom erwähnt und beschreibt es bei dem Patienten, der „aufgrund seines verzerrten Körperbilds das Gefühl für diese Körperseite verloren hat". Den Patienten beunruhigt das jedoch erstaunlich wenig; er verspürt überhaupt keine Angst, obwohl der Therapeut ihn unter Umständen nur mit Schwierigkeiten aufrecht halten kann (Abb. 14.7 a).
So heißt es bei Perry: „Im Falle einer vollständigen Läsion macht der Patient keinen Versuch, sich abzustützen oder die Belastung dieser Körperseite anders auszugleichen; er fällt zur betroffenen Seite hin, ohne einen Versuch zu unternehmen, sich zu schützen." Angst verspürt er nur dann, wenn der Therapeut versucht, ihn gerade hinzustellen. Manche Patienten rutschen sogar auf dem gesunden Fuß drehend zur Seite weg, um eine vertikale Ausrichtung des Körpers über dem gesunden Bein zu verhindern. Dabei sind beide Beine adduziert, das hemiplegische Bein ist flektiert und wird, wenn überhaupt, nur geringfügig bela-

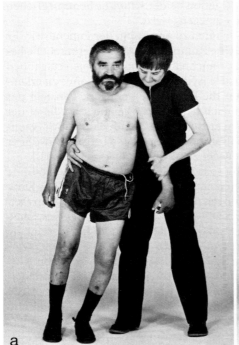
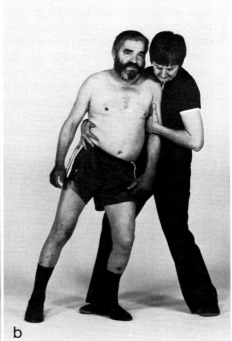
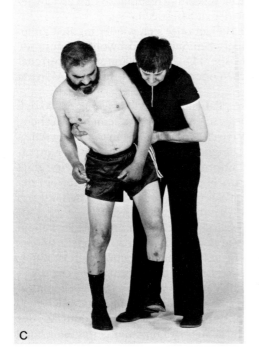

Abb. 14.7 a–c. Stehen (linksseitige Hemiplegie). **a** Mit Füßen zusammen. **b** Mit abduzierten Beinen. **c** Die Therapeutin versucht, Gewicht über das gesunde Bein des Patienten zu verlagern. Das hemiplegische Bein zieht hoch in Flektion

Abb. 14.8. Typische Haltung im Stehen (linksseitige Hemiplegie)

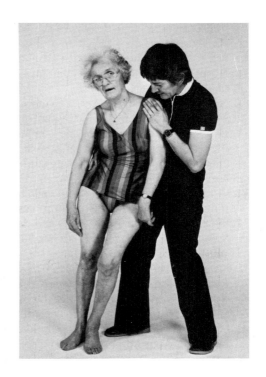

Abb. 14.9 a, b. Probleme beim Gehen (linksseitige Hemiplegie)
▽

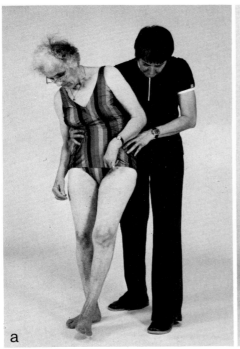
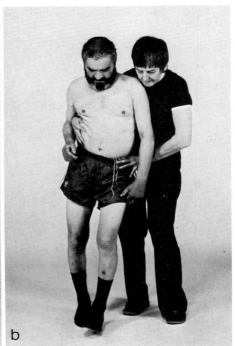

stet. Bei gespreizten Beinen ist diese Flektion noch stärker (Abb. 14.7 b). Steht der Patient aus dem Sitzen auf, wird das Bein manchmal sogar in der Luft gebeugt. Dies tritt aber auf jeden Fall dann ein, wenn der Therapeut versucht, das Körpergewicht des Patienten auf dessen gesundes Bein zu verlagern (Abb. 14.7 c).

Brunnstrom (1970) hat dieses Symptom ebenfalls beobachtet und schreibt, daß „in seltenen Fällen die Flexorsynergie das motorische Verhalten der unteren Extremität bestimmt". Das geht manchmal soweit, daß der Patient im Stehen die untere Extremität überhaupt nicht mehr auf den Boden aufsetzen kann. Bei allen Stehversuchen wird das gesunde Bein ständig übermäßig gestreckt gehalten.

14. Der Patient lehnt sich entweder nach hinten gegen den stützenden Arm des Therapeuten oder er beugt den Rumpf aus der Hüfte nach vorn und kann sich überhaupt nicht mehr aufrichten. Die Verkürzung der gesunden Rumpfseite ist beim Stehen aufgrund der Überaktivität stärker ausgeprägt. Der Kopf ist starr zur gesunden Seite geneigt (Abb. 14.8).

15. Kann der Patient mit Hilfe des Therapeuten gehen, wird sein hemiplegisches Bein dabei so stark adduziert, daß es bei der Vorwärtsbewegung unter Umständen sogar schräg am anderen Bein vorbeigeführt wird (Abb. 14.9 a). Brunnstrom (1970) beschreibt diese „Scherenstellung", bei der die hemiplegische Extremität bei Gewichtsverlagerung zur gesunden Seite vor das andere Bein gestellt wird. Der Patient hat Mühe, mit dem betroffenen Bein einen Schritt zu machen, da er vorher sein Gewicht nicht auf die gesunde Seite verlagern kann (Abb. 14.9 b). Auch mit dem gesunden Bein fällt es ihm schwer, einen Schritt zu machen, da das hemiplegische Bein nicht ausreichend durch die Extensoren gestützt wird.

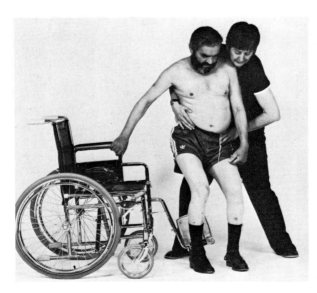

Abb. 14.10. Zu frühes Hinsetzen (linksseitige Hemiplegie)

16. Wenn der Patient mit Hilfe des Therapeuten auf seinen Rollstuhl oder auf die Behandlungsbank zugeht, will er sich zu früh hinsetzen. Er greift nach der Lehne des Rollstuhls und versucht, sich schon zu setzen, wenn er noch viel zu weit entfernt ist und, ohne seinen Körper gedreht zu haben, noch nicht mit dem Rücken vor dem Rollstuhl steht (Abb. 14.10). Dem Therapeuten fällt es schwer, das Gewicht des Patienten zu stützen und der Patient ist häufig nicht in der Lage, den Ablauf der Bewegungen beim Hinsetzen zur Korrektur seiner Position zu unterbrechen.

17. Patienten, die nicht an einer Aphasie leiden, sprechen meist sehr viel und gebrauchen ständig Ausreden, wenn sie bestimmte Bewegungen nicht ausführen können. Sie verlangen auch permanent verbale Anweisungen vom Therapeuten, auch wenn die Situation dies überflüssig erscheinen läßt oder der Therapeut eindeutige Signale mit den Händen gibt. Wenn der Patient zum Beispiel mit dem rechten Fuß einen Schritt nach vorn gemacht hat und der Therapeut ihn auffordert, einen weiteren Schritt zu machen, kommt es vor, daß der Patient fragt, welchen Fuß er nun bewegen soll.

18. Der Patient lernt nur unter großen Schwierigkeiten, sich anzuziehen und allgemein im täglichen Leben zurechtzukommen.

19. Versucht der Patient, komplexere Aufgaben zu bewältigen, ist er mit seiner gesunden Hand sehr ungeschickt, auch wenn es sich oft um seine dominante Hand handelt.

20. Viele der in Kapitel 1 beschriebenen Probleme treffen auch auf Patienten mit dem „Pusher-Syndrom" zu und bedürfen entsprechender Behandlung.

14.2 Spezifische Behandlung

Alle in den vorhergehenden Kapiteln bereits beschriebenen Aktivitäten können in die Behandlung aufgenommen werden, soweit sie den spezifischen Bedürfnissen des Patienten entsprechen. Besonders wichtig sind jene Bewegungen, die dem Patienten ermöglichen sollen, sein hemiplegisches Bein zu belasten; dazu gehören zum Beispiel die Brücke, die Knieextension und das Wiedererlernen der Gleichgewichtsreaktionen in allen Positionen. Bei Aufgaben, die nach einem bestimmten Plan ablaufen, ist es besonders wichtig, daß der Therapeut die Hände des Patienten führt.

Der Therapeut muß prinzipiell sicherstellen, daß während aller Aktivitäten die korrekten taktil-kinästhetischen Erfahrungen für den ganzen Körper des Patienten gespürt werden. Falls notwendig, führt der Therapeut dazu die entsprechenden Körperteile des Patienten bei jeder einzelnen Sequenz des gesamten Bewegungsablaufs. Besonders wichtig ist die Haltung des Patienten im Rollstuhl: Die Extension seines Rumpfes muß durch eine feste Stütze gewährleistet sein. Beim Sitzen sollte der Patient leichte Vorlage haben und die Arme auf einen Tisch vor sich legen, da die halbliegende Stellung die Symptome, die beim Stehen auftreten, verstärkt hervorzurufen scheint. Auf seiner gesunden Seite sollte die Armlehne des Rollstuhls entfernt werden, um zu verhindern, daß er sich ständig von ihr wegstößt.

Besondere Aufmerksamkeit muß der Wiederherstellung des Gesichtsausdruckkes des Patienten, seiner Stimmqualität und Atemtechnik beim Sprechen gewidmet werden. Die im folgenden beschriebenen speziellen Aktivitäten sollten in das Therapieprogramm aufgenommen werden.

14.2.1 Wiederherstellung der Beweglichkeit des Kopfes

Ein äußerst wichtiges Ziel der Rehabilitation besteht darin, die fixierte Kopfhaltung des Patienten zu lösen und vor allem die seitliche Flektion des Kopfes zur hemiplegischen Seite hin zu ermöglichen, ohne daß einer solchen Bewegung Widerstand entgegengesetzt wird. Um dies zu erreichen, liegt der Patient auf dem Rücken, und der Therapeut sorgt für eine vollständige passive Beweglichkeit des Halses. In dieser Stellung setzt der Patient der Bewegung wesentlich weniger Widerstand entgegen, und der Therapeut kann sicherstellen, daß keine Kontrakturen auftreten. Die gleichen Bewegungen werden dann durchgeführt, wenn der Patient sitzt. Erhält er dabei bestimmte Referenzpunkte für seine Orientierung, fällt es ihm erheblich leichter, die Halsmuskulatur zu entspannen. Der Therapeut legt deshalb seine Hand an die Kopfseite des Patienten und versucht, den Kopf zur Seite zu bewegen. Wenn er spürt, daß der Patient dieser Bewegung Widerstand entgegensetzt, bittet er ihn, diesen zu verringern und den Druck auf seine Hand abzubauen. Der Patient bewegt seinen Kopf so, daß der Widerstand gegen die Hand des Therapeuten reduziert wird. Der Therapeut facilitiert die Bewegung indem er den Patienten auffordert, den Kopf so seitlich zu bewegen, daß der sich an ihn lehnt. Der Patient spürt dann den korrekten Ablauf der Bewegung dadurch, daß sein Kopf den Therapeuten berührt, der ihm als Orientierungshilfe dient. Dehnt der Therapeut den Hals des Patienten, dann muß er dabei auf die Schulter, die der Richtung der lateralen Flektion gegenüberliegt, Gegendruck ausüben.

Die aktive Bewegung des Kopfes wird auch durch Aktivitäten gefördert, bei denen der Patient seinen Kopf bewegen muß, um einen Gegenstand – wie etwa einen Ball oder einen Ballon – anzusehen. Später müssen Kopfbewegungen auch im Stehen möglich sein. Lernt er erst einmal, sich im Liegen richtig zu beiden Seiten zu rollen, fördert das ebenfalls die Wiederherstellung der Beweglichkeit des Kopfes und hilft ihm, sich im Raum zu orientieren. Bei diesen Bewegungen hat er Kontakt mit der Oberfläche des Bettes oder der Matte. Spürt er einen vollständigen Widerstand, so weiß er, daß die Rollbewegung abgeschlossen ist.

14.2.2 Stimulation der Aktivität in den hypotonen Seitenflexoren des Rumpfes

Bedingt durch den Hypotonus und die Inaktivität der hemiplegischen Seite fällt es dem Patienten schwer, sein Gewicht auf die gesunde Seite zu verlagern (Abb. 14.11 a). So ist es ihm zum Beispiel unmöglich, sein hemiplegisches Bein über das gesunde zu schlagen, um sich eine Socke anzuziehen. Beim Gehen kann er das hemiplegische Bein nicht entlasten, um mit ihm einen Schritt nach vorn zu machen. Die hemiplegische Seite verlängert sich, statt sich zu verkürzen, und die gesunde Seite verkürzt sich, statt sich zu verlängern.

304

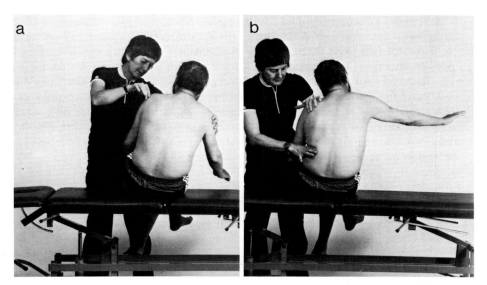

Abb. 14.11. a Wenn der Patient mit übereinander geschlagenen Beinen sitzt, ist die Gewichtsverlagerung auf die gesunde Seite wegen der Inaktivität der Rumpfseite schwierig. **b** Die Therapeutin stimuliert die Aktivität der hemiplegischen Seite (linksseitige Hemiplegie)

1. Um eine Verkürzung der Rumpfseite und eine korrekte Kopfhaltung nach links zu facilitieren, sitzt der Patient mit dem hemiplegischen Bein über das andere geschlagen. Der Therapeut steht vor ihm und hält mit seinen Beinen die Beine des Patienten in der korrekten Position. Er legt ihm den linken Arm von hinten um die Schulter und die rechte Hand unter die linke Gesäßhälfte und hilft dem Patienten, sein Körpergewicht zur rechten Seite hin zu verlagern. Richtet der Patient dabei seinen Kopf nicht senkrecht aus, greift der Therapeut mit dem linken Oberarm korrigierend ein und fordert den Patienten auf, keinen Gegendruck auszuüben. Der Patient spürt, wie sein Kopf gegen den Arm des Therapeuten drückt und bewegt den Kopf dann weg, um den Druck zu verringern; damit nimmt er automatisch die richtige Haltung ein (siehe Abb. 7.3b). In dieser Stellung bleibt er auch, nachdem der Therapeut ihn nicht mehr mit den Händen unterstützt. Der Bewegungsablauf wird wiederholt, und der Patient versucht dann, die korrekte Haltung ganz ohne die Hilfe des Therapeuten einzunehmen.
2. Der Therapeut sitzt oder steht neben dem Patienten und fordert ihn auf, sein Gewicht von ihm weg zu verlagern. Mit der Daumen-Zeigefingerspanne der einen Hand drückt der Therapeut dabei in kurzen Abständen auf die Muskeln der hemiplegischen Rumpfseite des Patienten, um sie zur Kontraktion zu veranlassen. Mit der anderen Hand drückt er die Schulter des Patienten nach unten, um durch die Dehnung die korrekte Stellreaktion des Kopfes auszulösen (Abb. 14.11 b).
3. Der Patient lernt, sich zu seiner gesunden Seite hinzulehnen, sich dabei auf den Ellbogen aufzustützen und sich anschließend wieder aufzurichten, ohne sich dabei mit dem Arm abzudrücken. Bei dieser Bewegung wird der Kopf automatisch richtig ausgerichtet, und die Seitenflexoren werden aktiviert. Der Therapeut facilitiert den korrekten Bewegungsablauf, indem er einen Arm von hinten um die

Schultern des Patienten legt und die Bewegungsgeschwindigkeit kontrolliert. Zur Stimulation der vertikalen Ausrichtung des Kopfes drückt er mit dem Unterarm die hemiplegische Schulter nach unten (siehe Abb. 7.16). Mit der anderen Hand hält der Therapeut die gesunde Hand des Patienten und erinnert ihn so daran, daß diese nicht zur Unterstützung der Bewegung eingesetzt werden darf. Um die Bewegung für den Patienten anspruchsvoller zu gestalten, wird dieser aufgefordert, sich langsam zu seiner gesunden Seite hin zu lehnen und in der Bewegung innezuhalten, bevor er mit dem gebeugten Ellbogen die Auflage berührt. Ebenso kann er die Bewegung in verschiedenen Stellungen unterbrechen und wiederaufnehmen oder in die andere Richtung fortsetzen.

14.2.3 Wiedererlernen des Stehens mit vertikaler Mittellinie

Je länger der Patient im Rollstuhl sitzt, desto mehr verstärkt sich die Flektion in Bein und Rumpf. Es ist von größter Bedeutung, daß er sehr früh wieder mit dem Stehen beginnt. Aufgrund der fehlenden Extensoraktivität im hemiplegischen Bein des Patienten ist es für den Therapeuten sehr schwierig, ihn in der aufrechten Haltung zu stützen. Je mehr Hilfestellung der Therapeut gibt, desto mehr lehnt sich der Patient gegen ihn.

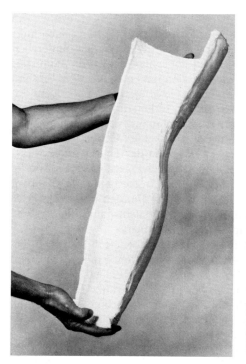
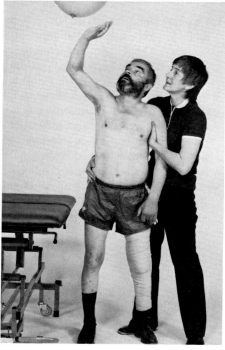

Abb. 14.12. Stützschale (linkes Bein)

Abb. 14.13. Durch Wegschlagen eines Ballons mit der gesunden Hand wird die Rumpfseite verlängert (linksseitige Hemiplegie)

Wird das Bein von hinten mit einer Stützschale aus einem festen Material wie etwa Gips (Abb. 14.12) in der Extension gehalten, fällt dem Patienten und auch dem Therapeuten die Bewegung wesentlich leichter. Die Stützschale wird mit einer elastischen Bandage fest an das Bein gewickelt. Der Therapeut hilft dem Patienten dann, aus dem Sitzen aufzustehen. Diese Hilfestellung ist notwendig, da es für den Patienten aufgrund des gestreckten Knies schwierig ist, sich hinzustellen. Im Stehen werden dann sofort die Aktivitäten durchgeführt, durch die der Patient automatisch die gewünschte Haltung einnimmt und sich richtig bewegt, ohne daß er dazu der verbalen Aufforderung und des Feedbacks des Therapeuten bedarf.

1. Der Patient spielt mit seiner gesunden Hand einer anderen Person einen Ballon zu. Der Mitspieler schlägt den Ballon hoch in die Luft, so daß der Patient sich nach oben strecken muß, um ihn wieder zurückspielen zu können (Abb. 14.13). Seine rechte Seite wird dadurch sofort verlängert und er nimmt automatisch die richtige Haltung ein.
2. Die gleiche Wirkung kann mit jeder Aktivität erzielt werden, bei der er seine gesunde Hand nach vorn und oben ausstrecken muß. Das wird zum Beispiel dadurch erreicht, daß der Patient mit unterschiedlichem Rhythmus oder im Takt mit einer bestimmten Musik auf ein Tamburin schlägt (Abb. 14.14). Das Tamburin oder der Ballon können bei dieser Aufgabe so plaziert werden, daß der Patient seinen Kopf in verschiedene Richtungen wenden muß. Er lernt dabei, den Kopf nach links zu drehen und die Gegenstände, die sich links von ihm befinden,

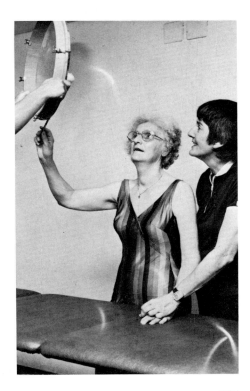

Abb. 14.14. Tamburinspielen verhindert die Verkürzung der gesunden Rumpfseite (linksseitige Hemiplegie)

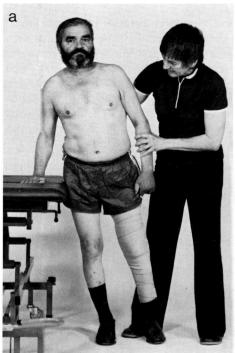
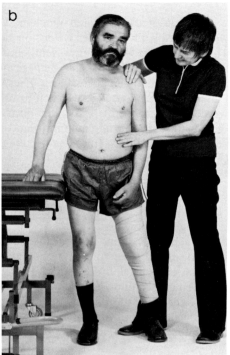

Abb. 14.15 a, b. Stehen mit Stützschale. Das Gewicht wird zur Seite in Richtung auf eine Behandlungsbank verlagert (linksseitige Hemiplegie). **a** Der Patient lehnt sich zu stark an die Bank. **b** Die Therapeutin facilitiert die Verkürzung der hemiplegischen Rumpfseite

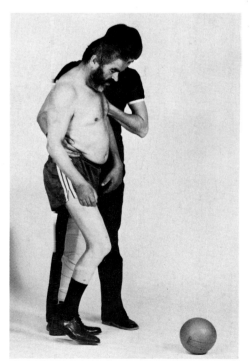

Abb. 14.16. Einen Ball mit dem gesunden Fuß wegstoßen (linksseitige Hemiplegie)

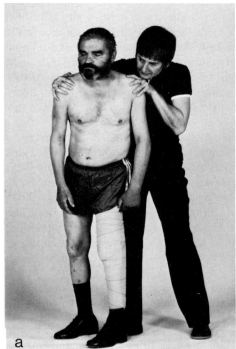 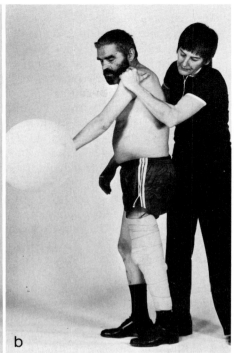

Abb. 14.17 a, b. Schlagen nach einem Ballon mit der hemiplegischen Hand (linksseitige Hemiplegie). **a** Die Hand ist vor dem Schwung nach hinten rotiert. **b** Schwung nach vorn, um den Ballon weg zu schlagen

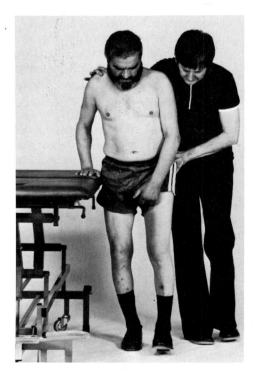

Abb. 14.18. Im Gehen wird die gesunde Hüfte an der Bank entlang geführt (linksseitige Hemiplegie)

anzuschauen. Anfangs fühlt sich der Patient vielleicht sicherer, wenn ein hoher Tisch vor ihm aufgestellt und ihm das Vorschieben der Hüften durch die Berührung mit der Tischkante erleichtert wird. Der Therapeut steht dabei an der hemiplegischen Seite des Patienten und sorgt während der Aktivität dafür, daß beide Beine gleichmäßig belastet werden. Er gibt dem Patienten keine verbale Anweisungen, da dieser sich auf die Aufgabe konzentriert und ihn ohnehin nicht hören wird. Der Therapeut korrigiert einzig die Beckenstellung des Patienten, um ihm zur richtigen Haltung zu verhelfen.

3. Der Patient wendet seine gesunde Seite der Behandlungsbank zu. Der Therapeut fordert ihn auf, sein Gewicht so weit zu verlagern, bis seine rechte Hüfte die Bank berührt. Zunächst stützt sich der Patient noch mit der rechten Hand auf der Bank ab und wiederholt den beschriebenen Bewegungsablauf, indem er seine Hüfte zur Bank hin und wieder von ihr weg bewegt (Abb. 14.15 a). Der Therapeut facilitiert die Verkürzung der hemiplegischen Rumpfseite des Patienten, indem er mit einer Hand dessen Schulter nach unten drückt und mit der anderen Druck auf die Seitenflexoren des Rumpfes ausübt, um deren Aktivität zu stimulieren (Abb. 14.15 b). Im Verlauf dieser Aktivität abduziert der Patient die Beine immer mehr.

4. Der Patient übt, das hemiplegische Bein zu belasten und mit dem gesunden Fuß nach einem Fußball zu treten (Abb. 14.16).

5. Da die hemiplegische Seite nach hinten rotiert ist, muß der Patient lernen, seine linke Schulter nach vorn zu bringen, um seine Balance zu verbessern. Der Therapeut hilft ihm, die gesamte linke Körperseite nach vorn zu schieben, und fordert ihn auf, diese Stellung zu halten oder die Aktivität mit weniger Hilfestellung zu wiederholen. Die korrekte Bewegung wird oft dadurch erleichtert, daß der Patient mit dem hemiplegischen Arm ausholt, um einen Ballon in die Luft zu schlagen. Der Therapeut legt dazu die Hände auf die Schultern des Patienten und rotiert die linke Schulter nach hinten (Abb. 14.17 a). Der Ballon wird dann dem Patienten zugeworfen und der Therapeut hilft ihm, mit Schwung die gesamte Körperseite nach vorn zu bewegen, so daß der Patient den Ballon mit der Hand wegschlagen kann (Abb. 14.17 b). Auch wenn im Arm keine aktive Bewegung vorhanden ist, kann der Patient mit der Hand gegen den Ballon schlagen, indem er den Arm aus der Schulter heraus nach vorn schwingt. Der Therapeut bittet ihn, keinen Versuch zu unternehmen, seinen Arm zu heben, sondern ihn sozusagen wie einen Tennisschläger schwingen zu lassen.

Sofort nach diesen Bewegungssequenzen wird die Stützschale vom Bein entfernt, möglichst, solange der Patient noch steht. Dazu wendet er seine gesunde Körperseite dem Behandlungstisch zu und versucht, sobald die Bandage entfernt worden ist, die Extension aktiv zu halten. Der Therapeut fordert ihn dann auf, um den Tisch herumzugehen und diesen dabei mit der Hüfte die ganze Zeit zu berühren (Abb. 14.18). Der Tisch gibt ihm die Orientierung, die er braucht, um seine Körpermittellinie vertikal ausgerichtet zu halten. Nachdem er um den Tisch herumgegangen ist, kann er vielleicht auch weitergehen und der Therapeut facilitiert ihn am Becken. Diese Aufgabe fällt dem Patienten weniger schwer, wenn er ein Ziel hat, auf das er zugehen kann, wie etwa seinen Rollstuhl, den der Therapeut einige Schritte entfernt aufgestellt hat.

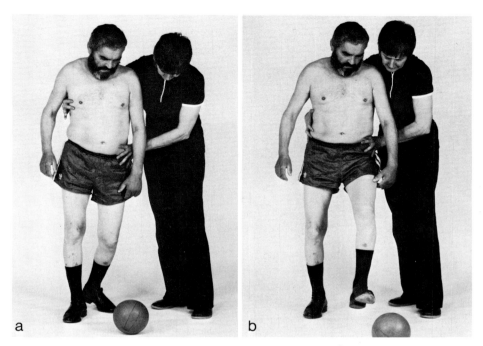

Abb. 14.19 a, b. Treten nach einem Fußball mit dem hemiplegischen Fuß (linksseitige Hemiplegie). **a** Der Fuß ist vor dem Schwung nach hinten gestellt. **b** Der Tritt nach dem Ball

Gehbarren sollten nicht verwendet werden, da der Patient sich mit der gesunden Hand zur Haltestange hinzieht und den korrekten Mechanismus der Gewichtsverlagerung auf die gesunde Seite nicht lernt. Die flache Oberfläche der Behandlungsbank oder des Tisches bietet genau den richtigen Stimulus für diese Aufgabe.

Wenn der Patient mit dem hemiplegischen Fuß nach einem Fußball tritt, verlagert er sein Gewicht spontan auf das gesunde Bein. Der Therapeut führt den Fuß des Patienten nach hinten, damit er mit Schwung nach dem Ball treten kann; als Alternative kann der Patient auch erst mit seinem gesunden Bein einen Schritt nach vorn machen (Abb. 14.19 a, b). Bei dieser Aufgabe legt der Therapeut den Ball an die richtige Stelle vor den Patienten, bis dieser gelernt hat, auch nach einem Ball treten, der sich bewegt. Durch diesen Bewegungsablauf wird auch die Schwungphase beim Gehen gelernt.

14.2.4 Treppensteigen

Das Treppensteigen stellt einen hervorragenden Stimulus für den Patienten dar. Auch wenn er im Stehen nicht das Gleichgewicht halten oder ohne Hilfe gehen kann, vermag er doch mit Hilfe des Therapeuten Treppen zu steigen (Abb. 14.20). Wenn er die Treppe sieht, braucht er keine zusätzliche Information, welche Bewegungen er durchzuführen hat. Der Therapeut facilitiert dabei den in Kapitel 7 beschriebenen Bewegungsablauf. Es ist oft erstaunlich, wie gut der Patient das Treppensteigen bewältigt und wieviel besser er unmittelbar danach gehen kann.

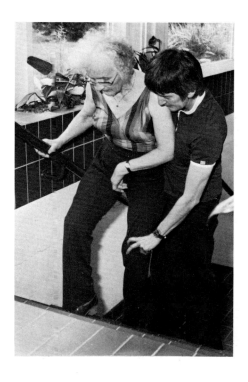

Abb. 14.20. Treppensteigen (vgl. Abb. 14.9 a) (linksseitige Hemiplegie)

14.3 Überlegungen

Patienten, die ihr Gewicht nicht auf die gesunde Körperseite verlagern können, lernen nur sehr schwer, wieder zu gehen und ohne fremde Hilfe zurechtzukommen. Es ist wenig sinnvoll, dem Patienten einen Stock zu geben, da er ihn nur dazu benutzen würde, stärker zur betroffenen Seite zu stoßen. Obwohl die Rehabilitation dieses Patienten länger dauert, lohnt sich der Aufwand sehr wohl, denn es kann so ein erstaunlich gutes Gehmuster erreicht werden. Je mehr der Patient steht und geht, desto eher lernt er, in der aufrechten Position das Gleichgewicht wieder zu halten. Er sollte mit entsprechender Hilfe all die Tätigkeiten des täglichen Lebens, die er vorher auch im Stehen verrichtete, wie zum Beispiel Kämmen und Rasieren, ebenfalls wieder im Stehen durchführen (Abb. 14.21).

Während der Behandlung sollte der Patient von seiner Umwelt so viele taktile Informationen wie möglich erhalten, da sein eigenes inneres Feedbacksystem gestört ist. Er benötigt diese Informationen, um sich im Raum orientieren zu können und wieder zu lernen, sich zu bewegen. Wenn sich der Patient auf seine hemiplegische Seite gelehnt hat und dann aufgefordert wird, das Gewicht zur anderen Seite – bei den hier beschriebenen Fällen meistens zur rechten Seite – zu verlagern, hängt er vollständig von der Information ab, die seine eigene Sinneswahrnehmung ihm vermittelt. Häufig ist er dann nicht in der Lage, korrekt zu reagieren. Ebensowenig kann er einer Aufforderung wie etwa „Schieben Sie die Hüfte nach vorn" folgen.

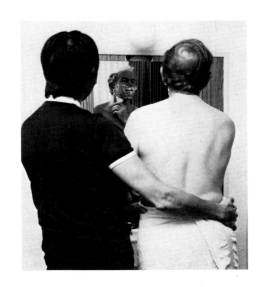

Abb. 14.21. Rasieren im Stehen (linksseitige Hemiplegie)

Steht der Patient so, daß sich neben oder hinter ihm ein nicht beweglicher Gegenstand wie zum Beispiel ein Tisch befindet, fällt es ihm leichter, sein Gewicht zu verlagern, da er mit der Hüfte den Tisch spürt. Der Therapeut kann dem Patienten diese Orientierungshilfe auch mit seinem Körper oder seiner Hand geben und ihn auffordern, die Hüfte von seiner Hüfte oder den Kopf von seiner Hand wegzubewegen. Der Patient spürt den Druck oder Widerstand und bewegt sich soweit, bis er ihn nicht mehr fühlt.

Dieses Prinzip findet während der gesamten Behandlungszeit und auch im täglichen Leben des Patienten Anwendung. Auch das Aufstehen fällt dem Patienten leichter, wenn er seine Hände auf einen vor ihn gestellten Hocker legt und sie nicht nur nach vorn in die Luft streckt. Wenn sich seine Sensibilität verbessert hat, benötigt er immer weniger Informationen oder Reize von seiner Umgebung. Er beherrscht die notwendigen Bewegungen. Patienten mit den beschriebenen Störungen bewältigen das Gehen und Treppensteigen sehr viel besser als das Stehen. Dadurch, daß der Patient geht und Aufgaben im Stehen durchführt, verbessert sich sein Gleichgewichtsgefühl im Stehen. Es ist sowohl für den Patienten als auch für den Therapeuten frustrierend und entmutigend, das Stehen immer wieder erfolglos als Voraussetzung für das Gehen zu üben.

15 Das Heimprogramm

Nach der Entlassung aus dem Krankenhaus oder dem Rehabilitationszentrum ist für den Patienten ein normaler Tagesablauf von sehr viel größerer Bedeutung als eine Reihe von Übungen, deren tägliche Durchführung er als Aufgabe mit nach Hause bekommt. Wenn er die Aktivitäten des täglichen Lebens korrekt ausführt, wird es ihm helfen, seine Bewegungsfähigkeit zu erhalten und sogar zu verbessern. Er wird gelernt haben beim Schlafen richtig im Bett zu liegen, sich anzuziehen, ohne daß assoziierte Reaktionen auftreten, symmetrisch aufzustehen usw.

Bestimmte Bewegungsabläufe kommen jedoch im täglichen Leben nicht vor. Für sie sind daher spezifische Bewegungen erforderlich, um einer Verkürzung der Muskeln und einer Verstärkung der Spastizität vorzubeugen. Es gibt kein allgemeingültiges Rezept, das auf alle Patienten angewendet werden kann und deshalb können manchmal bestimmte zusätzliche Übungen notwendig sein. Folgende Probleme sind jedoch am häufigsten zu beobachten, wenn Patienten zu einer Nachuntersuchung oder zur weiteren Behandlung kommen oder auch von einem anderen Krankenhaus überwiesen werden:

1. Die volle Beweglichkeit der Schulter ist beeinträchtigt, und sie schmerzt.
2. Die Flexoren am Ellbogen haben sich verkürzt.
3. Eine vollständige Dorsalflektion des Handgelenks bei Extension der Finger ist nicht mehr möglich.
4. Eine vollständige Supination des Arms kann nicht einmal mehr passiv durchgeführt werden.
5. Die volle Abduktion des Arms in Außenrotation und bei gestrecktem Ellbogen ist nicht mehr möglich.
6. Das Knie zeigt Extensiorspastizität und der Patient hat Mühe, das Knie zu entspannen, um funktionelle Aktivitäten durchzuführen wie z.B. Gehen, Treppensteigen oder die Beine übereinanderschlagen, um sich die Schuhe anzuziehen.
7. Die Achillessehne hat sich verkürzt – der Patient kann nicht das Bein belasten und dabei die Ferse auf dem Boden halten. Es kann sich ein Klonus entwickelt haben.
8. Die Zehen sind stark gebeugt und adduziert. Es können sich durch den Druck auf den Boden Hühneraugen oder schmerzende Stellen an den Zehenballen gebildet haben.

Um diesen Komplikationen vorzubeugen, muß der Patient täglich besondere Aktivitäten durchführen. Dies sollte zu festen Zeiten geschehen, die sich in seinen normalen Tagesablauf gut einfügen. Für einen Rentner mag der Vormittag am geeignetsten für solche Bewegungsprogramme sein; Patienten, die im Berufsleben stehen, ziehen wahrscheinlich den Abend vor. Die im folgenden beschriebenen Aktivitäten sind für die Mehrzahl der Patienten geeignet; sie sollten von Anfang an gründlich gelehrt werden, so daß der Patient sie schon vollständig beherrscht, bevor er aus dem Krankenhaus entlassen wird oder die ambulante Behandlung beendet ist. Die Aufgaben müssen so ausgelegt sein, daß der Patient selbständig überprüfen kann, ob er sie korrekt durchführt, damit er seine Zeit nicht mit falschen oder sinnlosen Bewegungen verschwendet.

Nur die unbedingt notwendigen Aktivitäten wurden in das Heimprogramm aufgenommen, da Menschen generell nicht bereit sind täglich eine lange Liste von Übungen durchzuführen. Um den am häufigsten auftretenden Komplikationen vorzubeugen, sollten die beschriebenen Aktivitäten jedoch unbedingt durchgeführt werden. Sie sind dem Patienten bereits aus der Behandlung vertraut; er kennt sie gut und kann sie selbständig durchführen. Zum Abschluß der Behandlung sollte der Patient einen Test durchführen, bei dem er zeigen muß, daß er sämtliche Bewegungssequenzen ohne jegliche Hilfestellung oder korrigierende Eingriffe seitens des Therapeuten beherrscht.

Es gibt eine Reihe von Hilfsmitteln, die es dem Patienten erleichtern, sich an die einzelnen Bewegungsabläufe mit ihren wichtigsten Aspekten und an ihre Reihenfolge zu erinnern. Zum Beispiel kann der Therapeut dem Patienten eine Liste mit ei-

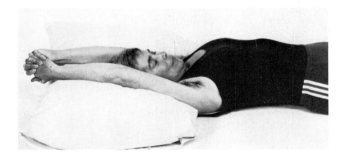

Abb. 15.1. Vorbeugung von Schmerzen und Steifigkeit der Schulter (rechtsseitige Hemiplegie)

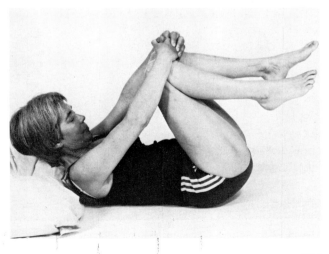

Abb. 15.2. Inhibition der Extensorspastizität im Bein (rechtsseitige Hemiplegie)

ner Beschreibung der einzelnen Aktivitäten mitgeben. Für viele Patienten ist eine solche Beschreibung jedoch verwirrend, insbesondere wenn sie Sprachprobleme haben. Als zusätzliches Hilfsmittel bieten sich deshalb Zeichnungen oder Skizzen an. Die Erfahrung hat gezeigt, daß die Patienten am besten mit Polaroid-Fotografien zurechtkommen. Daher sollte für jede Bewegungsfolge ein Foto angefertigt und mit einer Kurzbeschreibung der wichtigsten Aspekte versehen werden. Ein Foto zu Aufgabe Nr. 1 müßte zum Beispiel die folgende Beschriftung tragen: „Ellbogen gestreckt und Handballen zusammen halten. Solange wiederholen, bis die Daumen den Boden hinter dem Kopf berühren."

1. Zur Vorbeugung gegen Schultersteifigkeit: Der Patient liegt auf dem Bett oder auf dem Boden und hebt die verschränkten Hände über den Kopf. Er führt sie zur gesunden Seite, damit seine Skapula protrahiert wird, und bewegt dann die Arme bei gestreckten Ellbogen nach hinten, bis die Hände die Stützfläche berühren (Abb. 15.1).
2. Zur Inhibierung der Extensorspastizität in der unteren Extremität: Der Patient liegt auf dem Rücken und umfaßt seine angezogenen Knie mit gefalteten Händen. Die Knie werden an die Brust gezogen, der Kopf wird dabei gehoben. Dann senkt der Patient die Beine soweit, bis die Ellbogen gestreckt und die Schultern weit nach vorn in die Protraktion gezogen sind. Er wiederholt diese Bewegung, nachdem er die Beine wieder hochgezogen hat (Abb. 15.2). Die Aufgabe kann auch so durchgeführt werden, daß nur das hemiplegische Bein gebeugt wird und das andere flach auf dem Bett ruht.

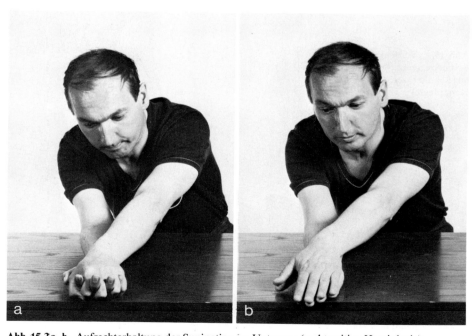

Abb. 15.3 a, b. Aufrechterhaltung der Supination im Unterarm (rechtsseitige Hemiplegie)

3. Zur Erhaltung der Supination des Unterarms: Der Patient sitzt mit nach vorn gestreckten Armen und gefalteten Händen am Tisch. Er lehnt sich zur hemiplegischen Seite und drückt den betroffenen Arm dabei in die Supination, bis er mit dem Daumen auf den Tisch drückt (Abb. 15.3 a). Er bewegt sich von einer Seite zur anderen und lockert so die Spastizität, bis er die gesunde Hand flach auf die andere legen und die Finger dabei gestreckt halten kann (Abb. 15.3 b).
4. Zur Erhaltung der vollständigen Dorsalflektion des Handgelenks: Der Patient faltet die Hände, stützt die Ellbogen nebeneinander vor sich auf den Tisch und führt die Hände vor das Gesicht. Mit der gesunden Hand drückt er sein hemiplegisches Handgelenk in die vollständige Dorsalflektion und wiederholt diese Bewegung mehrmals. Diese Bewegung kann mehrere Male am Tag durchgeführt werden; der Patient kann diese Stellung zum Beispiel einnehmen, wenn er sich mit anderen unterhält oder fernsieht (Abb. 15.4).
5. Zur Vorbeugung einer Verkürzung der Flexoren in Ellbogen, Handgelenk und Fingern: Die Flexoren der Finger und des Handgelenks sind oft ausgeprägt spastisch und verkürzen sich leicht. Der Patient muß lernen, wie er sie in ihrer vollen Länge erhalten kann. Die Bewegungen sind anfangs nicht ganz einfach; eine der im folgenden beschriebenen muß aber unbedingt regelmäßig durchgeführt werden.
   a) Der Patient faltet die Hände, dreht die Handflächen nach unten und drückt sie auf einen Tisch oder eine andere feste Fläche. Dann streckt er die Arme und belastet sie, bis die Handgelenke sich soweit wie möglich in Dorsalflektion befinden (Abb. 15.5).

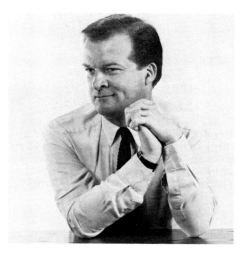

Abb. 15.4. Aufrechterhaltung vollständiger Dorsalflektion des Handgelenks (rechtsseitige Hemiplegie)

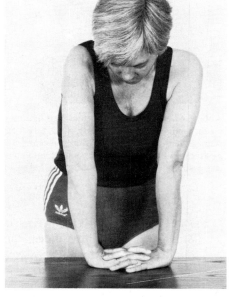

Abb. 15.5. Vorbeugung einer Verkürzung der Flexoren in Handgelenk und Fingern (rechtsseitige Hemiplegie)

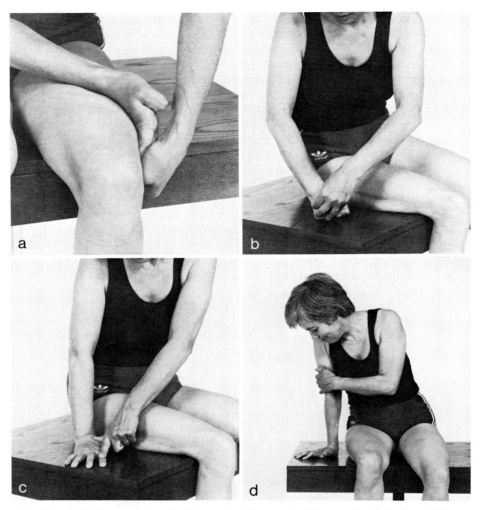

Abb. 15.6 a–d. Vorbeugung einer Verkürzung der Flexoren in Ellbogen, Handgelenk und Fingern (rechtsseitige Hemiplegie). **a** Passives Strecken der Finger mit der gesunden Hand; dabei wird mit dem gesunden Bein Gegendruck ausgeübt. **b** Lagerung der hemiplegischen Hand an der Seite mit gestreckten Fingern. **c** Der gebeugte Daumen wird gestreckt und abduziert. **d** Der Ellbogen wird mit der gesunden Hand gestreckt, um die Extension zu halten, während dieser Arm belastet wird

b) Der Patient sitzt auf einem Tisch oder auf einem Stuhl, neben dem ein weiterer Stuhl steht. Mit der gesunden Hand streckt er die Finger und das Handgelenk der hemiplegischen Hand passiv und führt diese dann auf die feste Oberfläche neben sich. Ist die Hand sehr spastisch, kann er mit dem gesunden Bein Gegendruck auf die Rückseite des Handgelenks ausüben, während er die Hand passiv öffnet (Abb. 15.6 a–c). Mit der gesunden Hand hält er den hemiplegischen Ellbogen vollständig gestreckt, während er ihn mit dem Körpergewicht

318

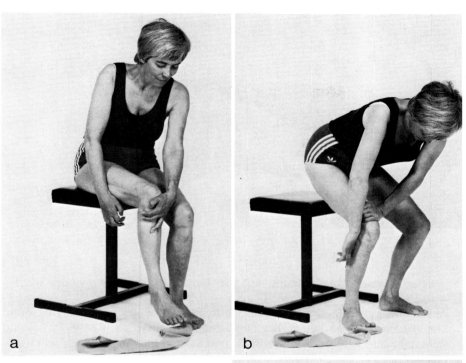

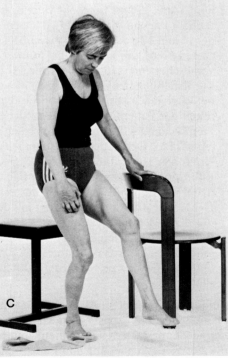

Abb. 15.7 a–c. Vorbeugung einer Verkürzung der Achillessehne und der Zehenflexoren (rechtsseitige Hemiplegie). **a** Die Patientin setzt ihren Fuß vorsichtig so auf eine aufgerollte Bandage, daß alle Zehen aufliegen. **b** Sie drückt das Knie nach unten, bis die Ferse den Boden berührt und hebt dann das Gesäß vom Hocker. **c** Im Stehen belastet die Patientin das hemiplegische Bein und beugt und streckt das Knie. Der gesunde Fuß wird hochgehalten. Die Patientin hält sich zur Sicherheit leicht an einer Stuhllehne fest

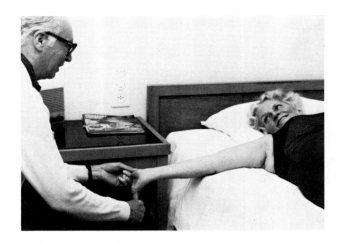

Abb. 15.8. Erhaltung der vollen horizontalen Abduktion bei gestrecktem Ellbogen (rechtsseitige Hemiplegie)

belastet, und achtet darauf, daß die Finger dabei nicht gebeugt werden (Abb. 15.6 d).
6. Zur Vorbeugung einer Verkürzung der Achillessehne und der Zehenflexoren: Der Patient legt eine aufgerollte Bandage unter seine Zehen (Abb. 15.7 a) und steht dann auf. Falls notwendig, drückt er mit der gesunden Hand auf sein hemiplegisches Knie, um sicherzustellen, daß die Ferse nicht vom Boden abgehoben wird (Abb. 15.7 b). Im Stehen verlagert er sein Gewicht auf das hemiplegische Bein und hebt das andere hoch. Dabei kann er sich leicht an einer Stuhllehne, einer Kommode oder einem Waschbecken abstützen, um nicht das Gleichgewicht zu verlieren. Der Patient steht auf der Bandagenrolle und beugt und streckt bei vorgeschobenen Hüften das Knie (Abb. 15.7 c).
7. Zur Erhaltung der vollen horizontalen Abduktion bei gestrecktem Ellbogen: Um bei Ellbogenextension eine vollständige horizontale Abduktion zu erreichen, benötigt der Patient normalerweise die Hilfe einer anderen Person. Das kann ein Familienmitglied sein oder ein Nachbar, der mit den Bewegungen vertraut ist (Abb. 15.8). Der Patient faltet zunächst die Hände und hebt sie dann über den Kopf. Der Helfer faßt den hemiplegischen Arm und bewegt ihn bei gestrecktem Ellbogen langsam zur Seite, bis er flach auf dem Bett aufliegt und die Handfläche dabei nach oben zeigt. Nun bildet der Arm einen rechten Winkel zum Körper. Der Helfer streckt und abduziert mit der einen Hand den Daumen des Patienten, mit der anderen streckt er dessen Finger. Diese Bewegungssequenz wird fortgeführt, bis Handgelenk, Finger und Daumen vollständig extendiert sind. Die Wirkung dieser Aufgabe kann gesteigert werden, indem dem Patienten ein Kissen unter den Thorax gelegt wird. Dadurch wird auch die Extension der Brustwirbelsäule gefördert.

Führt der Patient diese Aktivitäten regelmäßig und korrekt durch, kann er die volle Dehnfähigkeit der spastischen Muskeln erhalten. Die empfohlenen Aufgaben dienen nicht nur dazu, Kontrakturen vorzubeugen, sondern sie halten auch alle Türen für die Wiederherstellung von Funktionen in der Zukunft offen.

16 Literatur

Adams GF, Hurwitz LJ (1963) Mental barriers to recovery from stroke. Lancet 14: 533–537

Adler MK, Brown CC, Acton P (1980) Stroke rehabilitation – is age a determinant? J Am Geriatr Soc XXVIII (11): 499–503

Affolter F (1981) Perceptual processes as prerequisites for complex human behaviour. Int Rehabil Med 3 (1): 3–9

Affolter F, Stricker E (ed) (1980) Perceptual processes as prerequisites for complex human behaviour. A theoretical model and its application to therapy. Huber, Bern

Andrews K, Brocklehurst JC, Richards B, Laycock PJ (1982) The recovery of the severely disabled stroke patient. Rheumatol Rehabil 21: 225–230

Atkinson HW (1979) Cash's textbook of neurology for physiotherapists, edited by PA Downie, chaps. 2–4. Faber and Faber, London

Bach-y-Rita P (ed) (1980) Brain plasticity as a basis for therapeutic procedures. Recovery of function: theoretical considerations for brain injury rehabilitation. Huber, Bern

Bach-y-Rita P (1981a) Central nervous system lesions: sprouting and unmasking in rehabilitation. Arch Phys Med Rehabil 62: 413–417

Bach-y-Rita P (1981b) Brain plasticity as a basis of the development of rehabilitation procedures for hemiplegia. Scand J Rehabil Med 13: 73–83

Basmajian JV (1979) Muscles alive. Their functions revealed by electromyography, 4th edn. Williams and Wilkins, Baltimore

Basmajian JV (1981) Biofeed-back in rehabilitation: a review of principles and practices. Arch Phys Med Rehabil 62: 469–475

Bateman JE (1963) The diagnosis and treatment of ruptures of the rotator cuff. Surg Clin North Am 43: 1523–1530

Bobath B (ed) (1971) Abnormal postural reflex activity caused by brain lesions. Heinemann, London

Bobath B (ed) (1978) Adult hemiplegia: evaluation and treatment. Heinemann, London

Bobath K (1971) The normal postural reflex mechanism and its deviation in children with cerebral palsy. Campfield, St. Albans (reprinted from Physiotherapy, November 1971, pp 1–11)

Bobath K (1974) The motor deficit in patients with cerebral palsy. Medical education and information unit of the spastics society. Heinemann Medical Books, London

Bobath K (1976–1982) Unveröffentlichte Vorträge, die während der Kurse: Behandlung von erwachsenen Patienten mit Hemiplegie am Fortbildungszentrum Hermitage, Bad Ragaz, gehalten wurden

Bobath K (1980) Neurophysiology, part 1. Videofilm, aufgenommen im Fortbildungszentrum Hermitage, Bad Ragaz

Braun RM, West F, Mooney V, Nickel VL, Roper B, Caldwell C (1971) Surgical treatment of the painful shoulder contracture in the stroke patient. J Bone Joint Surg 53-A (7): 1307–1312

Brodal A (1973) Self-observations and neuro-anatomical considerations after a stroke. Brain 96: 675–694

Brunnstrom S (1970) Movement therapy in hemiplegia. A neurophysiological approach. Harper and Row, Hagerstown

Cailliet R (1980) The shoulder in hemiplegia. Davis, Philadelphia

Cain HD, Liebgold HB (1967) Compressive centripetal wrapping technic for reduction of edema. Arch Phys Med Rehabil 48: 420–423

Caldwell CB, Wilson DJ, Braun RM (1969) Evaluation and treatment of the upper extremity in the hemiplegic stroke patient. Clin Orthop 63: 69–93

Carr JH, Shepherd RB (1982) A motor relearning programme for stroke. Heinemann, London

Carslöö S (1966) The initiation of walking. Acta Anat 65: 1–9

Carterette EC, Friedman MP (Hg) (1973) Handbook of perception, vol 3. Academic, New York

Codman EA (1934) The shoulder. Todd, Boston

Coombes K (1977–1983) Unveröffentlichte Vorträge und Patientendemonstrationen, die während der Kurse: Rehabilitation des Gesichtes und des oralen Traktes am Fortbildungszentrum Hermitage, Bad Ragaz, gehalten wurden

Coughlan AK, Humphrey M (1982) Presenile stroke: long-term outcome for patients and their families. Rheumatol Rehabil 21: 115–122

Davies PM (1980) Physiotherapeutische Maßnahmen im Umgang mit der Problematik der hemiplegischen Schulter. Der Physiotherapeut [Suppl] „Die Schulter" Nationaler Kongreß, pp 106–108

Davis SW, Petrillo CR, Eichberg RD, Chu DS (1977) Shoulder–hand syndrome in a hemiplegic population: a 5-year retrospective study. Arch Phys Med Rehabil 58: 353–356

Dewar R (1983) Persönliche Mitteilung

Dimitrijevic MR, Faganal J, Sherwood AM, McKay WB (1981) Activation of paralysed leg flexors and extensors during gait in patients after stroke. Scand J Rehabil Med 13: 109–115

Fiorentino MR (1981) A basis for sensorimotor development – normal and abnormal. Thomas, Springfield

Friedland F (1975) Physical therapy. In: Licht S (ed) Stroke and its rehabilitation. Williams and Williams, Baltimore, pp 246–248

Griffin J, Reddin G (1981) Shoulder pain in patients with hemiplegia. A literature review. Phys Ther 61 (7): 1041–1045

Houtz SJ, Fischer FJ (1961) Function of leg muscles acting on foot as modified by body movements. J Appl Physiol 16: 597–605

Hurd MM, Farrell KH, Waylonis GW (1974) Shoulder sling for hemiplegia: friend or foe? Arch Phys Med Rehabil 55: 519–522

Irwin-Carruthers S, Runnalls MJ (1980) Painful shoulder in hemiplegia – prevention and treatment. S Afr J Physiotherapy March: 18–23

Jeffrey DL (1981) Cognitive clarity: key to motivation in rehabilitation. J Rehabil 47: 33–35

Jimenez Y, Morgan P (1979) Predicting improvement in stroke patients referred for inpatient rehabilitation. Can Med Assoc J 121: 1481–1484

Johnstone M (1978) Restoration of motor function in the stroke patient. Livingstone, New York, pp 15–177

Klein-Vogelbach S (1984, ¹1976) Funktionelle Bewegungslehre. Rehabilitation und Prävention, Bd 1, 2. Aufl. Springer, Berlin Heidelberg New York Tokyo

Knuttson E (1981) Gait control in hemiparesis. Scand J Rehabil Med 13: 101–108

Kottke FJ (1978) Coordination training. IRMA III Congress Lecture, Basle (unveröffentlicht)

Kottke FJ (1980) From reflex to skill: the training of coordination. Arch Phys Med Rehabil 61: 551–561

Lehmann JF, Delateur BJ, Fowler RS, Warren CG, Arnold R, Schertzer G, Hurka R, Whitmore JJ, Masock AJ, Chambers KH (1975) Stroke: does rehabilitation affect outcome? Arch Phys Med Rehabil 56: 375–382

Leviton-Rheingold N, Hotte EB, Mandel DR (1980) Learning to dress: a fundamental skill to independence for the disabled. Spec Articl Rehabil Lit 41 (3–4): 72–75

Maitland GD (1973) Peripheral manipulation, 2nd edn. Butterworths, London

Marquardsen J (1969) Natural history of acute cerebrovascular disease: retrospective study of 769 patients. Acta Neurol Scand 45 [Suppl 38]: 56–59

Mathiowetz V, Bolding DJ, Trombly CA (1983) Immediate effects of positioning devices on the normal and spastic hand measured by electromyography. Am J Occup Ther 37 (4): 247–254

Moore J (1980) Neuroanatomical considerations relating to recovery of function following brain injury. In: Bach-y-Rita P (ed) Recovery of function: theoretical considerations for brain injury rehabilitation. Huber, Bern

Moskowitz E, Bishop HF, Pe H, Shibutani K (1958) Posthemiplegic reflex sympathetic dystrophy. JAMA 167: 836–838

Moskowitz E, Lightbody FE, Freitag S (1972) Long-term follow-up of poststroke patient. Arch Phys Med Rehabil 53: 167–172

Mossmann PL (1976) A problem-orientated approach to stroke rehabilitation. Thomas, Springfield

Mountcastle VB (1978) Brain mechanisms for directed attention. J R Soc Med 71: 14–28

Mulley G (1982) Associated reactions in the hemiplegic arm. Scand J Rehabil Med 14: 117–120

Najenson T, Pikielni SS (1965) Malalignment of the gleno-humeral joint following hemiplegia. A review of 500 cases. Ann Phys Med 8 (3): 96–99

Najenson T, Yacubovich E, Pikielni SS (1971) Rotator cuff injury in shoulder joints of hemiplegic patients. Scand J Rehabil Med 3: 131–137

Ofir R, Sell H (1980) Orthoses and ambulation in hemiplegia: a ten-year retrospective study. Arch Phys Med Rehabil 61: 216–220

Perry J (1969) The mechanics of walking in hemiplegia. Clin Orthop 63: 23–31

Pitt R (1976) Toward a comprehensive model of problem-solving: application to solutions of chemistry problems by highschool and college students. Dissertation, University of California, San Diego

Polya G (1973) How to solve it. A new aspect of mathematical method. Princeton University Press, Princeton

Riddoch G, Buzzard EF (1921) Reflex movements and postural reactions in quadriplegia and hemiplegia, with special reference to those of the upper limb. Brain 44: 397

Roper BA (1975) Surgical procedures in hemiplegia. Unpublished Lecture to the Hemiplegic Interest Group, London

Roper BA (1982) Rehabilitation after a stroke. J Bone Joint Surg 64-B (2): 156–163

Rosenzweig MR (1980) Animal models for effects of brain lesions and for rehabilitation. In: Bach-y-Rita P (ed) Recovery of function: theoretical considerations for brain injury rehabilitation. Huber, Bern

Ruskin AP (1982) Understanding stroke and its rehabilitation. Current concepts of cerebrovascular disease. Stroke XVII (6): 27–32

Russel WR, Dewar AJ (1975) Explaining the brain. Oxford University Press, London

Sagan C (1977) The dragons of eden. Speculations on the evolution of human intelligence. Ballantine, New York

Satterfield WT (1982) Hemiplegia – an 11-year summary. J Tenn Med Assoc 75 (8): 525–529

Semans S (1965) Treatment of neurological disorders, concept and systems. J Am Phys Ther Assoc 45 (1): 11–16

Seyffarth H, Denny-Brown D (1948) The grasp reflex and the instinctive grasp reaction. Brain 71 (2): 109–183

Skilbeck CE, Wade DT, Hewer RL (1983) Recovery after stroke. J Neurol, Neurosurg Psychiatry 46: 5–8

Smith RG, Cruikshank JG, Dunbar S, Akhtar AJ (1982) Malalignment of the shoulder after stroke. Br Med J 284: 1224–1226

Voss DE (1969) What's the answer? Phys Ther 49 (9): 1030

Wall JC, Ashburn A (1979) Assessment of gait disability in hemiplegics. Hemiplegic gait. Scand J Rehabil Med 11: 95–103

Walmsley RP (1977) Electromyographic study of the phasic activity of peroneus longus and brevis. Arch Phys Med Rehabil 58: 65–69

Walse FMR (1923) On certain tonic or postural reflexes in hemiplegia with special reference to the so-called „associated movements". Brain 46: 1

Wyke B (1983) Clinical neurology of the spine, part 2. 7th International Congress for Manual Medicine, Zürich, 9 September 1983

Zinn WM, Mason RM, Currey HLF (1973) Einführung in die Klinische Rheumatologie. Huber, Bern

17 Sachverzeichnis

Achillessehne, Verkürzung 102, 320
Acromion 242
Aktivitäten 211
- auf der Matte 211
- des täglichen Lebens 191
Anamnese 53
Angst 133, 211
Anziehen 157, 199
Approximationen 143
Arm 135 f., 138
- Hemmung der Flexorenspastizität 136
- placieren 138
- Spastizität 135
- und Hand 135
- – wiederkehrende Funktion 135
Arme 15
- Schwingbewegung 15
Armschlinge 235
Armübung mit gefalteten Händen 77
Atemkontrolle 275
Aufmerksamkeit 4
Aufsetzen 83
Aufstehen 12 f., 77, 98, 173, 190, 211 f.
- aus dem Stuhl 77
- vom Boden 13, 211 f.
- vom Sitzen 12 f., 173, 190
Augenkontakt 68
Ausgleichsschritt 22, 23, 180
- nach hinten 23
- nach vorn 23
- zur Seite 23
Australian Lift 79
Ausweichmechanismen 111
Ausziehen 206
Autofahren 209
Autoumbau 209

Badehocker 199
Baden 194
Badewanne, ein- und aussteigen 196
Ball 117, 121, 143, 145, 182
- auffangen 144 f.
- aufprellen 144 f., 182
- fallenlassen 144 f.

Ballon 118, 307, 309
Bandage 101, 183
- anlegen 183
- gerollte 101
Bauchlage 221 f.
Befundaufnahme 49 f.
Bein 91, 101, 105, 108, 119
- hemiplegisches, Belastung 101, 105, 119
- placieren 91, 108
Bekleidung 54
Bett 68, 70, 72 f., 79 ff., 83 f.
- Aufsetzen im 83
- Australian Lift 79
- Brückenstellung 81
- Lagerung 68
- Rollbewegung 80
- Rückenlage 70
- Sitzen in 73
- Transfer auf den Stuhl 84
- Umdrehen im 81
Bewegungen 45
- assoziierte 45
Brücke, selektive Hüftextension 91
Brückenstellung 81

Dauerkatheter 86
Dehnreflex 33
Dorsalflektion 94 f., 167
- aktive 167
- aktive, von Fuß und Zehen 94
- des Fußes 167
Duschen 199 f.

Eis 152, 254, 268
Ellbogen 138 f., 142
- Extension 138 f.
- Flektion 139
- selektive Flektion 142
Ellbogenextension, selektive 148
Ellbogenkrücke 190
Essen 62, 207, 271
Extension 25, 91, 148, 150
- Arme 25
- Hüfte (Brücke) 91

Extension, Ellbogen 148
- Finger 150
- schützende 25
Extensionsschutzreaktion 154
Extensor hallucis 167
Extensorreflex 44
- gekreuzter 44
Extremität 29
- Extensorsynergie 29
- Flexorsynergie 29
- obere 29
- untere 29

Facilitation 172, 213, 273
- Arten 172
- Aufstehen 172
- beim Niederlassen auf die Matte 213
- Gehen 172
- Hinsetzen 172
- von Gesichts- und Mundbewegungen 273
Facilitieren 175, 177
- des Armschwunges 175
- des Armschwunges über die Schultern 177
- durch das Becken 175
Fingerextension 150f.
- Stimulation 151
Fingernägel schneiden 192
Flaschenbürste 153
Flaschenzug 247
- Übungen 247
- wechselseitiger 247
Funktionswiederherstellung 7
Fuß 167, 184
- aktive Dorsalflektion 167
- Unterstützen 184
Fußball 132, 310
Fußballen 168
Fußschiene 185
Führen des Patienten 6f.

Gaumen, weicher 277, 290
Gehapparat 185
Gehbarren 311
Gehen 10, 15, 61, 88, 144, 163ff., 167, 170, 184,
  311
- Facilitation 165
- Schrittlänge 167
- Schwungphase 167, 184, 311
- Standbeinphase 170
- Standphase 167
- Vorbereitung 88
- wiedererlernen 163
Gehgeschwindigkeit 166f., 178
Gehrhythmus 178
Gelenke 256
- Interphalangeal- 256
- Metacarpophalangeal- 256

Gesicht 62, 271
Gesichtsasymmetrie 272
Gesichtsausdruck 275
Gewichtsverlagerung zur Seite 114
Gipsschiene 266
Gleichgewicht 16, 24, 112
- auf einem Bein 24
Gleichgewichtsreaktionen 16f., 112, 114, 119,
  134, 192, 298
- im Liegen 17
- im Sitzen 17, 112, 114
Greifreaktion, instinktive 45
Greifreflex 44

Halsreflex 41f.
- asymmetrischer tonischer 42
- symmetrischer tonischer 41
- tonischer 41f.
Haltungsreflexe 28, 39
- abnorme 39
- primitive 28
Haltungsreflexmechanismus, normaler 16
Hand 143, 149, 255, 260, 266, 268
- Approximationen 143
- geschwollene 255
- Gipsschiene 266
- Hemmung der Flexorenspastizität 149
- Ödem in der 260
- Symptome in der 255
- Venendrainage 260
Handgelenk, Schiene zur Stützung 266
Heimprogramm 192, 314
Hemiplegische Hand 157f.
- Aktivitäten 157
- im Alltag 157
- Orangen auspressen 158
Hemiplegischer Arm 157
- anziehen 157
Hemiplegischer Fuß, Unterstützung 183
Hemmung 148, 168
- proximale 148
- reziproke 168
Hüftextension 91, 173
- selektive Brücke 91
Humeruskopf 230, 242, 253
Hypertonus 31, 54
Hypotonus 31, 54

Infusion 68, 264
Inhibition 27, 135
- distale 135
Inkontinenz 86
Inversion 32

Kaubewegungen 277f., 292
Kehlkopf 276

326

Knie 120, 171
- Hyperextension 171
- Überstreckung 120
Knieextension, isolierte 93
Kniestand 225f.
- Einbeinkniestand 226
Kommunikation, nonverbale 281
Kompressionswickeln, zentripetales 267
Konstipation 87
Kontraktur 47, 135, 320
Körperpflege 192
Krankenzimmer, Gestaltung 66

Lagerung 68f.
- auf der gesunden Seite 69
- auf der hemiplegischen Seite 68
Langsitz 216
Läsion, Lokalisation 3
Leistungshöchstgrenze 4
Leistungsniveau 4f.
- Überforderung 5
- Unterforderung 5
Luftballon 144

M. deltoideus 231, 234, 238
M. extensor digitorum longus 167
M. infraspinatus 231, 234, 238
M. pectoralis major 243
M. pectoralis minor 232
M. peroneus brevis 167, 168
M. peroneus longus 168
M. serratus anterior 232
M. subscapularis 243
M. supraspinatus 230, 234
M. tibialis anterior 167
M. triceps 238
M. triceps surae 168, 171
Massensynergien, primitive 28
Matte 211ff., 218, 221f., 225
- Aktivitäten 211
- Aufstehen vom Boden 211f.
- Bauchlage 221f.
- Facilitation beim Niederlassen 213
- Kniestand 225
- Langsitz 216
- Rollen 218
- Seitensitz auf der hemiplegischen Seite 215
- Seitsitz 214
- Vierfüßlerstand 222
Mobilisation, passive 254
Mundhygiene 292
Muskelkraft 55
Muskeltesttabelle 55
Muskeltonus 16, 31, 54
- abnormaler 31
- normaler 31, 54

Nagelbürste 192
Nagelfeile, angepaßte 194

Ödem 256, 260
- in der Hand 260
Orangen auspressen 158

Passive Mobilisation 254
Passive Zusatzbewegungen 254
Peroneusmuskeln 167
Placieren 33, 91, 108
Plantarflektion 32
Plexus brachialis, Läsion 231
Processus coracoideus 242
Proximale Hemmung 148
Pusher-Syndrom 294

Reaktionen 16, 45, 47, 79, 135, 159, 162, 191
- assoziierte 45, 47, 79, 135, 159, 162, 191
- Equilibriumreaktion 16
- Stellreaktion 16
Reflex 40, 41ff.
- asymmetrischer tonischer Halsreflex 42
- gekreuzter Extensorreflex 44
- Greifreflex 44
- positiver Stützreflex 43
- symmetrischer tonischer Halsreflex 41
- tonischer 40, 42
- tonischer Halsreflex 41f.
- tonischer Labyrinthreflex 40
Reziproke Hemmung 168
Reziproke Innervation 16
Rippenbewegung 252
Rollbewegung 11, 80
Rollen 11, 111, 218, 250
- von der Rücken- in die Bauchlage 11
Rollstuhl 74f.
- Sitzen im 75
Rollstuhltisch 264
Rotatorenmanschette 231
Rücken abtrocknen 192, 194
Rückenlage 70
Rückwärtsgehen 181
Rückwärtsschritt 108
Rumpfrotation 247

Scapulohumeraler Rhythmus 240
Schaukelbrett 22, 127
Schluckakt 276
Schluckbewegung 277
Schnürsenkel 206
Schritte 180, 182
- automatische 182
- in jede Richtung 180
- schnelle 180
Schrittlänge 167
Schuhe 165, 187, 204

Schulter 229, 234, 239
- Einrastmechanismus 234
- schmerzhafte 239
- subluxierte 229
Schulterblatt 232
Schulterblattstellung 235, 238
Schultergelenk 230
- Einrastmechanismus 230
- Humeruskopf 230
Schultergelenkpfanne 230, 245
Schulter-Hand-Syndrom 254
Schulterprobleme 228
Schulterschmerz 228, 248
Schultersubluxation 230f.
Schultermechanismus 130, 134
Schutzschritte 181
- nach hinten 181
- zur Seite 181
Schwungphase 131, 167, 175
Seife an einer Kordel 196
Seitensitz 215
- auf der hemiplegischen Seite 215
Seitsitz 214, 215
Seitwärtsgehen 131, 181
Seitwärtsschritte 130
Sensibilität 47, 63, 97, 102, 155, 211
- gestörte 211
Severs-Operation 243
Sinnessystem, taktil-kinästhetisches 3
Sitzen 73, 75
- im Bett 73
- im Rollstuhl 75
Skapula 141
- Hemmung der Retraktion und Depression 141
- Rotation 241, 243
Spastische Muster 32
- Extensionsmuster 32
- Flektionsmuster 32
Spastizität 31, 135
- im Arm 135
Speichelfluß 275
Sprechen 62, 275, 286, 290
- weicher Gaumen 290
- Zunge 286
Standbeinphase 170
Standphase 167
Stimmbänder 275
Stimulation 150ff., 159, 236
- Aktivität 236
- der aktiven Bewegungen 159
- Eis 152
- Fingerextension 151
- Flaschenbürste 153
Stimulationsmethoden 150

Stimuli, exzitatorische 150
Stock 189f.
- Benutzen eines 189
- hölzerner Gehstock 190
- hölzerner Spazierstock 190
- Metallgehstock 190
Stufen, hinauf- und heruntersteigen 188
Stützreflex 43
- positiver 43
Stützschale 306
Subluxierte Schulter 229
Supination 32, 168, 170
- des Fußes 170
- Verlust 257
Synergie 29
- Extensorsynergie 29
- Flexorsynergie 29

Taktil-kinästhetisches System 6
Talushals 185
Tamburin 154, 178, 307
Tendinitis supraspinatus 89
Transfer 84ff.
- aktiver 85f.
- passiver 84
- vom Bett auf den Stuhl 84
Treppen 13f., 124f., 311
- heruntersteigen 14, 125
- hinaufsteigen 13f., 123f., 311
Trinken 271
Tuberculum majus 242f.

Umdrehen 81
Unterarm 141
- Hemmung der Pronation 141

Verhaltensmodifikation 8
Verlängerung der Seite 148
Verstopfung 87
Vierfüßlerstand 222

Waage 121
Wahrnehmung 2
Wahrnehmungsprozesse 2
Wahrnehmungsstörungen 2
Waschen 192

Zahnbürste 285, 293
- elektrische 285, 293
Zähneputzen 193, 292
Zahnfleisch 292
Zahnprothesen 279
Zusatzbewegungen 254
- passive 254

„Der Weg ist das Ziel"

T. Geisseler, Amriswil, Schweiz

Halbseitenlähmung – Hilfe zur Selbsthilfe

Unter Mitarbeit von Margot Burchert, Durkje Dijkstra, Erika Forster, Daniel Inglin, Martin Keller, Marlène Kohenof, Marlise Müller, Agathe Schibli

Mit einem Geleitwort von Patricia M. Davies

1991. XVI, 212 S. 154 Abb. in 266 Teilen.
Spiralbindung DM 48,– ISBN 3-540-53707-4

Dieses Buch wendet sich direkt an den durch Halbseitenlähmung behinderten Menschen, seine Angehörigen und seine Betreuer in der Klinik, zu Hause oder im Heim.

„Den Alltag therapeutisch gestalten!" – unter diesem Motto wird gezeigt, wie der Halbseitengelähmte in der Rehabilitationsphase sein Leben mit den ihm jetzt verfügbaren Möglichkeiten neu gestalten kann, indem er Schritt für Schritt Elemente der therapeutischen Behandlung in seinen Alltagsablauf übernimmt. Das Buch hat weder Übungsanleitungen noch fertige Rezepte anzubieten; es beschreibt vielmehr ausführlich, wie der Betroffene mit angepaßter Hilfe oder selbständig die in der Therapie erlernten und wiedergekehrten Funktionen bei seinen Alltagshandlungen einsetzt und nutzen lernt; alle beschriebenen Alltagssituationen werden durch viele Fotos veranschaulicht. Wichtig ist, daß der „ganze Mensch" ebenso wie sein soziales Umfeld in die Rehabilitation einbezogen werden. Nur so lernt der Halbseitengelähmte, sich in den veränderten Lebensumständen zurechtzufinden und entwickelt allmählich wieder neues Selbstvertrauen.

Der Betroffene selbst, seine Angehörigen und Betreuer werden dieses Buch als Ratgeber und Begleiter durch ihren gemeinsamen Alltag schätzen lernen.

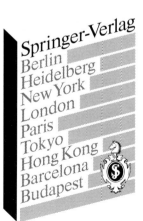

D. von Cramon, München; J. Zihl, Max-Planck-Institut München (Hrsg.)

Neuropsychologische Rehabilitation
Grundlagen – Diagnostik – Behandlungsverfahren

1988. XVIII, 404 S. 34 Abb. 24 Tab. (Rehabilitation und Prävention, Bd. 19). Brosch. DM 120,– ISBN 3-540-18684-0

Dieses im deutschen Sprachraum neuartige Buch gibt einen ausführlichen Überblick über die nach einer Hirnschädigung beim Erwachsenen auftretenden Störungen, wobei im Zentrum des Interesses die Diagnostik und Behandlung affektiver, kognitiver und komplexer motorischer Hirnleistungsstörungen nach erworbener Hirnschädigung steht. Die Einbeziehung wichtiger Ergebnisse aus der Literatur erleichtert dem deutschsprachigen Leser darüber hinaus den Zugang zu neueren angelsächsischen Veröffentlichungen.

O. Eggers, Zürich

Ergotherapie bei Hemiplegie
Konzepte zur Behandlung von Funktionsstörungen erwachsener Hemiplegiker

Vorwort von K. und B. Bobath

Illustrationen von B. Bessel

2., neubearb. Aufl. 1982. 3. korr. Nachdr. 1990. XII, 127 S. 80 Abb. (Rehabilitation und Prävention, Bd. 15) Brosch. DM 50,– ISBN 3-540-11405-X

Viele Menschen werden, auch schon in jüngeren Jahren, durch Verletzungen und Erkrankungen im Bereich des Zentralnervensystems hemiplegisch.
Um eine optimale Eingliederung in Familie, Gesellschaft und Beruf zu erreichen, benötigt ein Halbseitengelähmter neben verschiedenen anderen Rehabilitationsmaßnahmen eine zielgerichtete Ergotherapie, die mit den Behandlungsgrundlagen nach Bobath Funktionsverbesserungen der paretischen Seite anstrebt.
Dieser praxisbezogene Leitfaden wurde in erste Linie für die fachspezifische Vertiefung in Ausbildung befindlicher und praktizierender Ergotherapeuten geschrieben. Ärzte, Physiotherapeuten und andere Mitarbeiter in der Rehabilitation bekommen mit diesem Buch einen Einblick in ein Spezialgebiet der Ergotherapie.

Preisänderungen vorbehalten.

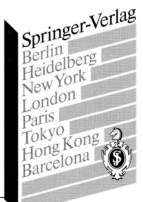